U0115197

哲學思想叢書・學術思想叢刊

黃帝內經中和思想研究

方滿錦　著

目次

自序

　　中和思想是中華文化優良的傳統精神，歷久不衰。當局正積極推行「和諧的社會」作為國民教育課題，以提升國民素質，化解人際矛盾，溝通官民關係，消弭不同文化、種族、宗教、黨派等的隔閡，促進社會和諧發展，達致民生富庶、山河一統、國運昌隆的目的。

　　《黃帝內經》是中醫四大經典之首，中和哲理充溢全書，是研究中和思想所必備的參考書。作為中醫界中人，可謂得先天優勢，因為業醫人士自培訓起即接受中和思想教育和薰陶，日常診治思維，離不開中和之道，可說是百業中，最具中和智慧的行業。相信日後，在中和思想這命題上，中醫界必有大量的研究成果湧現。為配合「和諧的社會」的國策發展需要，本人欣逢機遇，乃有是書之作。

　　《黃帝內經》的中和思想研究，是一項龐大的醫學文化工程，本書的研究僅是一個工序的開端，往後仍有大量研究的空間。例如：先秦時期，除儒、道兩家的中和觀對《黃帝內經》有影響外，其他先秦諸子百家以及漢初學風，相信都對《黃帝內經》起過衝激作用，其實質情況如何，是個具有研究價值的課題。

　　《黃帝內經》以中和思想為醫理核心，奠定了具有獨特色彩的東方醫學，為中華民族作出偉大的貢獻！中醫在認識疾病、診治疾病的過程中、形成了與西方醫術截然不同的疾病觀和治療觀，要繼承和發揚中醫學術，必須深入探討中和思想，期望我中醫界對這一課題多表關注，使能有利於國計民生及中醫學術的發揚光大，則是所至盼！

　　最後，要感謝吾師吳瀰漫教授生前給我很多關於本書的寫作意見及鼓勵，在此謹向他致上永遠的敬意！

方滿錦　謹識

二〇一六年五月四日

引言

　　我國地大物博，幅員廣闊，是一個民族多元、文化多元、人口眾多，並以豐厚的優良傳統文化精神——中和思想，作為立國根基的文明古國。「中和思想」具備了中國文化與哲學的核心價值，自古迄今，長期深植民間，成為修身處世的道德修養，也是一套內涵深厚的修齊治平哲學。「中和思想」可廣泛應用於文化、道德、倫理、政治、經濟、醫學等層面。

　　所謂「中」，指中正、不偏不倚，無太過或不及，其精髓在時中。時中者，即權衡時宜而執中。所謂「和」，其義可引申為和合生物，共榮共利，向至優發展。《說文解字》釋「中」為「和」，即中寓意於和。「和」，古字作「龢」，意云「調也」；《廣韻》釋「龢」，「諧也、合也」，可見「和」具和平、和諧、和合、和應、調和諸義。

　　《黃帝內經》的醫學理論，是中國文化的一部份，其成書年代，正值中國學術思想最發達的戰國時代。那時候，諸子百家爭鳴，中和思想屬治術之一，深受時君及諸子重視。作為先秦顯學的儒道二家，更是中和思想的積極推動者，其餘諸子也相應鳴放，各抒己見，對醫界而言，肯定深受影響。檢視《黃帝內經》內容，中和思想貫穿全書，就是明證。

　　《黃帝內經》除以「中和」為核心思想外，也吸納其他諸子學說，成為一部富有特色、醫哲共融的大百科全書，舉凡天文、地理、醫學、文學、哲學等知識，無不包羅其中。《黃帝內經》非一人一時之作，成書於戰國中期至西漢中末期左右，是中醫四大經典之首，奠

下中醫基礎理論，後世奉為圭臬。是書總結了前人的醫術經驗，去蕪存菁，彙編成冊。《黃帝內經》的內容涵蓋中醫基礎理論各體系，包括陰陽五行、藏象學說、氣血精神、經絡學、針灸學、病因病機、辨證治則、診法防治、養生、運氣學說等等。中醫基礎理論以陰陽為本，而陰陽則以中和為內核，因此，中和思想連同陰陽學說，貫穿中醫基礎理論各體系。

本書首章用較大篇幅，探索先秦諸子中和思想與《黃帝內經》關係，冀有助於填補醫哲文化的歷史空白，並點亮「中和思想」的價值觀，使世人多加關注，並給予歷史新評價和定位，以達致弘揚中華文化精神為目的。本書其餘篇章的探討，都是圍繞中和思想為核心，分別就《黃帝內經》醫論中的天人合一、陰陽五行、病機、診治、養生等命題，理順它們與中和思想的關係。此外，五運六氣之勝復與中和關係，是比較新鮮的研究，本書末章也有作出探討，或許可深化及拓闊其研究領域。

第一章
先秦諸子中和思想與《黃帝內經》述要

　　中和思想乃中國道統文化，其源甚古，遠在堯舜時代，「允執厥中」[1]已是帝王治國之道。所謂「允執厥中」，即「公允執中」。夏禹獲舜帝禪讓，並得舜帝授以治國十六字心法，即「人心惟危，道心惟微，惟精惟一，允執厥中」[2]。到了商湯時代，湯武王「建中於民，以義制事，以禮制心」[3]。及至周，更以「中和」為治國方略，實踐「克和厥中」[4]為治道之本。所謂「克和厥中」，即「致行中和」，故《毛詩正義》說：「中和，周之訓也。」[5]此種中和治道，臣民共享，產生極大政治效益，長期綿延流傳，成為道統文化精神。中和思想除為治道之本外，更廣泛應用於文化、道德、倫理、政治、經濟、醫學等方面。

　　在周代之前，「中」與「和」，雖分屬兩個政教概念，但「中」常寓意「和」，「和」也常寓意「中」。

1　〔宋〕朱熹：〈中庸章句序〉，《四書章句集注》（北京市：中華書局，1983年10月），頁14。

2　《尚書》〈大禹謨〉文，見《尚書正義》（李學勤主編《十三經注疏》標點本，北京市：北京大學出版社，1999年12月），卷4，頁93。

3　《尚書》〈仲虺之誥〉文，見《尚書正義》，卷8，頁198。

4　《尚書》〈畢命〉文，見《尚書正義》，卷19，頁525。

5　《毛詩正義》（李學勤主編《十三經注疏》標點本，北京市：北京大學出版社，1999年12月），中冊，頁567。

　　中和思想發展到諸子爭鳴的春秋戰國時代，更為波瀾壯闊，居顯學地位的儒家、道家表現最為出色。儒家孔子力主「執中」，靈活運用「時中」，反對「過」與「不及」，有子鼓吹「和為貴」，孟子強調「天時不如地利，地利不如人和」，子思更創中庸之論，著成《中庸》一書。道家代表老子挾《易》精神，言「中」，也言「和」，提出「萬物負陰而抱陽，沖氣以為和」，及「多言數窮，不如守中」，並將其境界提升至「太和」。道家另一代表莊子（B.C.369-B.C.286）又提出「中和民意以安四鄉」[6]及「均調天下，與人和」[7]之說。於此可見，先秦儒道兩家皆重視「中和」之道。所以，近代哲學家馮友蘭（1895-1990）先生指出：「中庸之道，儒家的人贊成，道家的人也一樣贊成，『無太過』歷來是兩家的格言。」[8]其實，在孔子及老子之前，有「春秋第一相」之譽的管仲，已是中和思想的積極推行者，其人治國亦儒亦法，禮律並用，政績卓著。管仲嘗獲及孔子津津樂道，推崇備至，其論著《管子》〈正第〉篇，有「中和慎敬」之語，為「中和」一詞的始創者。

　　戰國時代，其他先秦諸子也有提出「中和」之說，如先秦顯學之首的陰陽家鄒衍（約B.C.305-B.C.240），其人出身羲和之官，精通陰陽五行之學。此外，鄒衍早年學儒，其術「亦歸於仁義」[9]，「仁義」以中和為依歸。鄒衍著述已佚，但其學散見於其他諸子作品中，雖未見「中和」一詞，但他畢竟是陰陽家代表，故此，其學具中和思想是可肯定的。

6　〈說劍〉文，見〔清〕郭慶藩：《莊子集釋》（北京市：中華書局，1961年7月），頁1022。

7　〈天道〉文，同前註，頁458。

8　馮友蘭：《中國哲學簡史》（北京市：北京大學出版社，1985年），頁26。

9　〈論儒〉文，見王利器《鹽鐵論校注》（北京市：中華書局，1992年7月），頁150。

　　在先秦顯學中，代表墨家的墨子（約B.C.479-B.C.381）及代表法家的韓非子（約B.C.280-B.C.233年）都有提及中和思想的相關言論，如《墨子》〈兼愛〉指出，「失和」乃「天下之害」[10]，並以「天志」為「中」[11]；代表法家的韓非子也曾表達中和思想的相關言論，如「舉事慎陰陽之和」[12]、「世之治者不絕於中。吾所以為言勢者，中也。中者，上不及堯、舜，而下亦不為桀、紂」[13]。此外，雜家名著《呂氏春秋》、《淮南子》及漢初儒學巨著《春秋繁露》等古籍，都載有大量的中和思想資料。

　　本章內容重點在探索先秦諸子中和思想與《黃帝內經》關係，涉及探討的對象有周易、道家、儒家、法家、陰陽家、雜家等。

第一節　《周易》中和思想與《黃帝內經》

　　《易》為大道之源，《黃帝內經》的醫理，與《易》理息息相關，蓋醫與《易》皆以陰陽為核心思想。唐藥王孫思邈（581-682）說：「不知《易》者，不足以言太醫。」[14]明醫家張介賓（1563-1640）又說：「《易》者，易也，具陰陽動靜之妙；醫者，意也，合陰陽消長之機，……，醫《易》同源者，同此變化也。」[15]明醫家孫

10　《墨子》〈兼愛中〉：「今若國之與國之相攻，家之與家之相篡，人之與人之相賊，君臣不惠忠，父子不慈孝，兄弟不和調，此則天下之害也。」

11　《墨子》〈天志上〉：「我有天志，譬若輪人之有規，匠人之有矩，輪匠執其規矩，以度天下之方圜，曰：『中者是也，不中者非也。』……曰我得天下之明法以度之。」

12　〈難二〉文，見〔戰國〕韓非著，陳奇猷校注：《韓非子新校注》（上海市：上海古籍出版社，2000年10月），下冊，頁888。

13　〈難勢〉文，同前註，頁945-946。

14　見〔明〕張介賓：《類經》（北京市：學苑出版社，2005年9月），下冊，頁2007。

15　同前註。

一奎（1522-1619）也說：「深於《易》者，必善於醫；精於醫者，必由通於《易》。」[16]醫源於《易》，恆稱醫《易》同源，故學醫者，每多學《易》。

　　《易》專論陰陽，陰陽以平衡為原則，其內涵是中和。言《易》必論陰陽，言醫也必論陰陽，《易》與醫的陰陽觀，皆以中和為核心。陰陽為萬物之源，陽為乾，代表天，陰為坤，代表地，陰陽和順，四時適時而至，則能化生萬物。〈乾卦〉〈彖〉說：「大哉乾元！萬物資始，乃統天。雲行雨施，品物流形。」[17]乾統天，為「萬物資始」。〈坤卦〉〈彖〉說：「至哉坤元！萬物資生，乃順承天，坤厚載物，……品物咸亨。」[18]坤載物，為「萬物資生」。《易傳》〈繫辭下〉又說：「天地絪縕，萬物化醇。」[19]此言天地陰陽二氣交感，化育萬物。對於陰陽交感，《素問》〈天元紀大論〉指出：「在天為氣，在地成形，形氣相感，而化生萬物矣。」[20]「氣」即五氣的風熱濕燥寒，「形」即五行的木火土金水，形氣交感，化生萬物，此乃天道職能。《素問》〈生氣通天論〉又說：「故陰陽四時者，萬物之終始也，死生之本也，逆之則災害生，從之則苛疾不起，是謂得道。」[21]「陰陽四時」乃天之道，宜順不宜逆。陰陽運動正常，其態中和，萬物才可持續生化。《易》道與醫道，對於陰陽調和，化育萬物的概念是一致的。

---

16 〔明〕孫一奎：〈不知《易》者不足以言太醫論〉，《醫旨緒餘》（南京市：江蘇科學技術出版社，1983年8月），頁5。

17 《周易正義》（李學勤主編《十三經注疏》標點本，北京市：北京大學出版社，1999年12月），卷1，頁7-9。

18 同前註，卷1，頁25。

19 同前註，卷8，頁311。

20 虞舜、于莉英點校：《四庫全書·黃帝內經》（南京市：江蘇科學技術出版社，2008年1月），《素問》，卷19，頁336。

21 《素問》，卷1，頁13。

　　陰陽蘊含天地萬物變化之理，《易》〈繫辭下〉說：「古者庖羲氏之王天下也，仰則觀象於天，俯則觀法於地，觀鳥獸之文與地之宜，近取諸身，遠取諸物，於是始作八卦，以通神明之德，以類萬物之情。」[22]《素問》〈陰陽應象大論〉闡釋陰陽之義也說：「陰陽者，天地之道也，萬物之綱紀，變化之父母，生殺之本始，神明之府也。」[23]於此可見，《易》道與醫道的陰陽觀，皆以彰述天地萬物之變化為共通點。

　　《易》道以卦爻辨吉凶，卦分上下，一卦六爻，上卦三爻，下卦三爻，中爻主吉主利。所謂中爻，是指居下卦的二爻及居上卦的五爻，故《易傳》〈繫辭下〉有「二多譽，⋯⋯五多功」[24]之語。爻位以居中為貴，「中」的哲學概念，其重要意義是無太過或不及。

　　此外，《易》道有天道、人道、地道之分，稱三才，《易傳》〈繫辭下〉說：「易之為書也，廣大悉備，有天道焉，有人道焉，有地道焉。」[25]《易傳》〈說卦〉又說：「立天之道，曰陰與陽；立地之道，曰柔與剛；立人之道，曰仁與義。兼三才而兩之，故易六畫而成卦。分陰分陽，迭用柔剛，故易六位而成章。」[26]《黃帝內經》吸納了《易》的三才觀，並予以演繹及昇華，成為中醫學特色之一的「天人合一」思想，例如：

　　　　《靈樞》〈歲露〉：人與天地相參也，與日月相應也。[27]

22　《周易正義》，卷8，頁298。

23　《素問》，卷2，頁29。

24　《周易正義》，卷8，頁318。

25　同前註。

26　《周易正義》，卷9，頁326。

27　虞舜、于莉英點校：《四庫全書・黃帝內經》（南京市：江蘇科學技術出版社，2008年1月），《靈樞》，卷12，頁168。

《靈樞》〈逆順肥瘦論〉：聖人之為道者，上合於天，下合於地，中合於人事。[28]

《素問》〈六節藏象論〉：天食人以五氣，地食人五味。[29]

《素問》〈寶命全形論〉：天覆地載，萬物悉備，莫貴於人。人以天地之氣生，四時之法成。……人生於地，懸命於天，天地合氣，命之曰人[30]

上述《黃帝內經》的天人合一思想，源出《易》的三才觀。

《周易》屢言中正和諧，例如《易》〈乾卦〉說：「元亨，利貞。」[31]《周易正義》引子夏傳云：「元，始也。亨，通也。利，和也。貞，正也。」[32]孔穎達疏說：「元始亨通，能使物性和諧，各有其利，又能使物堅固貞正得終。」[33]《易》〈乾卦〉又說：「保合大和，乃利貞。」此言中正得和及得利。《易經》屢言中正，例如：

《易》〈需卦〉：酒食貞吉，以中正也。[34]

《易》〈觀卦〉：中正以觀天下。[35]

---

28 《靈樞》，卷6，頁89。
29 《素問》，卷3，頁60。
30 《素問》，卷8，頁142-143。
31 《周易正義》，卷1，頁1。
32 同前註。
33 同前註。
34 《周易正義》，卷2，頁44。
35 《周易正義》，卷3，頁97。

《易》〈晉卦〉：受之介福，以中正也。[36]

《易》〈益卦〉：利有攸往，中正有慶。[37]

《易》〈姤卦〉：剛遇中正，天下大行也。[38]

中正乃和之本，《易》的中正觀，言簡義明，放諸四海而皆準，故能「天下大行」。

　　中正有所偏，則出現太過與不及，其後果不吉。《易》〈乾卦〉有言：「上九，亢龍有悔。」[39]此言其位離中，升至高位極限，結果物極必反，由盛轉衰，有所後悔，所悔者為「知進而不知退，知存而不知亡，知得而不知喪」[40]。所以，凡事要有所警覺，適時節制，勿使太過。《易》〈節卦〉說：「彖曰：節，亨，剛柔分而剛得中。」[41]《易》〈節卦〉又言：「當位以節，中正以通。天地節而四時成；節以制度，不傷財不害民。」[42]此言天地人皆有節制，諸事中正亨通。不過，節制雖屬美德，但節制過度，則成「苦節」。《易》〈節卦〉指出苦節之害說：「苦節不可貞，其道窮也。」[43]此言苦節道窮，不可得利，並作出警告說：「苦節，貞凶，悔亡。」[44]《易》〈節卦〉又強調

36　《周易正義》，卷4，頁153。

37　《周易正義》，卷4，頁176。

38　《周易正義》，卷4，頁184。

39　《周易正義》，卷1，頁7。

40　同前註，頁23-24。

41　《周易正義》，卷6，頁239。

42　同前註，頁240。

43　同前註，頁240。

44　同前註，頁241。

「甘節之吉,居位中也」[45],節而無過則不傷,謂之甘節,其位居中。對於不知節制之害,《易》〈未濟卦〉舉例說:「飲酒濡首,亦不知節也。」[46]此言飲酒太過而失態,不知自我節制之故。

《黃帝內經》吸納了《易》的中正觀及節卦的義理,予以深化,並應用於醫道,提出「生病起於過用」之說,此乃中醫病因金句。所謂「過」,即太過,也含不及之義在內,包括四時六氣太過、情志太過、飲食太過、作息太過、房勞太過,形體的陰陽氣血津液太過、藥物太過,都成為致病因素。《黃帝內經》又提出治病準則,強調「以平為期」,「平」的意義,其內涵是中病即止,無太過或不及,以中和為達標。

《易》除啟蒙尚「中」的哲理外,也開悟了貴「和」的哲學。在大自然中,「和」,主吉主利,所謂「和實生物」是也。《易傳》〈說卦〉:「水火不相逮,雷風不相悖,山澤通氣」[47],「不相逮」、「不相悖」、「通氣」,皆具「和」之義。《易》〈泰卦〉的「天地交泰」[48],此言地氣上升,天氣下降,天地二氣交通,其氣「和」,此乃大自然的「和」態表現。在《易經》中,屢見「和」的哲理,例如:

　　《易》〈乾文言〉:利者,義之和也。[49]

　　《易》〈咸卦〉:天地感而萬物化生,聖人感人心而天下和平。[50]

45　同前註,頁241。
46　《周易正義》,卷6,頁255。
47　《周易正義》,卷9,頁326。
48　《周易正義》,卷2,頁66。
49　《周易正義》,卷1,頁12。
50　《周易正義》,卷4,頁39-40。

《易》〈夬卦〉：健而說，決而和。[51]

《易傳》〈繫辭下〉：履，以和行。[52]

《易傳》〈說卦〉：和順於道德。[53]

《易經》的尚「和」哲理，影響中國文化深遠。醫學乃中國文化一部份，故此深受影響，作為醫經之首的《黃帝內經》，也以「和」作為醫理指導思想，例如：

《素問》〈生氣通天論〉：聖人陳陰陽，筋脈和同，骨髓堅固，氣血皆從。[54]

《素問》〈六節藏象論〉：五味入口，藏於腸胃，味有所藏，以養五氣，氣和而生，津液相成，神乃自生。[55]

《素問》〈調經論〉：血氣不和，百病乃變化而生。[56]

《素問》〈舉痛論〉：喜則氣和志達，榮衛通利，故氣緩矣。[57]

51　《周易正義》，卷5，頁180。
52　《周易正義》，卷8，頁324。
53　《周易正義》，卷9，頁325。
54　《素問》，卷1，頁19。
55　《素問》，卷3，頁60。
56　《素問》，卷17，頁310。
57　《素問》，卷11，頁203。

《靈樞》〈行針〉：陰陽和調而血氣淖澤滑利。[58]

從上引文可知，中醫理論的陰陽、氣血、臟腑、筋脈、五志、七情、色味皆以「和」作為健康的指標，若任何一項目「失和」，則病生矣。

《易經》有「變經」之稱，故此《易》道主變，窮則變，變則通，其變與通，或唯變所適，都歸屬「時中」範疇。「時中」的內涵廣闊，包括權衡利害，適時執中，一時一中，與時屈伸，與時遷徙，伺機而行，掌握時機等意義在內。

《易》的「時中」哲學對《黃帝內經》關於治病時機方面有很大的影響。《靈樞》〈逆順〉說：「兵法曰：無迎逢逢之氣，無擊堂堂之陣。』刺法曰：『無刺熇熇之熱，無刺漉漉之汗，無刺渾渾之脈，無刺病與脈相逆者。」[59]此言針灸治病，有如兵家對陣，敵軍士氣高昂，人強馬壯之際，不宜正面交鋒，治病亦需權衡病情，「病與脈相逆」者，不宜針刺，宜用他法治療。《靈樞》〈逆順〉篇又說：「上工，刺其未生者也；其次，刺其未盛者也；其次，刺其已衰者也；下工，刺其方襲者也，與其形之盛者也，與其病之與脈相逆者也。故曰：方其盛也，勿敢毀傷，刺其已衰，事必大昌。故曰上工治未病，不治已病，此之謂也。」[60]此言四類級別醫生，對掌握治病時機的學問各有不同，首選當然是上工「治未病」，次者「治未盛」，又其次者「治已衰」，下工「治方襲」。「治未病」開創了防病養生的概念，對後世養生學影響深遠。

針灸治病，著重權衡時機與技巧，活用「時中」智慧，《素問》〈陰陽應象大論〉說：「病之始起也，可刺而已；其盛，可待衰而

---

58 《靈樞》，卷10，頁138。

59 《靈樞》，卷8，頁117。

60 同前註。

已。故因其輕而揚之，因其重而減之，因其衰而彰之。」[61]病之初起，邪在經絡，可刺而不留針，若病邪盛，可刺而留針，待病邪衰減始出針。病情屬表證者，用揚刺法；病情屬實證者，用瀉法；病情屬虛證者，用補法。能適時把握治病時機與治法，則更有利於盡快調和形體陰陽氣血，恢復健康。

此外，關於《易》的常變觀，乾卦〈彖〉曰：「乾道變化，各正性命，保合太和，乃利貞。」意謂六爻變化，各爻皆有其時位，宜各盡性命能力，保持和諧，乃可有利而正固，總之，有和則有利。《黃帝內經》深受《易經》的常變觀影響，在書中屢言「常」與「變」，例如《素問》〈六節藏象論〉說：「五氣更立，各有所勝，盛虛之變，此其常也。」[62]此言五運之氣，依序五年輪番更迭，各有主歲。歲運有太過與不及之分，太過為盛，不及為虛，盛虛交替，乃天道之常。《素問》〈移精變氣論〉又說：「理色脈而通神明，合之金木水火土、四時、八風、六合、不離其常，變化相移，以觀其妙，以知其要，欲知其要，則色脈是矣。」[63]此言色與脈雖各有常規主病，但仍需結合五行、四時、八風、六合的「常」與「變」，予以通盤考慮，以定奪診治之道。《靈樞》〈五變〉說：「一時遇風，同時得病，其病名異，……是謂因形而生病也，五變之紀也。」[64]此言病因雖同，病情各異，其理是形體不同，故此診查不能墨守成規，一成不變。「常」，以和為本，「變」最終歸「常」，此乃天道。

61　《素問》，卷2，頁41。

62　《素問》，卷3，頁57。

63　《素問》，卷4，頁75。

64　《靈樞》，卷7，頁99-100。

第二節　儒家中和思想與《黃帝內經》

　　孔子學說，遠承古哲堯舜「允執厥中」的執中哲理，近取周公文武「制禮作樂」的尚和文化，並予以融匯，自成一家學說，世稱儒家學說。先秦時代，儒家代表經籍有《詩》、《書》、《禮》、《樂》、《易》、《春秋》、《論語》、《孟子》、《荀子》、《孝經》等。儒家學說是春秋戰國時代的顯學，其哲理除為其他諸子吸納外，也為醫家吸納，故此，作為醫經之首的《黃帝內經》，書中屢見儒家思想。

　　孔子嘗言：「天地不合，萬物不生。」[65]所謂「天地不合」，指天地不和，即陰陽二氣失調，影響自然生態發展，無法生長萬物。《黃帝內經》吸納了這「不合」概念，應用於醫道，《素問》〈生氣通天論〉說：「凡陰陽之要，陽密乃固，兩者不和，若春無秋，若冬無夏。因而和之，是謂聖度。……陰平陽秘，精神乃治。」[66]《素問》〈生氣通天論〉又說：「是以聖人陳陰陽，筋脈和同，骨髓堅固，氣血皆從。如是則內外調和；邪不能害，耳目聰明，氣血如故。」[67]此言形體陰陽和、氣血和、筋脈和、內外和，則「邪不能害」，身體無病。《素問》〈調經論〉又說：「陰陽勻平，以充其形，九候若一，命曰平人。」[68]此言形體及脈診的三部九候皆平和，稱平人，平人健康無病。

　　天地間，除有陰陽外，也有五行。五行有生有剋，生剋正常主利，異常主害。生剋異常，其因是生剋太過或不及。在先秦經籍中，

65　《禮記》〈哀公問〉文，見《禮記正義》，收入《十三經注疏》（上海市：上海古籍出版社，1997年7月），下冊，頁1611。
66　《素問》，卷1，頁19。
67　同前註。
68　《素問》，卷17，頁315。

儒家重要典籍《書經》首載五行之說。〈洪範〉篇指出：「一曰水，二曰火，三曰木，四曰金，五曰土。水曰潤下，火曰炎上，木曰曲直，金曰從革，土爰稼穡。潤下作鹹，炎上作苦，曲直作酸，從革作辛，稼穡作甘。」[69]此言五行的屬性及五味。儒家另一典籍《周禮》也載五行之論，《周禮》〈天官〉〈冢宰〉說：「凡和，春多酸，夏多苦，秋多辛，冬多鹹，調以滑甘。」[70]又說：「疾醫，掌養萬民之疾病。四時皆有癘疾，春時有痟首疾，夏時有癢疥疾，秋時有瘧寒疾，冬時有嗽，上氣疾。以五味、五穀、五藥養其病。以五氣、五聲、五色視其死生。」[71]此言四時之癘疾及其治法，以及診查死生之法，都離不開五行學說。此外，周代已有醫官制度，故有疾醫之設，而五行醫論已為醫家應用於實踐。《黃帝內經》的五行理論，傳承於儒家經籍，並有所發揮，《靈樞》〈五味〉篇說：

> 穀之五味，……五穀：粳米甘，麻酸，大豆鹹，麥苦，黃黍辛。五果：棗甘，李酸，栗鹹，杏苦，桃辛。五畜：牛甘，犬酸，豬鹹，羊苦，雞辛。五菜：葵甘，韭酸，藿鹹，薤苦，蔥辛。五色：黃色宜甘，青色宜酸，黑色宜鹹，赤色宜苦，白色宜辛。凡此五者，各有所宜。……五禁：肝病禁辛，心病禁鹹，脾病禁酸，腎病禁甘，肺病禁苦。[72]

《黃帝內經》吸納了《書經》及《周禮》的五行概念，予以深化，提

---

69 《尚書正義》，收入《十三經注疏》（上海市：上海古籍出版社，1997年7月），下冊，頁301。

70 《周禮注疏》，收入《十三經注疏》（上海市：上海古籍出版社，1997年7月），上冊，頁109。

71 同前註，頁110-112。

72 《靈樞》，卷8，頁118。

出五味、五穀、五果、五畜、五菜、五色、五禁等五行項目。

儒家以仁禮提倡和德，以執中提倡中德，合而言之，稱中和之德或中庸之德。

有關「中庸」一詞的哲理，《中庸》首章開宗明義說：「喜怒哀樂之未發，謂之中；發而皆中節，謂之和。中也者，天下之大本也；和也者，天下之達道也。」[73]此言「喜怒哀樂」乃人之本性，其未觸發，情志適度，故謂「中」，及其發也，其情志表現「中節」，（「中」，讀去聲），即情志表現合乎禮節，能合禮節，「和」氣乃生。中和屬天道，「中」為天下之大本，「和」為天下之達道，二者共榮一起，可謂無與倫比。《中庸》又說：「致中和，天地位焉，萬物育焉。」[74]此言達致中和境界，天地各有其位，萬物得以化育生長。

孔子強調中行，反對過猶不及，《論語》〈先進〉篇說：「子貢問：『師與商也孰賢？』子曰：『師也過，商也不及。』曰：『然則師愈與？』子曰：『過猶不及。』」[75]《中庸》又載：

> 子曰：「道之不行也，我知之矣，知者過之，愚者不及也；道之不明也，我知之矣，賢者過之，不肖者不及也。」[76]

智者與賢者，其弊在「太過」，愚者與不肖者，其弊在「不及」，二者都是失「中」。《論語》〈子路〉又載：「子曰：不得中行而與之，必也狂狷乎！狂者進取，狷者有所不為也。」[77]此言「狂」者太過，「狷」者不及。

---

73 〔宋〕朱熹：《四書章句集注》，頁18。
74 同前註。
75 同前註，頁126。
76 〔宋〕朱熹：《四書章句集注》，頁19。
77 同前註，頁147。

　　《黃帝內經》吸納了孔子的「過猶不及」概念，也有提出太過不
及之論，《素問》〈六節藏象論〉說：「未至而至，此謂太過，……至
而不至，此謂不及。」《素問》〈六微旨大論〉進一步指出：「亢則
害，承乃制，制則生化。」所謂亢，盛之極也，亦即太過，需要節
制，有節制才可維持生化機制。《素問》〈經脈別論〉更強調說：「生
病起於過用。」此為醫道病因名句，指出一切的病因皆在「過」。過
者，包含「太過」與「不及」之義在內。醫道屢言太過之害，《黃帝
內經》提供了大量的文獻資料，例如：

　　　　《靈樞》〈口問〉：大驚卒恐，則氣血分離，陰陽破散，經絡厥
　　　　絕，脈道不通，陰陽相逆，衛氣稽留，經絡虛空，血氣不次，
　　　　乃失其常。[78]

此言情志太過，影響血氣失常。

　　　　《素問》〈舉痛論〉：怒則氣上，喜則氣緩，悲則氣消，恐則氣
　　　　下，……驚則氣亂，……思則氣結。[79]

此言百病生於氣，五志太過，則傷氣，影響所及則傷五臟。

　　　　《素問》〈陰陽應象大論〉：人有五臟化五氣，以生喜怒悲憂
　　　　恐，故喜怒傷氣，寒暑傷形，暴怒傷陰，暴喜傷陽，厥氣上
　　　　行，滿脈去形，喜怒不節，寒暑過度，生乃不固。[80]

78　《靈樞》，卷5，頁75。
79　《素問》，卷11，頁203。
80　《素問》，卷2，頁31。

此言情志及寒暑太過，都會傷及生命。

　　《素問》〈痺論〉：飲食自倍，腸胃乃傷。[81]

此言飲食太過，傷及腸胃。

　　《素問》〈生氣通天論〉：味過於酸，肝氣以津，脾氣乃絕；味
　　過於鹹，大骨氣勞，短肌，心氣抑；味過於甘，心氣喘滿，色
　　黑，腎氣不衡；味過於苦，脾氣不濡，胃氣乃厚；味過於辛，
　　筋脈沮弛，精神乃央。[82]

此言五味太過，傷及五臟。

　　《素問》〈宣明五氣〉：久視傷血，久臥傷氣，久坐傷肉，久立
　　傷骨，久行傷筋，是謂五勞所傷。[83]

此言形體五勞太過，傷及五臟，即久視傷肝，久臥傷肺，久坐傷脾，
久立傷腎，久行傷肝。太過之害，其害無窮，尤其養生，最忌太過，
故此《素問》〈四氣調神大論〉說：「春夏養陽，秋冬養陰。」「養」，
其義解作限制，此言春夏屬陽，養生飲食宜限制過多陽氣，秋冬屬
陰，養生飲食宜限制過多陰氣。
　　在醫德方面，《黃帝內經》也吸納了儒家的仁愛精神，仁者，人
也，其義含和。醫乃仁術，慈悲眾生，醫者關懷患者，情同父母心。

81　《素問》，卷12，頁224。
82　《素問》，卷1，頁20-21。
83　《素問》，卷7，頁139。

《孟子》〈梁惠王上〉嘗言「老吾老以及人之老，幼吾幼以及人之幼」，此種敬老慈幼之仁心，應用於醫道，乃醫德也，「和」乃醫德精神之一。《靈樞》〈師傳〉說：「人之情，莫不惡死而樂生，告之以其敗，語之以其善，導之以其所便，開之以其所苦。雖有無道之人，惡有不聽者乎？」[84]身有疾患，情志與形體俱受折磨，醫者以和言善語予以疏導病人，乃仁術表現，患者雖無道，也會接受。《素問》〈天元紀大論〉又說：「使百姓無病，上下和親，德澤下流，子孫無憂，傳於後世，無有終時。」[85]此言醫者仁術仁心，德澤病家後人。

　　《孝經》〈開宗明義章〉載孔子論「和」的功用說：「先王有至德要道以順天下，民用和睦，上下無怨。」[86]孔子強調治天下，以和政去順應民情為首務，亦即以民為本。《黃帝內經》吸納了這種尚和的治道精神，《靈樞》〈師傳〉說：「夫治民與治自，治彼與治此，治小與治大，未有逆能治之。夫唯順而已矣。順者，非獨陰陽脈論氣之逆順也，百姓人民皆欲順其志也」[87]。「順」者，可理解為順應及和順，《黃帝內經》把治國與治病視作同一理念，皆以「順」為出發點，可謂深得治道竅要。所以，《漢書》〈藝文志〉說：「論病以及國，原診以知政。」（〈方技略〉〈醫經〉）此言治病之理，可推及治國之理。

第三節　道家中和思想與《黃帝內經》

　　道家思想源於《周易》，以老莊為代表。對於陰陽的理解，老莊各有表述，老子認為「道生一，一生二，二生三，三生萬物。萬物負

84　《靈樞》，卷6，頁78-79。

85　《素問》，卷19，頁342。

86　〔唐〕李隆基注，〔宋〕邢昺疏，鄧洪波整理：《孝經注疏》，收入《十三經注疏：整理本》（北京市：北京大學出版社，2000年12月），第26冊，頁3。

87　《靈樞》，卷6，頁78。

陰而抱陽，沖氣以為和。」[88]所謂「沖氣」，是指陰陽二氣交融，其氣中和，具化生萬物之功。《莊子》〈天下〉篇說：「《易》以道陰陽。」[89]《莊子》〈田子方〉又說：「兩者交通成和而物生焉。」[90]此言陰陽和則萬物生。《莊子》〈天運〉篇又說：「順之以天理，行之以五德，應之以自然。然後調理四時，太和萬物；四時迭起，萬物循生。」[91]《莊子》〈達生〉篇也說：「夫形全精復，與天為一。天地者，萬物之父母也。」[92]上述老莊的陰陽觀及天人合一觀，為《黃帝內經》所吸納，例如：

> 《素問》〈陰陽應象大論〉：陰陽者，天地之道也，萬物之綱紀，變化之父母，生殺之本始，神明之府也。[93]

> 《靈樞》〈歲露〉：人與天地相參也，與日月相應也。[94]

> 《靈樞》〈刺節真邪〉：與天地相應，與四時相副，人參天地。[95]

天人合一乃中醫特色，老莊居功不少。

在養生方面，老子標榜自然簡樸，在《道德經》中強調「人法

88 朱謙之：《老子校釋》（北京市：中華書局，1984年11月），頁174-175。

89 〔清〕郭慶藩：《莊子集釋》，頁1067。

90 同前註，頁712。

91 同前註，頁502。

92 同前註，頁632。

93 〔清〕張隱庵著，孫國中等點校：《黃帝內經素問集注》（北京市：學苑出版社，2002年8月），頁41-42。

94 《靈樞》，卷12，頁168。

95 《靈樞》，卷11，頁154。

地，地法天，天法道，道法自然」[96]，提出「甘其食，美其服，安其居，樂其俗」[97]之說。這種自然簡樸的養生理念，影響了《黃帝內經》的養生觀。《素問》〈上古天真論〉說：「恬淡虛無，真氣從之，精神內守，病安從來？是以志閑而少欲，心安而不懼，形勞而不倦，氣從以順，各從其欲，皆得所願。故美其食、任其服，樂其俗，高下不相慕，其民故曰樸。」[98]對比《道德經》及《素問》〈上古天真論〉的養生觀，二者同出一轍，皆強調順應自然，生活純樸，情志和諧。《素問》〈陰陽應象大論〉又說：「是以聖人為無為之事，樂恬憺之能，從欲快志於虛無之守，故壽命無窮，與天地終，此聖人之治身也。」[99]「無為」、「恬憺」、「虛無」等治身修養，明顯源出道家精神。

　　道家的天道平衡觀，也被《黃帝內經》有所吸納，老子說：「天之道，其猶張弓歟？高者抑之，下者舉之；有餘者損之，不足者補之。」[100]天道以中正為本，太過與不及皆非所宜。《素問》〈至真要大論〉說：「高者抑之，下者舉之，有餘折之，不足補之，佐以所利，和以所宜，必安其主客，適其寒溫，同者逆之，異者從之。」[101]從上述引文中，可見《黃帝內經》天道平衡觀，源出《道德經》。

　　老子又提出「多言數窮，不如守中」，「中」者，其義虛靜，「不如守中」，可理解為守虛不盈，不太過，故老子說：「道沖，而用之或不盈。」[102]老子《道德經》又說：「大成若缺，其用不弊。大盈若

96　朱謙之：《老子校釋》，頁103。
97　同前註，頁309。
98　《素問》，卷1，頁3。
99　《素問》，卷2，頁38。
100　朱謙之：《老子校釋》，頁298-299。
101　《素問》，卷22，頁481。
102　朱謙之：《老子校釋》，頁18。

沖,其用不窮。大直若屈,大巧若拙,大辯若訥。」[103]「若缺」、「若沖」、「若屈」、「若拙」、「若納」等都是「守中」持虛,避免「太過」。「太過」乃生病之源,正如《素問》〈經脈別論〉所說:「生病起於過用。」

老子嘗言:「上善若水,……動善時。」所謂「時」,指時機,以醫道而言,掌握適當時機治病,乃分秒必爭之事。《素問》〈陰陽應象大論〉也說:「病之始起也,可刺而已;其盛,可待衰而已。……」[104]治病乃生死之大事,病情瞬息萬變,差之毫釐,謬以千里,權衡適當時機治療,屬於時中智慧的表現。

第四節　法家中和思想與《黃帝內經》

管仲(B.C.770-B.C.476),姬姓,管氏,名夷吾,字仲,世稱管子,穎上(今安徽穎上縣)人,是春秋時代齊國的政治家、思想家,也是法家代表,有春秋第一相之稱。管仲有《管子》一書傳世,是書雖多出於齊稷下先生之手,非一人一時之作,但書中內容仍傳承了管仲思想,為黃老道家的代表巨著。管仲博學多才,舉凡政治、軍事、天文,曆算、文學、醫學等無所不精,相齊四十年,推行中和政治,儒法兼行,禮律並用,取得了輝煌的政績。管子對於中和治道,體會殊深,他以「禮」取「和」,以「律」取「中」,其《管子》〈宙合〉說:「中正者,治之本也。」[105]《管子》〈四時〉又說:「其德和平用

---

103 同前註,頁181-182。
104 《素問》,卷1,頁40-41。
105 〔漢〕劉向校,〔清〕戴望校正:《管子校正》,收入《諸子集成》(長沙市:嶽麓書社,1996年10月),第6冊,頁73。

均，中正無私。」[106]《管子》〈內業〉又說：「和乃生，不和不
生。」[107]治國如治病，防病為先，防病即養生。關於養生之道，《管
子》〈內業〉說：「平正擅匈，論治在心，以此長壽。忿怒之失道，乃
為之圖。節其五欲，去其二凶。不喜不怒，平正擅匈。凡人之生也，
必以平正。」[108]「匈」，同胸，「平正擅匈」，指精氣專集於胸，情志
平靜安定；「五欲」，可理解為耳欲美聲，目欲美色，口欲美食，鼻欲
香氣，心欲名利；二凶，指過喜過怒。此數語意謂情志平正，節制欲
念，勿過喜過怒，以免傷及臟腑，損害健康。情志太過為病因之一，
《黃帝內經》屢有述及，例如《素問》〈五運行大論〉說：「怒傷
肝，……喜傷心，……思傷脾，……憂傷肺，……恐傷腎。」[109]此言
五志太過傷及五臟。

　　管子學識淵博，嫻熟陰陽四時五行之理，其《管子》一書，載有
〈水地〉、〈幼官〉、〈幼官圖〉、〈四時〉、〈五行〉、〈輕重己〉、〈乘
馬〉、〈勢〉、〈侈靡〉、〈揆度〉、〈禁藏〉、〈宙合〉、〈七臣七主〉諸篇，
記述了大量的陰陽五行之說，其論見為《黃帝內經》有所吸納和發
揮，有關例子相當多，例如：

　　（1）《管子》〈四時〉說：「是故陰陽者，天地之大理也；四時
者，陰陽之大經也。」[110]《素問》〈陰陽應象大論〉則說：「陰陽者，
天地之道也。」

　　（2）《管子》〈形勢解〉說：「春者，陽氣始上，故萬物生。夏
者，陽氣畢上，故萬物長。秋者，陰氣始下，故萬物收。冬者，陰氣

106　同前註，頁294。
107　同前註，頁337。
108　同前註，頁337。
109　粹自《素問》，卷19，頁350-357。
110　《管子校正》，頁293。

畢下，故萬物藏。故春夏生長，秋冬收藏，四時之節也。」[111]此言四時陰陽之氣與萬物生長關係。《靈樞》〈順氣一日分為四時〉則說：「春生、夏長、秋收、冬藏，是氣之常也，人亦應之。」[112]

（3）《管子》〈乘馬〉說：「春秋冬夏，陰陽之推移也；時之短長，陰陽之利用也；日夜之易，陰陽之化也。」[113]此言四時晝夜與陰陽推移關係，《素問》〈至真要大論〉則說：「陽之動，始於溫，成於暑；陰之動，始於清，盛於寒。」[114]

對於陰陽晝夜的概念，《黃帝內經》頗多論見，如《素問》〈生氣通天論〉：「平旦人氣生，日中而陽氣隆，日西而陽氣已虛。」[115]此言晝夜對形體陽氣的影響。《素問》〈金匱真言論〉又說：「平旦至日中，天之陽，陽中之陽也；日中至黃昏，天之陽，陽中之陰也；合夜至雞鳴，天之陰，陰中之陰也；雞鳴至平旦，天之陰，陰中之陽也。故人亦應之。」[116]此言平旦、日中、黃昏、合夜、雞鳴五個時段與陰陽的關係。

《黃帝內經》又吸納了《管子》的五行概念，並予以深化，下列引文，可資對比，《管子》〈幼官〉載：

> 五和時節，君服黃色，味甘味，聽宮聲，治和氣，用五
> 數，……八舉時節，君服青色，味酸味，聽角聲，治燥氣，用
> 八數，……七舉時節，君服赤色，味苦味，聽羽聲，治陽氣，
> 用七數，……九和時節，君服白色，味辛味，聽商聲，治溼

---

111 黎翔鳳：《管子校注》（北京市：中華書局，2004年6月），下冊，頁1168。

112 《靈樞》，卷7，頁97。

113 黎翔鳳：《管子校注》，上冊，頁85。

114 《素問》，卷22，頁488。

115 《素問》，卷1，頁18。

116 《素問》，卷1，頁22-23。

氣，用九數，六行時節，君服黑色，味鹹味，聽徵聲，治陰
氣，用六數，……。[117]

上述引文，僅提供了五行的五色、五味、五聲，五氣，但《內經》卻
予以發揮，增加了五行的內容，《素問》〈金匱真言論〉說：

> 東方青色，入通於肝，開竅於目，藏精於肝，……其味
> 酸，……其畜雞，其穀麥，……上為歲星，……其音角，其數
> 八，是以知病之在筋也，其臭臊。
> 南方赤色，入通於心，開竅於耳，藏精於心，……，其味苦，
> 其類火，其畜羊，其穀黍，……上為熒惑星，是以知病之在脈
> 也，其音徵，其數七，其臭焦。
> 中央黃色，入通於脾，開竅於口，藏精於脾，故病在舌本，其
> 味甘，其類土，其畜牛，其穀稷，……上為鎮星，是以知病之
> 在肉也，其音宮，其數五。其臭香。
> 西方白色，入通於肺，開竅於鼻，藏精於肺，……其味辛，其
> 類金，其畜馬，其穀稻，……上為太白星，是以知病之在皮毛
> 也，其音商，其數九，其臭腥。
> 北方黑色，入通於腎，開竅於二陰，藏精於腎，……其味鹹，
> 其類水，其畜彘，其穀豆，……上為辰星，是以知病之在骨
> 也，其音羽，其數六，其臭腐。[118]

上述引文所論及的五行有：五方、五色、五竅、五臟、五味、五行、
五畜、五穀、五星、五體、五音、五數、五臭等，其五行名目明顯較

117　《管子校注》，上冊，頁135-157。
118　《素問》，卷1，頁23-26。

《管子》〈幼官〉所載為多。

管子又首倡精氣論，《管子》〈內業〉說：「凡物之精，此則為生，下生五穀，上為列星。流於天地間，謂之鬼神，藏於胸中，謂之聖人。……精也者，氣之精者也。……凡人之生也，天出其精，地出其形，合此為人。」[119]管子的精氣論對《黃帝內經》有一定的影響。《素問》〈天元紀大論〉說：「在天為氣，在地為形，形氣相感而化生萬物矣！」[120]此言天地精氣中和，則能化生萬物。《素問》〈寶命全形論〉也說：「夫人生於地，懸命於天，天地合氣，命之曰人。」[121]此言人乃天地精氣所生，故靈性特高。醫道之上乘功夫，以中和為貴，管子宣導中和思想，有利於中醫學的發展，功不可沒。

最後，要指出的，有關「中和」的出處問題，古今學者咸認「中和」一詞源出《中庸》。經考證後，「中和」一詞首見於管仲的《管子》〈正第〉篇，其文有「中和慎敬」[122]之詞，次見於道家莊子的《莊子》〈說劍〉篇，其文有「中和民意以安四鄉」[123]之語，三見於儒家子思的《中庸》，其文有「致中和，天地位焉，萬物育焉」之載，如此看來，可一掃「中和」一詞始於《中庸》之說。

第五節　陰陽家中和思想與《黃帝內經》

陰陽五行運動，以中和、協調、適度，平衡發展為核心思想。陰陽與五行最初分屬兩個哲學概念，後經鄒衍整合為陰陽五行學說。漢

---

119 粹自〔漢〕劉向校，〔清〕戴望校正：《管子校正》，頁333-337。
120 《素問》，卷19，頁336。
121 《素問》，卷8，頁143。
122 《管子校正》，頁314。
123 〔清〕郭慶藩：《莊子集釋》，頁1022。

司馬遷《史記》〈曆書〉載：「蓋黃帝考定星曆，建立五行。」[124]《史記》〈天官書〉又載：「仰則觀象於天，俯則法類於地。天則有日月，地則有陰陽。天有五星，地有五行。天則有列宿，地則有州域。三光者，陰陽之精，氣本在地，而聖人統理之。」[125]此言陰陽五行之學，涵蓋了天文地理曆算以及天人合一等學問。

　　在戰國時代，諸子爭鳴，陰陽學說，曾一度成為學術思潮主流，《漢書》〈藝文志〉指出當日「陰陽二十一家」，文章「三百六十九篇」[126]。所以，漢司馬談在其〈論六家要旨〉列陰陽家為六家之首。《漢書》〈藝文志〉又說：「陰陽家者流，蓋出於羲和之官，敬順昊天，曆象日月星辰，敬授民時，此其所長也。」[127]「羲和之官」掌管天文氣象，熟悉陰陽五行之理，發佈曆書，使民不誤農時。《漢書》〈藝文志〉又載：「天文者，序二十八宿，步五星日月，以紀吉凶之象，聖王所以參政也。」[128]「五星」即歲星、熒惑、鎮星、太白、辰星，其配五行是木、火、土、金、水；「日月」，即陽與陰，通過觀察陰陽五行的衍變，「以紀吉凶之象」，並供帝王作政治比附援引之用。陰陽家為顯學之首，其學既可用於政，也可用於醫，皆以中和為指導思想，促使《黃帝內經》的中醫理論得到進一步充實和完善。《黃帝內經》為中醫四大經典之首，以陰陽貫穿全書，而陰陽的內核則為中和思想。

　　陰陽家代表鄒衍（約B.C.305-B.C.240），戰國齊人，出身於羲和

124　〔漢〕司馬遷：《史記》（北京市：北京燕山出版社，2007年6月），頁295。

125　〔漢〕司馬遷：《史記》，頁313。

126　〔漢〕班固著，〔唐〕顏師古注：《漢書》（北京市：中華書局，1962年6月），第6冊，頁1734。

127　同前註，頁1734。

128　同前註，頁1765。

之官，諳天文曆算，嘗遊學齊國稷下學宮，結交名人如「淳于髡、慎到、環淵、接予、田駢、騶奭」[129]等，廣泛吸納陰陽五行之見，外號「談天衍」[130]。「天衍」，即天體運動，天體運動離不開陰陽五行。在當時，鄒衍之學，在芸芸陰陽家中，其地位最崇高。當日稷下學宮，學風鼎盛，以齊學最著，齊學包括陰陽家，道家及神仙家之學。

　　早年的鄒衍，學儒未見用，其後整合陰陽五行之說，因而顯名，《鹽鐵論》〈論儒〉記載他「以儒術干世主，不用，即以變化始終之論，卒以顯名」[131]。這個「變化始終之論」，就是五德終始論。《史記》〈封禪書〉載：「或曰：『黃帝得土德，⋯⋯夏得木德，⋯⋯殷得金德，⋯⋯周得火德，⋯⋯今秦變周，⋯⋯此其水德之瑞。』⋯⋯騶（鄒）子之徒，論著終始五德之運。及秦帝而齊人奏之，故始皇採用之。⋯⋯鄒衍以陰陽主運顯於諸侯。」[132]鄒衍把五行相勝之道，套用於朝代更替，以周屬火，秦屬水，水能勝火，繼周者必屬秦無疑。他以這番五行相勝理論遊說秦王，當然大受秦王接納，故能顯名。五行相勝為木勝土、土勝水、水勝火、火勝金、金勝木。《黃帝內經》吸納鄒衍的五行相勝說，《素問》〈金匱真言論〉說：「所謂得四時之勝者，春勝長夏，長夏勝冬，冬勝夏，夏勝秋，秋勝春，所謂四時之勝也。」[133]此言四時春夏秋冬，各有所勝。陰陽家為戰國時代六家顯學之首，其學說必為醫家吸納及予以優化，對充實《黃帝內經》的陰陽五行論有很大的貢獻。

　　《史記》載鄒衍「其術迂大而宏辨」，「其語閎大不經，必先驗小

129　〔漢〕司馬遷：《史記》，頁568。

130　同前註，頁568。

131　〈論儒〉文，見王利器《鹽鐵論校注》（北京市：中華書局，1992年7月），頁150。

132　〔漢〕司馬遷：《史記》，頁318。

133　《素問》，卷1，頁21。

物，推而大之，至於無垠」，又擅「觀陰陽消息」，並懂醫道。《漢書》
〈楚元王傳〉載「鄒衍重道延命方，世人莫見」[134]。所以，鄒衍的陰
陽五行學說，內含醫理，可惜其著作經已散佚，只餘零星理論散見於
他書如《呂氏春秋》、《淮南子》、《春秋繁露》、《鹽鐵論》等。鄒衍雖
是陰陽家代表，但其術仍具儒家精神，《鹽鐵論》〈論儒〉指出：「鄒
子之作變化之術，亦歸於仁義。」[135]「仁義」乃儒家思想代表，具中
和精神。故此鄒衍之學，兼具陰陽家及儒家思想，除對當時學風起領
導作用外，也對秦漢政教思想影響深遠。漢初，武帝接納大儒董仲舒
之言，獨尊儒術，罷黜百家，儒家學說遂成為學術主流。董仲舒所撰
的《春秋繁露》乃漢代儒學代表巨著，全書以陰陽五行為骨幹，其內
容肯定深受陰陽家影響。《春秋繁露》與《黃帝內經》二書的陰陽五
行論關係密切，故此，鄒衍的陰陽五行論也可能通過《春秋繁露》影
響了《黃帝內經》的醫論。

第六節　《呂氏春秋》中和思想與《黃帝內經》

　　《呂氏春秋》又稱《呂覽》，是戰國末年雜家的代表著作，由秦
相呂不韋（約B.C.290-B.C.235）著其門客編撰而成。書中糅集了大量
的儒道哲理，並兼及墨法等諸子思想，可以說是先秦諸子學說的總匯
傑作。東漢名儒高誘（生卒不詳）嘗為此書作序，高度評價此書「大
出諸子之右」[136]。自堯舜以來，尚中貴和思想，一直被視為崇高的道
統文化，在先秦諸子中，各有表述和兼融。《呂氏春秋》的作者吸納

134　〔漢〕班固著，〔唐〕顏師古注：《漢書》，第7冊，頁1928。
135　〈論儒〉文，見王利器《鹽鐵論校注》（北京市：中華書局，1992年7月），頁150。
136　〔漢〕高誘：〈呂氏春秋序〉，見陳奇猷校釋：《呂氏春秋新校釋》（上海市：上海
　　古籍出版社，2002年4月），上冊，頁2。

了儒家的仁、義、禮、智、信、孝、勇等美德，作為己家學說精神，例如《呂氏春秋》〈孝行〉篇說：「民之本教曰孝，……仁者仁此者也，禮者履此者也，義者宜此者也，信者信此者也，彊者彊此者也。」[137]儒家重孝道，百行孝為先，而仁、禮、義、信、彊（通強，勇也），稱德之五行（讀去聲）。《呂氏春秋》〈孝行〉篇又說：「凡為天下，治國家，必務本而後末。……務本莫貴於孝。……夫執一術而百善至，百邪去，天下從者，惟其孝也。」[138]以「孝」治天下，仁政也，其道中和。

天地的陰陽運動，周而復始，生生不息，以中和為發展核心。《呂氏春秋》〈大樂〉篇指出：

> 陰陽變化，一上一下，合而成章。渾渾沌沌，離則復合，合則復離，是謂天常。天地車輪，終則復始，極則復反，莫不咸當。日月星辰，或疾或徐，日月不同，以盡其行。四時代興，或暑或寒，或短或長。或柔或剛。萬物所出，造於太一，化於陰陽。[139]

上述引文指出陰陽變化的規律，有離有合，生息不斷，寒暑交替，生化萬物。《呂氏春秋》〈有始〉篇又說：「天地有始。天微以成，地塞以形。天地合和，生之大經也。」[140]「天地合和」，即陰陽合和，故能化生萬物。《呂子春秋》的陰陽觀，受到醫家重視，予以融匯於醫論中。《素問》〈陰陽應象大論〉說：「陰陽者，天地之道也，萬物之

137　《呂氏春秋新校釋》，上冊，頁738。
138　陳奇猷校釋：《呂氏春秋新校釋》，上冊，頁736。
139　同前註，頁258-259。
140　同前註，頁662。

綱紀，變化之父母，生殺之本始。」[141]又說：「天有四時五行，以生長收藏，以生寒暑燥濕風。」[142]春生夏長秋收冬藏，乃天道之大經，寒暑燥濕風屬於五行中的五氣，四時適時而至，五行生剋無過，則能化育萬物，乃自然之道。《素問》〈生氣通天論〉又說：「故陰陽者，萬物之終始也，死生之本也。逆之則災害生，從之則苛疾不起，是謂得道。」[143]此言逆陰陽者則災害生，順陰陽者則無苛疾。

　　陰陽者，天地也，天地各有其氣，天氣主降，地氣主升，升降有序，生物向榮。《呂氏春秋》〈孟春〉篇說：「天氣下降，地氣上騰，天地和同，草木繁動。」[144]《呂氏春秋》〈盡數〉篇又說：「陰陽之宜，辨萬物之利以便生。」[145]陰陽二氣升降有序，各司其職，就會「天地和同」，進而「生物向榮」，「草木繁動」，「萬物便生」。上述的天地二氣升降問題，《黃帝內經》也有類同之見，《素問》〈六微旨大論〉說：「天氣下降，氣流於地；地氣上升，氣騰於天。故高下相召，升降相因，而變作矣。」[146]天氣降，地氣升，乃天地和同，有利萬物生化。

　　五行相生之說見於史冊者，首推《尚書》〈洪範〉篇，而五行相勝之說，其概念雖出於鄒衍的五德終始說，而有經可查者，則首見於《呂氏春秋》〈應同〉篇，其文曰：「土氣勝，……木氣勝，……金氣勝，……火氣勝，……水氣勝，……」[147]勝即克，克即克制，制約，無使其過，過則出現相乘或相侮，帶來連鎖性的災害。《素問》〈金匱

141　〔清〕張隱庵著，孫國中等點校：《黃帝內經素問集注》，頁41-42。

142　同前註，頁47。

143　《素問》，卷1，頁13。

144　《呂氏春秋新校釋》，上冊，頁2。

145　同前註，頁138。

146　《素問》，卷19，頁369。

147　陳奇猷校釋：《呂氏春秋新校釋》，上冊，頁682。

真言論〉也載有五行相勝之說，其文曰：「所謂得四時之勝者，春勝
長夏，長夏勝冬，冬勝夏，夏勝秋，秋勝春，所謂四時之勝也。」[148]

　　五行相生或相勝，太過則成害，《呂氏春秋》〈盡數〉指出：「大
甘、大酸、大苦、大辛、大鹹，五者充形則生害矣。大喜、大怒、大
憂、大恐、大哀，五者接神則生害矣。大寒、大熱、大燥、大濕、大
風、大霖、大霧，七者動精，則生害矣。」[149]所謂「大」，即太過，
五味、五情及七邪太過，都會傷生，對形體帶來傷害。對於太過之
論，《黃帝內經》屢見記載，例如《靈樞》〈賊風〉說：「喜怒不節，
飲食不適，寒溫不時，腠理閉而不通。其開而遇風寒，則血氣凝結，
與故邪相襲，則為寒痹。」[150]《靈樞》〈百病始生〉又說：「卒然多食
飲，則腸滿，起居不節，用力過度，則絡脈傷，……憂思傷心，重寒
傷肺，忿怒傷肝，醉以入房，汗出當風傷脾，用力過度，若入房汗出
浴，則傷腎，此內外三部之所生病者也。」[151]上述的情志太過、飲食
太過、四時六氣太過、勞力太過、房勞太過，以及起居不節等都是致
病原因，所以《黃帝內經》總結各類病因說：「生病起於過用。」

　　中庸之道，著重適時執中，亦即「時中」也，《呂氏春秋》〈不
廣〉篇說：「智者之舉事必因時。」[152]此言處事不能墨守成規，需要
因應時勢而行，治國治病亦然。《呂氏春秋》〈察今〉說：

　　　故治國無法則亂，守法而弗變則悖，悖亂不可以持國。世易時
　　　移，變法宜矣。譬之若良醫，病萬變，藥亦萬變。病變而藥不

148　《素問》，卷1，頁21。

149　《呂氏春秋新校釋》，上冊，頁139。

150　《靈樞》，卷9，頁121。

151　《靈樞》，卷10，頁137。

152　《呂氏春秋新校釋》，上冊，頁925。

變，向之壽民，今為殤子矣。故凡舉事必循法以動，變法者因時而化。若此論則無過務矣。[153]

此論可謂精彩絕倫，治國宜體察時勢，治病也宜因病勢施藥，「病萬變，藥亦萬變」，「循法以動，變法者因時而化」，此觀點乃治事心法。故此，治政者，「因時變法者，賢主也」[154]，治病者，因病施藥，亦良醫也。《呂氏春秋》又舉史例予以說明：「若夫舜、湯，則苞裹覆容，緣不得已而動，因時而為，以愛利為本，以萬民為義。譬之若釣者，魚有小大，餌有宜適，羽有動靜。」[155]治國「因時而為」，釣魚宜適餌，治病用藥宜適量，中病即止，其法宜中和，亦古今治術之通則也。此種中道治術理念，《黃帝內經》深受影響，《素問》〈五常政大論〉說：「大毒治病，十去其六；常毒治病，十去其七；小毒治病，十去其八；無毒治病，十去其九；穀肉果菜，食養盡之，無使過之，傷其正。」[156]太過則傷正，故此毒藥治病無太過，並配合食療善後。

第七節　《淮南子》中和思想與《黃帝內經》

《淮南子》又稱《淮南鴻烈》，是西漢淮南王劉安（B.C.179-B.C.122）及其門客合撰而成的書。是書以道家思想為主，另糅集陰陽、儒、墨、法諸家思想而成，繼《呂氏春秋》後又一雜家代表巨著。此書內容豐富，除載天文、曆算、山川、人物、帝王之道、諸子

---

153 同前註，頁945。
154 同前註，頁945。
155 陳奇猷校釋：《呂氏春秋新校釋》，下冊，頁1243。
156 《素問》，卷20，頁415。

學說及神話故事外，還載有內含中和哲理的陰陽五行觀、天人合一觀及養生觀等。

　　陰陽著重「和」，和則生物，《淮南子》〈泛論訓〉說：「天地之氣莫大於和，和者，陰陽調，日夜分，而生物。……陰陽相接，乃能成和。」[157]《淮南子》〈天文訓〉又說：「陰陽合和而萬物生。」[158]《淮南子》〈本經訓〉又說：「天地之合和，陰陽之陶化萬物，皆乘人氣者也。」[159]陰陽「和」則化生萬物的概念，《黃帝內經》也有相同見解，《素問》〈六節臟象論〉說：「自古通天者，生之本，本於陰陽。」[160]「陰陽」和，才可化生萬物。《素問》〈陰陽應象大論〉又說：「陰陽者，萬物之能始也。」[161]「能始」的先決條件，也必需陰陽「和」。

　　五行具有相生相勝的特色，生者，相輔生成，勝者，克也，毋太過或不及，以中和為常道。《淮南子》一書，蘊含了豐富的五行思想，《淮南子》〈時則訓〉說：

> 孟春之月，招搖指寅，昏參中，旦尾中。其位東方，其日甲乙，盛德在木，其蟲鱗，其音角，律中太蔟，其數八，其味酸，其臭膻，其祀戶，祭先脾。……[162]

上述引文，全屬五行學說內容，其名目有五時、地支、五方、天干、五行、五蟲、五音、十二音律、五數、五味、五臭、五祀、五臟。這

---

157 何寧：《淮南子集釋》（北京市：中華書局，1998年10月），中冊，頁934。
158 同前註，上冊，頁245。
159 同前註，中冊，頁556。
160 《素問》，卷3，頁55。
161 《素問》，卷2，頁37。
162 何寧：《淮南子集釋》，上冊，頁379-421。

些五行內容，對《黃帝內經》有一定的影響，例如《素問》〈陰陽應象大論〉說：

> 東方生風，風生木，木生酸，酸生肝，肝生筋，筋生心，肝主目。其在天為玄，在人為道，在地為化，化生五味，道生智，玄生神。神在天為風，在地為木，在體為筋，在藏為肝，在色為蒼，在音為角，在聲為呼，在變動為握，在竅為目，在味為酸，在志為怒。怒傷肝，悲勝怒；風傷筋，燥勝風；酸傷筋，辛勝酸。南方生熱，熱生火。……在味為苦，在志為喜。喜傷心，恐勝喜；熱傷氣，寒勝熱；苦傷氣，鹹勝苦。……[163]

上引文所載的五行內容有五方、五味、五臟、五體、五官、五色、五化、五音、五聲、五志、五邪、五變、五竅等，而部份五行名目如五方、五味、五臟等，也重見於《淮南子》〈時則訓〉，可見《淮南子》的五行觀對《黃帝內經》有一定的影響力。

中和之道，可從天人合一而體會之。天之道，亦人之道，二者互為相應，《淮南子》〈天文訓〉說：「天有九重，人亦有九竅；天有四時以制十二月，人亦有四肢以使十二節；天有十二月以制三百六十日，人亦有十二肢以使三百六十節。故舉事而不順天者，逆其生者也。」[164]此言天人相應，人的孔竅肢體上通於天，假如「舉事而不順天」，即行事不順天，是為妄行，有失中和之旨，結果逆害生命。《淮南子》的天人觀，對《黃帝內經》有一定的影響，所以《素問》〈生氣通天論〉說：「天地之間，六合之內，其氣九州、九竅、五臟十二

163　《素問》，卷2，頁31-36。
164　《淮南子集釋》，上冊，頁282。

節，皆通乎天氣。」[165]此言天氣通於人體九竅、五臟、及手足十二
關節。

　　對於養生之道，《淮南子》論述頗多，例如《淮南子》〈精神訓〉
說：「血氣能專於五藏而不外越，則胸腹充而嗜欲省矣。胸腹充而嗜
欲省，則耳目清、聽視達矣。」[166]此言養生切忌形體虛耗太過，氣血
要調攝，耳目不能過勞。《淮南子》〈銓言訓〉又說：「節寢處，適飲
食，和喜怒，便動靜。」[167]生活起居、飲食情志及作息等，皆以適中
為宜，切勿太過，過則生病。《淮南子》的養生理念，為《黃帝內
經》有所吸納，並予以進一步發揮，《素問》〈上古天真論〉說：「法
說陰陽，和於術數，食飲有節，起居有常，不妄作勞，……起居無
節，故半百而衰也。……」[168]上述「法說陰陽，和於術數」乃養生心
法，至今仍為養生家重視。

第八節　《春秋繁露》中和思想與《黃帝內經》

　　西漢初年，大儒董仲舒（B.C.179-B.C.104）嘗上書「罷黜百家，
獨尊儒術」，為漢武帝接納，從此，儒家思想遂成為我國道統文化的
主流。董仲舒著有《春秋繁露》一書，是漢初儒書代表名作。全書的
結構，以天人合一、陰陽五行、及三綱五常作為骨幹，共十七卷，凡
八十二篇。書中以「天」字為題的文章有十二篇；以「陰陽」為題的
文章有五篇；以「五行」為題的文章有九篇。書中洋溢著儒家的中和
思想，質與量都更勝《中庸》。《春秋繁露》言「中」、言「和」、言

165　〔清〕張隱庵著，孫國中等點校：《黃帝內經素問集注》，頁17。
166　《淮南子集釋》，中冊，頁510。
167　同前註，中冊，頁1016。
168　《素問》，卷1，頁2-3。

「中和」之語，其數量之多，俯拾即是。董仲舒說：「成於和，生必和也；始於中，止必中也；中者，天地之所終始也，而和者，天地之所生成也。」[169]此述中與和的生成來自天道。董仲舒又嘗稱頌中和之可貴，其〈循天之道〉篇說：

> 中者，天地之所終始也，而和者，天地之所生成也。夫德莫大於和，而道莫正於中，中者，天地之美達理也，聖人之所保守也，詩云：「不剛不柔，布政優優。」此非中和之謂與！是故能以中和理天下者，其德大盛，能以中和養其身者，其壽極命。[170]

和為大德，中為道正，又為天地之達理。故此，中和思想用於治政，則「其德大盛」，用於養身，則「其壽極命」。養生不守中和之道，則疾病叢生，董仲舒舉出十點形體不中和的致病因素：

> 裡藏泰實則氣不通，泰虛則氣不足，熱勝則氣寒，寒勝則氣勞，泰勞則氣不入，泰佚則氣宛至，怒則氣高，喜則氣散，憂則氣狂，懼則氣懾，凡此十者，氣之害也，而皆生於不中和。[171]

「藏」通「臟」，「裡藏」，即形體「五臟」，「泰」通「太」，即「太過」，言五臟過實過虛、熱勝寒勝、過勞過逸、過怒過喜、過憂過懼，都會傷害形體之氣，其病因是太過，有失中和之旨。上述十點致

169　《春秋繁露》〈循天之道〉文，見〔清〕蘇輿：《春秋繁露義證》（北京市：中華書局，1992年12月），頁444。

170　同前註，頁444。

171　同前註，頁447-448。

病因素，除第二點「泰虛則氣不足」屬「不足」外，其餘九點都是「太過」，太過為致病之源，《黃帝內經》吸納此概念，提出「生病起於過用」之說，例如氣之太過，《素問》〈舉痛論〉說：「百病生於氣也，怒則氣上，喜則氣緩，悲則氣消，恐則氣下，寒則氣收，炅則氣泄，驚則氣亂，勞則氣耗，思則氣結。」[172]氣之太過，除七情之氣太過外，也包括寒氣太過、熱氣太過及勞氣太過等。

五行學說，發展到漢初，已相當成熟，《春秋繁露》〈五行對〉指出：

> 天有五行：木、火、土、金、水是也。木生火，火生土，土生金、金生水。水為冬，金為秋，土為季夏，火為夏，木為春。春主生，夏主長，季夏主養，秋主收，冬主藏。[173]

上述引文，指出五行與相生及四時五化的關係。《素問》〈陰陽應象大論〉也說：

> 東方生風，風生木，木生酸，酸生肝，肝生筋，筋生心。……在體為筋，……其色為蒼，……其味為酸。……南方生熱，熱生火，火生苦，苦生心，心生血，血生脾。……在體為脈，……其色為赤，……其味為苦。……，中央生濕，濕生土，土生甘，甘生脾，脾生肉，肉生肺。……在體為肉，……，其色為黃，……其味為甘。……，西方生燥，燥生金，金生辛，辛生肺，肺生皮毛，皮毛生腎。……在體為皮

---

172 《素問》，卷11，頁203。
173 〔清〕蘇輿：《春秋繁露義證》，頁315。

毛，其色為白，……其味為辛。……，北方生寒，寒生水，水
生成，成生腎，腎生骨髓，髓生肝。……在體為骨，其色為
黑，……其味為鹹。……[174]

上述關於五行所提及的名目有：五方、五氣、五行、五味、五臟、五
體、五色、五味等。《素問》〈五常政大論〉也有更詳細的記述，其
文道：

其類草木，……其令風，其藏肝，肝其畏清，其主目，其穀
麻；其果李，其實核，其應春，其蟲毛，其畜犬，其色蒼，其
養筋，……其味酸，其音角，其物中堅，其數八。
其類火，……其令熱，其藏心，心其畏寒，其主舌，其穀麥，
其果杏，其實絡，其應夏，其蟲羽，其畜馬，其色赤，其養
血，……其味苦，其音徵，其物脈，其數七。
其類土，……其令濕，其藏脾，脾其畏風，其主口，其穀稷，
其果棗；其實肉，其應長夏，其蟲倮，其畜牛，其色黃，其養
肉，……其味甘，其音宮，其物膚，其數五。
其類金，……其令燥，其藏肺，肺其畏熱，其主鼻，其穀稻，
其果桃，其實殼，其應秋，其蟲介，其畜雞，其色白，其養皮
毛，其病咳，其味辛，其音商，其物外堅，其數九。
其類水，……其令寒，其藏腎，腎其畏濕，其主二陰，其穀
豆，其果栗，其實濡，其應冬，其蟲鱗，其畜彘，其色黑，其
養骨髓，……其味鹹，其音羽，其物濡，其數六。[175]

---

174 《素問》，卷2，頁32-36。
175 《素問》，卷20，頁389-392。

上述關於五行的內容，相當豐富，計有：五氣、五臟、五官、五穀、
五果、五實、五季、五蟲、五畜、五色、五體、五味、五音、五物、
五數等，各行都具特殊意義。

在漢初，五行的實際應用，相當廣泛，也可應用於官制，如《春
秋繁露》〈五行相生〉指出：

> 五行者，五官也，比相生而間相勝也，……東方者木，農之
> 本，司農尚仁，……南方者火也，本朝司馬尚智，……中央者
> 土，君官也，司營尚信，……西方者金，大理，司徒也，司徒
> 尚義，……北方者水，執法，司寇也，司寇尚禮。[176]

上述文獻顯示，五行除配五方、五常外，也配屬於官制。這種五行配
官制的概念，《黃帝內經》深受影響，《素問》〈靈蘭秘典論〉說：「心
者，君主之官也，神明出焉。肺者，相傅之官，治節出焉。肝者，將
軍之官。謀慮出焉。膽者，中正之官，決斷出焉。膻中者，臣使之
官，喜樂出焉。脾胃者，倉廩之官，五味出焉。大腸者，傳導之官，
變化出焉。小腸者，受盛之官，化物出焉。腎者，作強之官，伎巧出
焉。三焦者，決瀆之官，水道出焉。膀胱者，州都之官，津液藏焉。
氣化則能出矣……。凡此十二官者，不得相失也。」[177]「相傅」與
「將軍」這類官銜屬於漢朝官制名稱。故此，《黃帝內經》所記述的
五行配臟腑功能及配官制職能，不排除的可能，其構思受《春秋繁
露》所影響而來，從而可推論，《素問》〈靈蘭秘典論〉屬漢代人物
作品。

---

176 〔清〕蘇輿：《春秋繁露義證》，頁362。
177 《素問》，卷3，頁51-52。

　　董仲舒是漢初大儒，又是漢室寵信的朝臣，其言論與思想宗奉儒家。故此，董氏的中和觀，必對社會產生潛而默化力量，構成一種精神文化，對重視傳統文化的醫道而言，必然受到影響。

小結

　　「中」的意義是不偏不倚，以中正為基本原則，是後世民主精神的濫觴。「和」的意義是和諧，共榮共利，向至優發展。中和思想源出易學的陰陽五行觀，為中國政教文化的精髓，廣泛應用於道德、政治、倫理、以至醫道等方面。儘管朝代迭有更替，無論盛世或亂世，中和思想仍延綿流傳，成為一種至高無上的道統文化精神。

　　中華民族是一個偉大的民族！遠在堯舜時代，中和政治已成功地實踐於朝政，治邊則「協和萬邦」，治臣則「協恭和衷」，治政則「厚生惟和」，治民則「建中於民」，治刑則「使用中罰」，治事則「允執厥中」，治樂則「八音克諧，無相奪倫，神人以和」，治飲食則「和羹」。這種中和政教智慧，源出易學。易學為大道之源，醫學也是源出易學，故前人屢有醫易同源之論。

　　春秋之前，「中」與「和」雖分屬兩個政教概念，但「中」寓於「和」，或「和」寓於「中」，都是常見的。到了春秋時代，「中」與「和」的哲學概念，漸趨合流。《管子》〈正第〉首載「中和慎敬」之語，一掃古今咸認「中和」一詞首見於《中庸》之說。先秦諸子承傳前賢中和治道思想，予以昇華，各自爭鳴，又互相吸納兼容，成為一家學說，尤以儒道成就最大及影響最為深遠。中和思想乃先秦時代的政教思潮主流，以修齊治平為標榜，醫道也是治術之一，故此，成書於此際的《黃帝內經》，深受影響，吸納了大量的中和哲理，可說是我國第一本醫政結合的奇書，是書足以反映先秦諸子的中和治術智

慧。《黃帝內經》為中醫基礎理論的法書，是中醫四大醫典之首，為後世醫家必讀之書。

第二章
天人合一與中和思想

　　天人合一是中國古代一門天人哲學，其內涵為天人和諧、天人合
德、相類、相應、相通、相融等。天人各有其宇宙，各有其氣，天氣
通於人氣，即大自然的大宇宙相通於人體的小宇宙。大自然（天）的
運動，有常有變，例如陰陽五行、四時六氣，其變動都直接作用於人
體。大宇宙的陰陽五行中和發展，四時六氣適時而至，其氣無太過或
不及，相應人體容易適應，健康無病，但假若大自然陰陽失平、五行
偏勝、四時失序、六氣太過，人體適應不下，就會生病。

　　《黃帝內經》的天人合一思想，乃先秦諸子學說的智慧結晶，尤
其是受《易》、道、儒的思想影響至深且巨。《易》為大道之源，天人
概念始於《易》，《郭店楚簡》〈語叢一〉載：「易，所以會天道、人道
也。」[1]《易》〈乾文言〉又載：「夫大人者，與天地合其德，與日月
合其明，與四時合其序，與鬼神合其吉凶。」[2]《易》乃卜筮之書，
其卦有天地人三才之分，《易傳》〈繫辭下〉說：「易之為書也，廣大
悉備，有天道焉，有人道焉，有地道焉。」[3]《易傳》〈說卦〉又說：
「立天之道，曰陰與陽；立地之道，曰柔與剛；立人之道，曰仁與
義。」[4]《易》專論天人，道家老子弘申其義，《道德經》說：「人法

1　轉引自王博：〈荊門郭店竹簡與先秦儒家經學〉，《簡帛思想文獻論集》（臺北市：臺
　　灣古籍出版公司，2001年），頁37。
2　《周易正義》（李學勤主編《十三經注疏》標點本，北京市：北京大學出版社，1999
　　年12月），卷1，頁23。
3　同前註，卷8，頁318。
4　同前註，卷9，頁326。

地，地法天，天法道，道法自然。」[5]莊子更具體指出天人一體，《莊子》〈達生〉說：「天地者，萬物之父母也」[6]，《莊子》〈齊物論〉又說：「天地與我並生，而萬物與我為一。」[7]儒家孔子踐仁知天，對於天人關係，《論語》〈泰伯〉說：「唯天唯大，唯堯則之。」[8]堯乃仁君，故能效天。天道好生，即為仁德表現，仁德乃儒家思想精神。《論語》〈陽貨〉說：「天何言哉？四時行焉，百物生焉，天何言哉？」[9]四時有序，百物有生機。《禮記》〈禮運〉也說：「人者，天地之心也。」[10]孟子論天人關係，強調心性，《孟子》〈盡心上〉說：「盡其心者，知其性也，知其性則知天矣。」[11]子思的《中庸》〈盡性〉也說：「能盡人之性，則能盡物之性，……可以贊天地之化育，則可以與天地參矣。」[12]人與天地相參，《黃帝內經》也屢有強調天人之說，提及「人與天地相參」之語凡三次，分別見於《素問》〈咳論〉、《靈樞》〈經水〉、《靈樞》〈歲露論〉等篇。《靈樞》〈刺節真邪〉又說：「與天地相應，與四時相副，人參天地。」[13]。《靈樞》〈玉版〉又說：「且夫人者，天地之鎮也，其不可不參乎」？[14]《黃帝內經》吸納了《易》、道、儒的天人理念，予以融會昇華，成為中醫理論特色，並以中和為核心價值。

5　朱謙之：《老子校釋》（北京市：中華書局，1984年11月），頁103。

6　〔清〕郭慶藩：《莊子集釋》（北京市：中華書局，1961年7月），頁632。

7　同前註，頁79。

8　〔宋〕朱熹：《四書章句集注》（北京市：中華書局1983年10月），頁107。

9　同前註，頁180。

10　《禮記正義》（李學勤主編《十三經注疏》標點本，北京市：北京大學出版社，1999年12月），卷22，頁698。

11　《四書章句集注》，頁180。

12　〔宋〕朱熹：《四書章句集注》，頁32。

13　虞舜、于莉英點校：《四庫全書‧黃帝內經》（南京市：江蘇科學技術出版社，2008年1月），《靈樞》，卷11，頁154。

14　《靈樞》，卷9，頁123。

　　本章探析重點，著墨於人與天地陰陽四時五行、天人合一與病因病理、天人合一與診治、天人合一與養生等。

第一節　生命與天地

　　在大自然中，陰陽合德，生化萬物，《素問》〈天元紀大論〉指出：「太虛廖廓，肇基化元，萬物資始，……生生化化，品物咸章。」[15]《素問》〈陰陽應象大論〉說：「天有精，地有形。天有八紀，地有五里，故能為萬物之父母。」[16]八紀，又稱八節，即二十四節氣的立春、春分、立夏、夏至、立秋、秋分、立冬、冬至；五里，即木、火、土、金、水五行化育之理。八紀、五里各有演變規律，其運動有序，節氣適時而至，無太過或不及，故能化生萬物。人為萬物之一，源出天地精氣，《素問》〈寶命全形論〉說：「人生於地，懸命於天；天地合氣，命之曰人。」[17]《素問》〈寶命全形論〉又說：「天覆地載，萬物悉備，莫貴於人。人以天地之氣生，四時之法成。」[18]天地合氣而生人，形體五臟應四時，明張景岳《類經》指出：「春應肝而養生，夏應心而養長，長夏應脾而養化，秋應肺而養收，冬應腎而養藏。」[19]生、長、化、收、藏稱五化，乃大自然生物五個生化過程，人體五臟也相應之。《素問》〈陰陽應象大論〉亦說：「清陽上天，濁陰歸地，是故天地之動靜，神明為之綱紀，故能以生長收藏，

15 虞舜、于莉英點校：《四庫全書・黃帝內經》（南京市：江蘇科學技術出版社，2008年1月），《素問》，卷19，頁337-338。

16 《素問》，卷2，頁38-39。

17 《素問》，卷8，頁143。

18 《素問》，卷8，頁142。

19 〔明〕張介賓：《類經》（北京市：學苑出版社，2005年9月），中冊，頁899。

終而復始。」[20]天地萬物有其運作規律，以中和為原則，才能「生長收藏，終而復始」。人與天地相應，人體機能也需中和運作，即「如環無端，莫知其紀，終而復始」[21]。《靈樞》〈癰疽〉說：「血和則孫脈先滿溢，乃注於絡脈，皆盈，乃注於經脈，陰陽已張，因息乃行。行有經紀，周有道理，與天合同，不得休止。」[22]人「與天合同」，天人如一，人體經脈運行有如大自然的川流，「不得休止」。

人乃天地合氣而生，其靈性具天地之德，《靈樞》〈本神〉說：「天之在我者德也，地之在我者氣也。德流氣薄而生者也。故生之來謂之精；兩精相摶謂之神；隨神往來者謂之魂；并精而出入者謂之魄；所以任物者謂之心；心有所憶謂之意；意之所存謂之志；因志而存變謂之思；因思而遠慕謂之慮；因慮而處物謂之智。」[23]人之所以為萬物之靈，因賴「天德」與「地氣」之精而生，故此具有神、魂、魄、心、意、志、思、慮、智等優越條件，非禽獸可比。

人源出天地精氣，故五臟通於天地之氣，《素問》〈陰陽應象大論〉指出：「天氣通於肺，地氣通於嗌，風氣通於肝，雷氣通於心，穀氣通於脾，雨氣通於腎。」[24]肺司呼吸，故天氣通於肺；嗌為胃的門戶而受納水穀，故地氣通於嗌；風生肝木，故風氣通於肝；雷為火氣，故雷氣通於心；脾主運化水穀，故穀氣通於脾；腎為水臟，故雨氣通於腎。《素問》〈生氣通天論〉又說：「天地之間，六合之內，其氣九州、九竅、五臟十二節，皆通乎天氣。」[25]人身通於天氣，也與

---

20 《素問》，卷2，頁39。
21 《靈樞》，卷9，頁127。
22 《靈樞》，卷12，頁172。
23 《靈樞》，卷2，頁26。
24 《素問》，卷2，頁39。
25 《素問》，卷1，頁13。

地氣相通，其理是人居天地之中，《素問》〈六微旨大論〉說：「上下之位，氣交之中，人之居也。」[26]又說：「天樞之上，天氣主之；天樞之下，地氣主之；人氣從之，萬物由之。」[27]天樞者，天地二氣的上下升降樞紐處，人居氣交之位，上從天氣之風、寒、暑、濕、燥、火，下從地氣之木、火，土、金，水，其他萬物之生化歷程，也受天地二氣的涵育。

《素問》〈六節藏象論〉指出：

> 天食人以五氣，地食人以五味。五氣入鼻，藏於心肺，上使五色修明，音聲能彰。五味入口，藏於腸胃，味有所藏，以養五氣，氣和而生，津液相成，神乃自生。[28]

首句「天食人以五氣」，食者，養也；五氣者，指五臭，即臊、焦、香、腥、腐；五氣入五臟，即臊氣入肝，焦氣入心，香氣入脾，腥氣入肺，腐氣入腎。次句「地食人以五味」，五味者，酸、甘、辛、苦、鹹，五味入五臟，即酸味入肝，苦味入心，甘味入脾，辛味入肺，鹹味入腎。天之五氣經鼻入內，藏於心肺，心主血脈，其華在面，五色明潤，肺主聲，音聲宏亮。五味經口入內，藏於腸胃，胃主腐熟，化為精糜，輸布五臟以養臟氣，臟氣和調，則產生氣血津液，神氣乃生。

五氣與五味來源於天與地，為生命提供食物基礎。五味養五臟，臟氣調和，產生血氣、津液、精神，使生命存活。

---

26 《素問》，卷19，頁367。

27 同前註。

28 《素問》，卷3，頁60。

第二節　生命與陰陽

　　「道」以天地為大，陰陽為本，所謂陰陽，《素問》〈陰陽應象大論〉一針見血指出：「陰陽者，天地之道也，萬物之綱紀，變化之父母，生殺之本始，神明之府也。」[29]上述釋論，可作陰陽定義。《素問》〈六節藏象論〉又說：「夫自古通天者，生之本，本於陰陽。」[30]萬物之生，皆本於陰陽。萬物皆有陰陽，例如大自然以「天為陽，地為陰，日為陽，月為陰」[31]，人體則以「外為陽，內為陰，言人身之陰陽，則背為陽，腹為陰，言人身臟腑中陰陽，則藏者為陰，腑者為陽，肝心脾肺腎五藏皆為陰，膽、胃、大腸、小腸、膀胱、三焦，六腑皆為陽」[32]。五藏雖屬陰，但陰中有分陰陽，《靈樞》〈陰陽繫日月〉說：「心為陽中之太陽，肺為陰中之少陰，肝為陰中之少陽，脾為陰中至陰，腎為陰中之太陰。」[33]

　　在大自然中，陰陽也有陽中有陰，陰中有陽之分，以一日的晝夜晨昏為例，《素問》〈金匱真言論〉說：「陰中有陰，陽中有陽，平旦至日中，天之陽，陽中之陽也。日中至黃昏，天之陽，陽中之陰也。合夜至雞鳴，天之陰，陰中之陰也。雞鳴至平旦，天之陰，陰中之陽也。」[34]晝夜的陰陽也作用於人身，《素問》〈生氣通天論〉說：「故陽氣者，一日而主外，平旦人氣生，日中而陽氣隆，日西而陽氣已虛，氣門已閉。是故暮而收拒，無擾筋骨，無見霧露，反此三時，形乃困

29　《素問》，卷2，頁29。

30　《素問》，卷3，頁55。

31　《素問》，卷2，頁41。

32　《素問》，卷1，頁23。

33　《靈樞》，卷7，頁94。

34　《素問》，卷1，頁23。

薄。」[35]一日之中，人身的陽氣，初盛於曉，至盛於中午，虛於黃昏，此際人身玄府（汗孔，氣門）已闔，宜作休息，不宜作勞而傷筋骨，更不宜作戶外活動，以免遭受風寒濕等邪氣侵襲。

一日之中，大自然的陽氣盛衰，展現於晨曉、日中、黃昏三個時段，故此人身的作勞活動，宜於日間進行，否則形體就會被邪氣所襲。《靈樞》〈營衛生會〉又說：「日中為陽受隴，日西而陽衰，日入陽盡，而陰受氣矣。夜半而大會，萬民皆臥，命曰合陰。」[36]黃昏以後，陰氣盛，形體宜息不宜勞，乃天人合一之道。

生命之本，本於陰陽，何者先作用於人身，《素問》〈生氣通天論〉指出：「陽氣者，若天與日，失其所，則折壽而不彰，故天運當以日光明。是故陽因而上，衛外者也。」[37]此言天之陽氣直接作用於形體生命，人身具衛外陽氣，若天有日，日失常而不明，則天昏地暗，人身失去衛外陽氣，生命就會折壽夭亡。天體健運不息，日光晝夜分明，相應於人身也健康無病，衛外能力堅強，不為外邪所傷，即所謂「陰平陽秘，精神乃治。陰陽離決，精氣乃絕。」「乃治」，代表陰陽中和，「乃絕」，代表陰陽失和。

第三節　人身應四時五行

人身除應大自然的天地陰陽外，也應四時五行。四時各有其氣，《靈樞》〈順氣一日分為四時〉說：「春生、夏長、秋收、冬藏，是氣之常也。人亦應之。」[38]此言天人皆有生氣、長氣，收氣和藏氣。《靈

---

35 《素問》，卷1，頁18。
36 《靈樞》，卷4，頁57。
37 《素問》，卷1，頁14-15。
38 《靈樞》，卷7，頁97。

樞》〈終始〉又說：「春氣在毛，夏氣在皮膚，秋氣在分肉，冬氣在筋骨。」[39]此言四時之氣，分別相應於人身的毛、皮膚、分肉及筋骨。《素問》〈六節臟象論〉指出：「心者，生之本，……通於夏氣；肺者，氣之本，……通於秋氣；腎者，主蟄，封藏之本，……通於冬氣；肝者，罷極之本，……通於春氣；脾、胃、大腸、小腸、膀胱者，倉廩之本，營之居也，……此至陰之類，通於土氣。」[40]此言四時之氣通於人身的臟腑，展現天人合一之象。

四時之氣，作用於人身臟腑，而人身的脈象反映，也應四時，《素問》〈玉機真臟論〉有「春脈如弦」、「夏脈如鉤」、「秋脈如浮」、「冬脈如營」[41]等語。

四時配五行，依次為春屬木、夏屬火、長夏屬土、秋屬金、冬屬水。《素問》〈金匱真言論〉嘗以大自然的五行相應於人身孔竅、五體及五臟，其文曰：

> 東方青色，入通於肝，開竅於目，藏精於肝。其病發驚駭，其味酸，其類草木，其畜雞，其穀麥，其應四時，上為瑞星，是以春氣在頭也。其音角，其數八，是知病之在筋也。其臭臊。
> 南方赤色，入通於心，開竅於耳，藏精於心，故病在五臟。其味苦，其類火，其畜羊，其穀黍，其應四時，上為熒惑星。是以知病在脈也。其音徵，其數七，其臭焦。
> 中央黃色，入通於脾，開竅於口，藏精於脾，故病在舌本。其味甘，其類土，其畜牛，其穀稷，其應四時，上為鎮星。是以知病在肉也。其音宮，其數五，其數香。

---

39 《靈樞》，卷2，頁31。
40 《素問》，卷3，頁60-62。
41 《素問》，卷6，頁107-109。

西方白色，入通於肺，開竅於鼻，藏精於肺，故病在背。其味
辛，其類金，其畜馬，其穀稻，其應四時，上為太白星。是以
知病在皮毛也。其音商，其數九，其臭腥。

北方黑色，入通於腎，開竅於二陰，藏精於腎，故病在谿，其
味鹹，其類水，其畜彘，其穀豆，其應四時，上為辰星。是以
知病在骨也。其音羽，其臭腐。[42]

上述引文，指出大自然的五行，如五方、五色、五臟、五官、五味、
五畜、五穀、五季、五星、五體、五音、五數、五臭等，都相應於人
身，乃天人合一的具體表現。

第四節　地人相應

天人合一的範疇，除上述的天人相應外，也包括地人相應。地有
山川湖海，人亦應之，《靈樞》〈海論〉指出：「人亦有四海、十二經
水。經水者，皆注於海，海有東、南、西、北，命曰四海。⋯⋯人有
髓海、有血海、有氣海、有水穀之海。凡此四者，以應四海也。」[43]
中國地域版圖有四海十二河，四海是：東海、南海、西海及北海；十
二河是：清、渭、海、湖、汝、澠、漯、江、河、濟。四海相應人身
的血海、氣海、腦海、髓海。十二道河流相應人身的十二經脈，即手
太陰肺經，手厥陰心包經、手少陰心經、手陽明大腸經、手少陽三焦
經、手太陽小腸經、足太陰脾經、足厥陰肝經、足少陰腎經、足陽明
胃經、足少陽膽經。《靈樞》〈經水〉指出：「經脈十二者，外合於十

42　《素問》，卷1，頁23-26。

43　《靈樞》，卷6，頁82。

二經水，而內屬於五臟六腑。」[44]十二經水與十二經脈的共通點，是日夜周流不息，充分展現了天人合一的精神。

地域環境不同，人身的體質強弱各異，故此治法亦需因人、因地、因時之異而有不同治療。《素問》〈異法方宜論〉說：「黃帝問曰：『醫之治病也，一病而治各不同，皆愈何也？』歧伯對曰：『地勢使然也。』」《素問》〈異法方宜論〉又具體指出：

> 東方之域，……其民食魚而嗜鹹，……其民皆黑色疏理，其病皆為癰瘍，其治宜砭石。

> 西方者，……其民華食而脂肥，故邪不能傷其形體，其病生於內，其治宜毒藥。

> 北方者，……其民樂野處而乳食，臟寒生滿病，其治宜灸焫。

> 南方者，……其民皆致理而赤色，其病攣痺，其治宜微針。

> 中央者，……其民食雜而不勞，故其病多痿厥寒熱，其治宜導引按蹻。[45]

五方之民，生活飲食習慣各不同，其病各異，治法亦相應有別。故此，治病除明察其病因病機外，也要因時因地因人而制宜，以天人合一為論治原則。

---

44 《靈樞》，卷3，頁45。
45 《素問》，卷4，頁72-73。

第五節　人身生理結構應天地

自然界的物質世界有其結構系統，而人身生理亦予以相應，《靈樞》〈邪客〉載：

> 天圓地方，人頭圓足方以應之。天有日月，人有兩目；地有九州，人有九竅；天有風雨，人有喜怒；天有雷電，人有音聲；天有四時，人有四肢；天有五音，人有五臟；天有六律，人有六腑；天有冬夏，人有寒熱；天有十日（天干），人有手十指；辰有十二，人有足十指、莖、垂以應之，女子不足二節，以抱人形；天有陰陽，人有夫妻；歲有三百六十五日，人有三百六十五節；地有高山，人有肩膝；地有深谷，人有腋膕；地有十二經水，人有十二經脈；地有泉脈，人有衛氣；地有草蓂，人有毫毛；天有晝夜，人有臥起；天有列星，人有牙齒；地有小山，人有小節；地有山石，人有高骨；地有林木，人有募筋；地有聚邑，人有䐃肉；歲有十二月，人有十二節；地有四時不生草，人有無子。此人與天地相應者也。[46]

上述引文，詳述自然界的結構細目，比擬人身整體生理結構，可謂入木三分，刻劃入微。人身生理結構與天地相應，《黃帝內經》還有頗多具體記述，摘錄如下：

> 《靈樞》〈經別〉：人之合於天地道也，內有五臟，以應五音、五色、五時、五味、五位也；外有六腑，以應六律。六律建陰

46　《靈樞》，卷10，頁141-142。

陽諸經而合之十二月、十二辰、十二節、十二經水、十二時、十二經脈者，此五臟六腑之所以應天道。[47]

《素問》〈針解〉：人皮應天，人肉應地，人脈應人，人筋應時，人聲應音，人陰陽合氣應律，人齒面目應星，人出入氣應風，人九竅三百六十五絡應野。……人心意應八風；人氣應天；人髮齒耳目五聲，應五音六律；人陰陽脈血氣應地。[48]

《靈樞》〈陰陽繫日月〉：腰以上為天，腰以下為地，故天為陽，地為陰，故足之十二經脈，以應為十二月，月生於水，故在下者為陰；手之十指，以應十日，日主火，故在上者為陽。[49]

《靈樞》〈九針論〉：一者，天也。天者，陽也。五藏之應天者肺，肺者，五藏六腑之蓋也，皮者，肺之合也，人之陽也。……二者，地也。人之所以應土者，肉也。……三者，人也。人之所以成生者，血脈也。[50]

以上各條引文，指出人身五臟六腑、經絡、皮肉、筋脈，甚至連髮齒都與大自然的陰陽四時、五行生剋、山川洲海等有所相應，展現天人合一的精神。

47 《靈樞》，卷3，頁43。
48 《素問》，卷14，頁262。
49 《靈樞》，卷7，頁33。
50 《靈樞》，卷12，頁153。

第六節 天人合一與病因病理

在病因病理方面，四時之氣春溫、夏熱、秋涼、冬寒直接作用於人身。時氣適時而至，無太過或不及，人身容易適應，不易致病，假若時氣偏勝，失去中和常態，人身適應不來，就會生病。一般而言，時邪傷人，常見春傷於風，夏傷於暑，長夏傷於濕，秋傷於燥，冬傷於寒。感染時邪即時發病，按常規治療，疾病易癒，但也有特殊情況，《素問》〈生氣通天論〉說：「春傷於風，邪氣留連，乃為洞泄。夏傷於暑，秋為痎瘧。秋傷於濕（後人有議作燥），上逆而咳，發為痿厥。冬傷於寒，春必溫病。」[51]人身為時氣所傷，但不即時發病，邪留翌季發病，稱外感伏邪。《素問》〈陰陽應象大論〉又說：「冬傷於寒，春必病溫；春傷於風，夏生飧泄；夏傷於暑，秋必痎瘧；秋傷於濕，冬生咳嗽。」[52]伏邪之病，較「中而即病者」[53]難治。此外，外邪內傳，五臟蒙害，故《素問》〈生氣通天論〉說：「四時之氣，更傷五臟。」邪入五臟，其治更難。

對於疾病的預後，《素問》〈臟氣法時論〉說：

> 病在肝，愈於夏，夏不愈，甚於秋，秋不死，持於冬，起於春……病在心，愈在長夏，長夏不愈，甚於冬，冬不死，持於春，起於夏……病在脾，愈在秋，秋不愈，甚於春，春不死，

---

51 《素問》，卷1，頁20。

52 《素問》，卷2，頁31-32。

53 〔漢〕張仲景：〈傷寒例〉，見劉暢、梁麗娟點校：《傷寒論》（北京市：中醫古籍出版社，1997年6月），頁11。

持於夏，起於長夏……病在肺，愈在冬，冬不愈，甚於夏，夏不死，持於長夏，起於秋……病在腎，愈在春，春不愈，甚於長夏，長夏不死，持於秋，起於冬，……。[54]

五臟疾病相應五時，在五行生克的規律下，其「愈」或「不愈」，或「甚」或「起」，都可預測疾病的發展歷程和演變。

人法地，地法天，天人如一，天地起變化，例如四時太過，失去中和運作，相應人體也受牽連。《素問》〈離合真邪論〉說，「天有宿度，地有經水，人有經脈。天地溫和，則經水安靜；天寒地凍，則經水凝泣；天暑地熱，則經水沸溢，卒風暴起，則經水波湧而隴起。」[55]「天寒地凍」或「天暑地熱」，人體經脈也作出反映，如果不能適應，則易受邪致病。《素問》〈離合真邪論〉又說：「夫邪之入於脈也，寒則血凝泣，暑則氣淖澤，虛邪因而入客，亦如經水之得風也，經之動脈，其至也，亦時隴起，其行於脈中循循然。」[56]此言寒邪、暑邪、風邪「行於脈中」，形體受害。人體的血脈，周流不息，正常運作，健康無病，若一旦阻滯不通，就會產生疾病。《靈樞》〈癰疽〉指出：「經脈留行不止，與天同度，與地合紀。故天宿失度，日月薄蝕；地經失紀，水道流溢，草萱不成，五穀不殖；徑路不通，民不往來，巷聚邑居，則別離異處。血氣猶然。……夫血脈營衛，周流不息，上應星宿，下應經數。寒邪客於經脈之中則血注，血注則不通，不通則衛氣歸之，不得復反，故癰腫。寒氣化熱，熱勝則腐肉，肉腐則為膿。膿不寫（瀉）則爛筋，筋爛則傷骨，骨傷則髓消，……

---

54 《素問》，卷7，頁129-131。
55 《素問》，卷8，頁153。
56 同前註。

則筋骨肌肉不相榮，經脈敗漏，熏於五藏，藏傷故死矣。」[57]「天宿失度」，「地經失紀」，一連串災情迭起，相應「血氣猶然」，經脈為寒邪所客，引致癰腫，繼而寒鬱化熱、肉腐、筋爛、骨傷、髓消，經脈敗壞，臟腑也敗壞而死。

第七節　天人合一與診治

　　天地合氣而生人，人命懸於天，故此人身有病，其治療宜順應天道的陰陽五行及四時六氣的變化。《素問》〈五常政大論〉說：「必先歲氣，無伐天和。」此言診治必先考量主時歲氣的特色及其轉變，切勿違背大自然的變化規律，也不要損害人身的正氣。

　　《素問》〈五常政大論〉說：「故治病者，必明天道地理，陰陽更勝，氣之先後，人之壽夭，生化之期，乃可以知人之形氣矣。」[58]「明天道地理」，「知人之形氣」，在診治上是相當重要的。《素問》〈陰陽應象大論〉又說：「治不法天之紀，不用地之理，則災害至矣。」[59]《素問》〈六元正紀大論〉也說：「五運宣行，勿乖其政，調之正味從逆。」[60]此言治病要因應五運運行，切勿違背時令之政，並能因應病症而對証下藥，無論正治與逆治皆合治則。《素問》〈至真要大論〉又說：「故治病者，必明六化分治，五味五色所生，五臟所宜，乃可以言盈虛病生之緒也。」[61]清張志聰闡釋說：「此論六氣之司天在泉，及化運間氣之分治，皆有盛有虛，而民為病。治病者或從歲

57　《靈樞》，卷12，頁172-173。

58　《素問》，卷20，頁406。

59　《素問》，卷2，頁39。

60　《素問》，卷21，頁417。

61　《素問》，卷22，頁460。

氣，或隨運氣以備物，以所生之五味、五色合五臟之所宜，乃可言五
運六化之盈虛，病生之端緒也。」[62]治病求本，醫者需通曉運氣變易
之道，明白色味走五臟之理，辨明疾病之虛實及其病因，治療才可得
心應手。同時，治病也需因應不同地域的體質而作出適當的治療，這
也屬天人合一的治療。

　　中醫的脈象切診，也展現天人合一文化，四時寒熱不同，作用於
脈象也各異，如「春脈如弦」、「夏脈如鉤」、「秋脈如浮」、「冬脈如
營」等。《素問》〈三部九候論〉說：

> 天地之至數，合於人形，血氣通，決死生，……天地之至數始
> 於一，終於九焉。一者天，二者地，三者人，因而三之，三三
> 者九，以應九野。故人有三部，部有三候，以決死生，以處百
> 病，以調虛實，而除邪疾。[63]

三部九候是古人的診脈法，指出人體有天地人三部，每部又有天地人
三候，在診法上可「以決死生，以處百病，以調虛實，而除邪疾」。

　　對於久病初愈患者，邪雖去但仍體弱，《素問》〈五常政大論〉作
出提示說：「化不可代，時不可違。夫經絡以通，血氣以從，復其不
足，與眾齊同，養之和之，靜以待時，謹守其氣，無使傾移，其形乃
彰，生氣以長。」[64]此言養病，也需天人合一，配合天時，細心調理
氣血精神，以候康復。

---

62 〔清〕張隱庵：《黃帝內經素問集注》（北京市：學苑出版社，2002年8月），頁717-
　　718。

63 《素問》，卷6，頁118。

64 《素問》，卷20，頁416。

第八節　天人合一與養生

　　在養生六面，《黃帝內經》要求天人合一，《素問》〈上古天真論〉強調「法於陰陽，和於術數」，又舉前人養生經驗，指出真人養生，「提挈天地，把握陰陽」；至人養生，「和於陰陽，調於四時」；聖人養生，「處天地之和，順八風之理」；賢人養生，「法則天地、象似日月，辨列星辰，逆順陰陽，分別四時，將從上古合同於道，亦可使益壽而有極時」[65]。養生要順應陰陽四時之氣，不可太過，《素問》〈四氣調神大論〉說：「春夏宜養陽，秋冬宜養陰。」又說：「陰陽四時者，萬物之終始也，死生之本也。逆之則災害生，從之則苛疾不起，是謂得道。」[66]所謂「得道」，是指得養生之道。四時有序，各有其氣及職能，《靈樞》〈順氣一日分為四時〉說：「春生、夏長、秋收、冬藏，是氣之常也，人亦應之。」[67]養生宜順其時氣，不可逆之，逆則傷臟，《素問》〈四氣調神大論〉指出春令養「生氣」，「逆之則傷肝，夏為寒變，奉長者少」；夏令養「長氣」，「逆之則傷心，秋為痎瘧，奉收者少，冬至重病」；秋令養「收氣」，「逆之則傷肺，冬為飧泄，奉藏者少」；冬令養「藏氣」，「逆之則傷腎，春為痿厥，奉生者少」[68]。故此，養生不可逆四時之氣，逆則天人不和，人參天地，順應四時，乃合大自然中和之道。

　　《素問》〈生氣通天論〉又說：「蒼天之氣，清靜則志意治，順之則陽氣固，雖有賊邪，弗能害也，此因時之序。聖人傳精神，服天

65　粹自《素問》，卷1，頁7-8
66　《素問》，卷1，頁13。
67　《靈樞》，卷7，頁97。
68　《素問》，卷1，頁10。

氣，而通神明。」[69]此言蒼天之氣，清靜中和，人身志意亦中和，衛
外能力強，邪不能犯，其理在能順應四時規律。故此聖人養生著重涵
養精神，以配合四時變化而達至天人合一。養生不順四時陰陽之理，
形體「失之則內閉九竅，外壅肌肉，衛氣散解，此謂自傷，氣之削
也」[70]，嚴重危害生命，不可不慎。

小結

天人合一是中醫治病及養生的最大特色。

人乃天地精氣所生，故為萬物之靈，非一般禽獸可比，所謂「天
覆地載，萬物悉備，莫貴於人」。人既源出天地精氣，天地之氣也通
連於人的五臟，如「天氣通於肺，地氣通於嗌，風氣通於肝，雷氣通
於心，穀氣通於脾，雨氣通於腎」。此外，天食人五氣，地食人五
味，為生命提供食物。五味養五臟，臟氣調和，產生血氣、津液、精
神，使生命存活。

天人如一，各有其宇宙，天有陰陽五行，人身也有陰陽五行，大
自然以「天為陽，地為陰，日為陽，月為陰」，人身則以五臟屬陰，
六腑屬陽。至於陽中有陰或陰中有陽，天人皆有。

人身的生理組織如五臟六腑、氣血津液、筋脈經絡及九竅等，在
自然界的產物中，也可找到相應的對照，例如「天有日月，人有兩
目；地有九州，人有九竅；天有風雨，人有喜怒；天有雷電，人有音
聲，……」等。人身除通天氣外，也通地氣，例如地有東南西北四海
及十二經水，人也有「髓海、血海、氣海、水穀之海」及十二經脈予
以相應。此外，五方地域不同，民病各異，治法也各異。

---

69 《素問》，卷1，頁14。
70 《素問》，卷1，頁14。

　　人身的小宇宙，無論發生任何變化，都不能對自然界的大宇宙產生任何影響，但是，自然界的大宇宙，其所主宰的四時六氣時刻都在變化中，正常與異常現象交替出現，都直接作用於人體，人體常因未能及時適應而致病。常見的時氣病是春傷於風，夏傷於暑，長夏傷於濕，秋傷於燥，冬傷於寒。感染時邪即時發病，按常規治療，疾病易愈，但感染時邪而不即時發病，邪留翌季發病，稱外感伏邪，其病難治。此外，五臟疾病相應五時，在五行生剋的規律下，其「愈」或「不愈」，或「甚」或「起」，都可預測其發展歷程和演變。

　　人身的五臟六腑以及氣血經脈，皆受四時六氣的太過或不及有所影響。故此，治病者，需「明天道地理」，「知人之形氣」，以及「必先歲氣，無伐天和」，在天人合一的思想指導下，治病就會得心應手。至於養生，「法於陰陽，和於術數」，「春夏宜養陽，秋冬宜養陰」，可作為天人合一的養生鍼言。人命既然懸於天，必需懂得大自然變化規律，順其勢而和之，不可逆天道而行，逆之則害至。

第三章
陰陽五行與中和思想

　　陰陽五行是中國文化的本源，其源甚古，可遠溯至三皇五帝時代。在周代以前，陰陽與五行分屬兩個概念，既並流又各自發展，到了先秦諸子百家爭鳴的年代，由顯學之首陰陽家鄒衍，整合這兩門學問，成為陰陽五行學說。中國傳統醫學，奠基於陰陽五行學說，而中和思想則貫穿整套中醫基礎理論。

　　陰陽義理，精深博大，就字義而言，東漢許慎《說文解字》說：「陰，暗也，水之南，山之北也。……陽，高明也。」[1]背陽光者為陰，向陽光者為陽。《黃帝內經》對於陰陽字義的理解，《靈樞》〈五變〉說：「木之陰陽，尚有堅脆，堅者不入，脆者皮弛。」[2]木向光者為陽，其木堅，背光者為陰，其木脆。如此看來，《說文解字》與《黃帝內經》二書，都是以陽光的向背作為陰陽定義的界說。

　　本章分節探析《黃帝內經》的陰陽五行學說與中和思想關係，主題針對醫易陰陽觀尚中和、陰陽互動與中和思想、五行概念與中和思想、五行內容與中和、五行生克致中和、五行乘侮與中和、五運中和與失和等。

1　〔漢〕許慎著，〔清〕清段玉裁注：《說文解字注》（杭州市：浙江古籍出版社，2006年1月），頁731。

2　虞舜、于莉英點校：《四庫全書‧黃帝內經》（南京市：江蘇科學技術出版社，2008年1月），《靈樞》，卷7，頁100。

第一節　醫易陰陽觀尚中和

　　陰陽概念，源出於《易》，《易》專論陰陽，《易傳》〈繫辭上〉說：「易有太極，是生兩儀，兩儀生四象，四象生八卦。」太極，先哲解說不一，可理解為宇宙的生成，由無極而生太極，莊子釋太極說：「大道，在太極之上而不為高，在六極之下而不為深；先天地而不為久，長於上古而不為老。」[3]兩儀即陰陽，四象即太陽、太陰、少陽、少陰，代表東西南北四個方位；八卦依序為乾、坤、震、巽、坎、離、艮、兌。八卦有陰陽之分，乾、震、坎、艮為四陽卦，坤、巽、離、兌為四陰卦。八卦相乘為六十四卦，每卦有六爻，卦分上下，各有三爻，爻有陽爻與陰爻之別，陰爻符號為（--），陽爻符號為（一）。八卦各有大自然基本物象為代表，依序乾為天、坤為地、震為雷、巽為風、坎為水、離為火、艮為山、兌為澤。《易》〈說卦傳〉指出：「天地定位，山澤通氣，雷風相薄，水火〔不〕相射，八卦相錯。」[4]天地、水火、雷風、山澤，一陰一陽，相互協調，既對立又統一，既矛盾又和諧，此陰陽之旨也。《易傳》〈繫辭上〉說：「一陰一陽之謂道，繼之者善也，成之者性也。」[5]《易》〈說卦傳〉又說：「立天之道，曰陰與陽，立地之道，曰柔與剛。」[6]《易傳》〈繫辭下〉指出：「乾，陽物也，坤，陰物也，陰陽合德，而剛柔有體，以體天地之撰，以通神明之德。」[7]此言通過陽爻與陰爻的配

3　〈大宗師〉文，見〔清〕郭慶藩：《莊子集釋》（北京市：中華書局，1961年7月），頁247。

4　《周易正義》（李學勤主編《十三經注疏》標點本，北京市：北京大學出版社，1999年12月），卷9，頁326。

5　同前註，卷7，頁268-269。

6　同前註，卷9，頁326。

7　同前註，卷8，頁311。

合，可知陰陽變化之理，體會天地化育之功，並可會通宇宙神妙的變化規律。此外，萬物之化生，端賴陰陽和合，《易》〈乾〉彖曰：「大哉乾元，萬物資始。」[8]《易》〈坤〉彖曰：「至哉坤元，萬物資生。」[9]《易傳》〈繫辭下〉又說：「天地絪縕；男女構精，萬物化生。」[10]「萬物化生」，全憑陰陽和合，始有成效。

陰陽變化，動靜有常，如環無端，復還始終，《易傳》〈繫辭下〉說：「日往則月來，月往則日來，日月相推而明生焉。寒往則暑來，暑往則寒來，寒暑相推而歲成焉。」[11]日月相推，寒暑相推，此乃大自然規律。陰陽變動，按時令而行，萬物榮枯有序，展現大自然中和運動的規律。陰陽生化不息，「變動不居，周流六虛，上下無常，剛柔相易，不可為典要，唯變所適。」[12]陰陽之變動，雖是「變動不居」，但變中有「典常」，而且萬變不離「唯變所適」，「適」者，即適度，適合，具「中和」之旨，變而「所適」，就是時中，時中乃「中和」精髓。

《黃帝內經》的陰陽觀，承傳《周易》，並貫穿整個中醫理論體系。故此，言醫不可不言《易》，醫易皆專論陰陽，言陰陽不可不言中和，中和乃陰陽內核，二者關係相連。《黃帝內經》認為陰陽「有名而無形」[13]，並非實體物質。不過，陰陽是生命之本，《素問》〈六節藏象論〉說：「自古通天者，生之本，本於陰陽。」[14]《素問》〈陰

8　同前註，卷1，頁7-9。

9　同前註，卷1，頁25。

10　同前註，卷8，頁310。

11　同前註，卷8，頁304。

12　同前註，卷8，頁315。

13　《靈樞》，卷7，頁94。

14　虞舜、于莉英點校：《四庫全書‧黃帝內經》（南京市：江蘇科學技術出版社，2008年1月），《素問》，卷3，頁55。按：此註引文亦重見於《素問》〈生氣通天論〉。

陽離合論〉又說:「天覆地載,萬物方生。」[15]萬物之生化,其具體運作及操控,由陰陽主宰。故此,《素問》〈陰陽應象大論〉說:「陰陽者,天地之道也,萬物之綱紀,變化之父母,生殺之本始,神明之府也。」[16]上述五句,可作為陰陽定義的注腳。

陰陽為萬物之母,萬物皆有陰陽,《素問》〈六節藏象論〉述其形態及數量說:「陰陽之化,其於萬物孰少孰多,……天至廣,不可度,地至大,不可量。」[17]《素問》〈陰陽離合論〉又說:「陰陽者數之可十,推之可百,數之可千,推之可萬,萬之大不可勝數,然其要一也。」[18]凡物皆有陰陽,其形態大則無外,小則無內,其數量推之可萬,約之歸「一」。《素問》〈陰陽應象大論〉又說:「陰陽者,萬物之能始也。」[19]「能始」是指萬物變化的原動力。陰陽化生萬物,其變動必需中和,始得有成。《素問》〈正常政大論〉指出:「陽和布化,陰氣乃隨,生氣淳化,萬物以榮。」[20]又說:「陰之所生,和本曰和。」[21]陰陽調和,為萬物生之本。

第二節　陰陽互動與中和思想

有陰就有陽,有陽就有陰,陰陽在中和狀態下運作,即正常運作,起著對立、互根互用、交感、消長、轉化等作用。若然陰陽在運動期間,出現偏盛偏衰或逆從失誤,產生失和的異常現象,就會帶來

15　《素問》,卷2,頁42。
16　《素問》,卷2,頁29。
17　《素問》,卷3,頁59。
18　《素問》,卷2,頁41-42。
19　《素問》,卷2,頁37。
20　《素問》,卷20,頁399。
21　《素問》,卷2,頁48。

災難。大自然的陰陽失和，則爆發自然災害，有待大自然的自我平衡機制予以平衡；人體的陰陽失和，則氣血失衡而生病，需通過治療，調和人體陰陽氣血，以恢復健康。

一　陰陽對立致中和

陰陽對立，互為制約，毋使對方偏盛或偏衰。陰陽為萬物之本，萬物皆有陰陽，以名目分類，包羅萬物，多不勝舉，《黃帝內經》指出：

> 《素問》〈陰陽應象大論〉：水為陰，火為陽；陽為氣，陰為味。……陰味出下竅；陽氣出上竅。……天地者，萬物之上下也；陰陽者，血氣之男女也；左右者，陰陽之道路也；水火者，陰陽之徵兆也。[22]

> 《素問》〈六節藏象論〉：天為陽，地為陰；日為陽，月為陰。[23]

> 《素問》〈陰陽別論〉：所謂陰陽者，去者為陰，至者為陽，靜者為陰，動者為陽，遲者為陰，數者為陽。[24]

> 《素問》〈至真要大論〉：五味陰陽之用何如？……辛甘發散為陽，酸苦湧泄為陰，鹹味湧泄為陰，淡味滲泄為陽。[25]

> 《素問》〈陰陽應象大論〉：味厚者為陰，薄為陰之陽。氣厚者為陽，薄為陽之陰。[26]

22　《素問》，卷2，頁29-36。
23　《素問》，卷3，頁54。
24　《素問》，卷2，頁46。
25　《素問》，卷22，頁492。
26　《素問》，卷2，頁30。

《靈樞》〈刺節真邪〉：陰陽者，寒暑也。[27]

上述數則引文，所涉及的陰陽對立名目，可概分為自然現象類及意識形態類，自然現象類如：天地、寒暑、日月、水火、男女等；意識形態類如：上下、左右、氣味、辛酸、甘苦、鹹淡、厚薄、去至、動靜，遲數等。

天地萬物，始於一陰一陽，但陰陽中復有陰陽，即陽中有陰，陰中有陽，以及陽中有陽，稱至陽；陰中有陰，稱至陰。《素問》〈天元紀大論〉說：「寒暑燥濕風火，天之陰陽也，三陰三陽上奉之。木火土金水，地之陰陽也，生長化收藏下應之。天以陽生陰長，地以陽殺陰藏。天有陰陽，地亦有陰陽。木火土金水，地之陰陽也，生長化收藏，故陽中有陰，陰中有陽。」[28]此處指出天之六氣「寒暑燥濕風火」與地之五行「木火土金水」，二者皆各有陰陽，並且互根互用，為自然界資生萬物。萬物之生長，順四時則「生長化收藏」，其發展歷程迭見「陽中有陰，陰中有陽」。以晝夜早晚時段為例，《素問》〈金匱真言論〉說：「陰中有陰，陽中有陽。平旦至日中，天之陽，陽中之陽也；日中至黃昏，天之陽，陽中之陰也；合夜至雞鳴，天之陰，陰中之陰也；雞鳴至平旦，天之陰，陰中之陽也。」[29]此言一日之陰陽，白天為陽，晚夜為陰，並指出陽中有陽及陰中有陰的時間，「日中」即中午，為陽中之陽，「合夜」即半夜，為陰中之陰。

天有陰陽，陰陽之中復有陰陽，天人相應，人體亦然，《素問》〈金匱真言論〉說：「夫言人之陰陽，則外為陽，內為陰；言人身之陰陽，則背為陽，腹為陰；言人身之臟腑陽中之陽，則臟者為陰，腑

---

27 《靈樞》，卷11，頁154。
28 《素問》，卷19，頁340。
29 《素問》，卷1，頁22-23。

者為陽。肝心脾肺腎五臟皆為陰，膽胃大腸小腸膀胱小腸及三焦六腑皆為陽。」[30]一陰一陽，既對立又統一，展現中和力量。此外，在陰陽對立之際，也見陽中有陰，陰中有陽的現象。例如「背為陽，陽中之陽，心也；背為陽，陽中之陰，肺也；腹為陰，陰中之陰，腎也；陰中之陽，肝也；腹為陰，陰中之至陰，脾也。」[31]陰病在陰，陽病在陽，此其常也，但也有陰病在陽，陽病在陰的情況，《素問》〈金匱真言論〉指出：「冬病在陰，夏病在陽，春病在陰，秋病在陽。」[32]這是針對四時與發病部位而言。冬病在陰，指冬病在腎，腎居人體下位，故腎為陰中之陰；夏病在陽，指夏病在心，心居人體上位，故心為陽中之陽；春病在陰，指春病在肝，肝居人體中位，故肝為陽中之陰；秋病在陽，指秋病在肺，肺居人體上位，故肺為陰中之陽。

　　陰陽在對立中運作，資生萬物，其運作狀態，必需中和，中是無過，和則生物，合而言之，謂之中和，乃萬物生長之要也。

二　陰陽互根互用致中和

　　陰陽互為根本，互為利用，他生則己生，他亡己亦亡，所謂孤陰不生，獨陽不長。陰與陽必須互根互生，在中和狀態下發展，才能產生「生、長、殺、藏」等正常自然規律。《黃帝內經》名言：「陽生陰長，陽殺陰藏」[33]、「天以陽生陰長，地以陽殺陰藏」[34]，若只生而不藏，或藏而不生，都是違道，違道始於陰陽失和。一陰一陽，前者屬

30　同前註，頁23。

31　同前註。

32　同前註。

33　《素問》，卷2，頁28。

34　《素問》，卷19，頁340。

物質基礎，後者乃能量表現，二者互為依存，互為發展，《素問》〈陰陽離合論〉指出：「外者為陽，內者為陰。」[35]《素問》〈陰陽應象大論〉又說：「陰在內，陽之守也，陽在外，陰之使也。」[36]《素問》〈生氣通天論〉進一步指出：「陰者藏精而起亟也，陽者衛外而為固也。」[37]此言指陰精不斷與陽氣互相資益。《素問》〈調經論〉又指出形體陰陽平衡，有賴於「陰與陽皆有俞會。陽注於陰，陰滿之外，陰陽均平，以充其形，九候若一，命曰平人」[38]。形體健康，「命曰平人」，其本在於「陰陽均平」，此合中和之道也。

三　陰陽交感致中和

陰陽交感，是指陰陽二氣在運化過程中，相互感應交合而無陰陽偏勝，正如《周易》〈繫辭下〉說：「天地絪縕，萬物化醇；男女構精，萬物化生。」[39]在自然界中，天為陽，地為陰，各有其氣，天氣與地氣的交感，產生雲雨，繼而化生萬物。《素問》〈陰陽應象大論〉說：「故清陽為天，濁陰為地；地氣上為雲，天氣下為雨；雨出地氣，雲出天氣。」[40]雲升雨降，化生萬物，此乃自然的規律。《素問》〈六微旨大論〉又說：「天氣下降，氣流於地，地氣上升，氣騰於天，故高下相召，升降相因，而變作矣。」[41]《素問》〈天元紀大論〉亦說：「天地之陰陽者，應天之氣，動而不息，……動靜相召，上下

---

35 《素問》，卷2，頁44。

36 《素問》，卷2，頁37。

37 《素問》，卷1，頁18。

38 《素問》，卷17，頁314。

39 《周易正義》，卷8，頁311。

40 《素問》，卷2，頁29。

41 《素問》，卷19，頁368。

相臨，陰陽相錯，而變由生也。」[42]天地二氣上下交感而生「變」，變則生化萬物，能生化萬物，中和在其中矣。

　　自然界的陰陽交感，升清降濁，也相應見於人體臟腑的小宇宙，《素問》〈陰陽應象大論〉說：「清陽出上竅，濁陰出下竅；清陽發腠理，濁陰走五臟；清陽實四肢，濁陰歸六腑。……陰味出下竅；陽氣出上竅。」[43]五臟六腑各有升降作用，如心為陽屬火，腎為陰屬水，水火互濟，心陽下降，而腎陰上升，水火互濟，展現臟腑互動中和，氣血平和，形體健康。

四　陰陽消長致中和

　　陰陽消長，旨在取得持續中和發展。陰陽在運作過程中，消中有長，長中有消，正如《素問》〈五常政大論〉所言「陰陽更勝，氣之先後」[44]。陰陽二氣交替勝負，屬於大自然規律。陰陽消長，內含「陰陽往復」、「陰陽卷舒」及「陰陽相移」等現象。陰陽的消長時間，有曆可據，《素問》〈脈要精微論〉載：「冬至四十五日，陽氣微上，陰氣微下；夏至四十五日，陰氣微上，陽氣微下。」[45]此言四時氣候從冷轉暖，以及從暖轉冷過程。「陽氣微上，陰氣微下」，是暖的開始，「陰氣微上，陽氣微下」是冷的開始。《靈樞》〈營衛生會〉又說：「夜半為陰隴，夜半後而為陰衰，平旦陰盡而陽受氣矣。日中而陽隴，日西而陽衰，日入陽盡而陰受氣矣。夜半而大會，萬民皆臥，命曰合陰，平旦陰盡而陽受氣，如是無已，與天地同紀。」[46]此言陰

42　《素問》，卷19，頁341。

43　《素問》，卷2，頁29。

44　《素問》，卷20，頁406。

45　《素問》，卷5，頁92。

46　《靈樞》，卷4，頁57。

陽在晝夜的交換輪替情況。《素問》〈至真要大論〉又載陰陽與寒暑關
係，其文曰：「陽之動始於溫，盛於暑；陰之動始於清，盛於寒。」[47]
春夏屬陽，秋冬屬陰，四時寒熱交替，晝夜晨昏更迭，不斷地在此消
彼長情況下運動，而相應人體機能亦然。《素問》〈生氣通天論〉說：
「陽氣者，一日而主外。平旦人氣生，日中而陽氣隆，日西而陽氣已
虛，氣門乃閉。」[48]此言人體陽氣在一日之中，其消長過程是平旦
生，日中隆，日西虛。

在陰陽消長的過程中，消中有長，長中有消，屬正常現象，道合
中和，但如果只消不長，或只長不消，都屬異態，不合中和。

五　陰陽轉化致中和與失和

陰陽轉化有吉有凶，吉者主中和，凶者主失和，前者可見於大自
然的陰陽轉化，後者則見於人身有病的陰陽轉化。

陰陽轉化，是指陰陽在運動過程中，一方出現過盛或過衰，偏離
中和原則，當偏離至極限時刻，就會物極則反或物極思變。物「變」
的先兆是「極」，其結果或成或敗。《素問》〈六微旨大論〉指出：「夫
物之生，從於化，物之極，由乎變，變化之相薄，成敗之所由
也。……而化而變，故因盛衰之變耳。成敗倚伏游乎中。」[49]當「物
極」之時，已埋下變的種子，只是待機而動，即所謂成敗倚伏其中。

《黃帝內經》對於陰陽極化之見，頗多論述，例如「寒極生
熱」，即由陰變陽，「熱極生寒」，即由陽變陰，又例如「燥極而澤」，

47　《素問》，卷22，頁488。

48　《素問》，卷1，頁18。

49　《素問》，卷19，頁368。

即燥氣盛極，化為雨澤，亦即由陽轉陰。無論陰極轉化，或陽極轉化，其使命是遏止太過，回歸中和常態。

　　《黃帝內經》除以「極」，作為變的先兆，有時也以「重」代之，《素問》〈陰陽應象大論〉說：「重陰必陽，重陽必陰。」[50]所謂「重陰」，例如夜為陰，夜半為陰中之陰，可謂「重陰」；又例如症與脈俱陰盛，症見身冷，脈微欲絕，可謂「重陰」；又例如冬月屬陰，寒為陰邪，冬月感寒邪，可謂「重陰」。所謂「重陽」，其例如畫為陽，日中可謂「重陽」；又例如症與脈俱陽盛，症見身熱盛，脈洪大有力，可謂「重陽」；又例如夏月屬陽，暑為陽邪，夏月感暑邪，可謂「重陽」。明張景岳《類經》對「重陰必陽，重陽必陰」作出解釋說：「重者，重迭之義，謂當陰時而復感寒，陽時而復感熱，或以天之熱氣傷人陽分，天之寒氣傷人陰分，皆謂之重。蓋陰陽之道，同氣相求，故陽傷於陽，陰傷於陰；然而重陽必變為陰證，重陰必變為陽證，如以熱水沐浴身反涼，涼水沐浴身反熱，因小可以喻大。」[51]重陰或重陽之証，皆為嚴重，不可不察。張景岳又說：「蓋陰陽之氣，水極則似火，火極則似水，陽盛則格陰，陰盛則格陽，故有真寒假熱，真熱假寒之辨，此而錯認，則死生反掌。」[52]「格陽」、「格陰」，俱屬危候，不容「錯認」，「錯認」「則死生反掌。」

　　此外，陰陽轉化的先兆，《黃帝內經》有時又用「甚」字去表達，《靈樞》〈論疾診尺〉說：「故陰主寒，陽主熱，故寒甚則熱，熱甚則寒，故曰寒生熱，熱生寒，此陰陽之變也。」[53]其具體例子是「冬傷於寒，春生痺熱；春傷於風，夏生飧泄腸澼（澼）；夏傷於

50　《素問》，卷2，頁31。

51　〔明〕張介賓：《類經》（北京市：學苑出版社，2005年9月），上冊，頁28。

52　同前註，頁26。

53　《靈樞》，卷11，頁151。

暑，秋生病瘧；秋傷於濕，冬生咳嗽」[54]。故此，治病不明陰陽轉化之理，往往藥石誤投，絕人生命。

第三節　五行概念與中和思想

木火土金水，稱五行，五行運作，有生有剋，生與剋無太過或不及，謂之正常，合中和之道，若生剋太過或不及，出現相乘相侮，則不合中和之道。

《易》除專論陰陽外，也論五行，五行源出八卦，《易》〈說卦傳〉說：「乾為天，……為金」、「坤為地」、「震為雷」、「巽為木」、「坎為水」、「離為火」、「艮為山」、「兌為澤」，上述八卦，內含五行，即乾為「金」、坤與艮為「土」、震與離為「火」、巽為「木」、坎與兌為「水」。《易》〈說卦傳〉又指出八卦「乾為馬、坤為牛、震為龍、巽為雞、坎為豕、離為雉，艮為狗，兌為羊」[55]。上述動物，其中的牛、雞、豕、狗、羊，歸屬五行的五畜。

五行之說，首見於信史《尚書》，其篇首〈洪範〉說：「天乃錫禹洪範九疇，彝倫攸敘，初一曰五行，次二曰敬用五事，……次四曰協用五紀，……次九曰向用五福，……」[56]錫，即賜也，九疇，乃治國九種大法；彝倫攸敘，言制定治國規模；五行，指木、火、土、金、水；五事，貌、言、視、聽、思；五紀，指歲、月、日、星辰、曆數；五福，指長壽、富貴、康寧、好德、善終。五行哲理的應用，遠在帝堯之前，已是一種政教通識，深植民間。有關五行的性味，《尚

---

54 同前註。

55 《周易正義》，卷9，頁329。

56 《尚書正義》（李學勤主編《十三經注疏》標點本，北京市：北京大學出版社，1999年12月），卷12，頁298-299。

書》〈洪範〉篇說：「一曰水、二曰火、三曰木、四曰金、五曰土。木曰曲直、金曰從革、土爰稼穡、潤下作鹹、炎上作苦、曲直作酸，從革作辛、稼穡作甘。」[57]此為五行功能最早見於典籍的記載。

在春秋初期，管仲嘗言黃帝創五行，其《管子》〈五行〉篇說：「黃帝得六相而天地治，⋯⋯五聲既調，然後作立五行以正天時。⋯⋯五官以正人位，⋯⋯睹甲子，木行御，⋯⋯睹丙子，火行御，⋯⋯睹戊子，土行御，⋯⋯睹庚子，金行御，⋯⋯睹壬子，水行御。」[58]黃帝「立五行」，立五官施政，各有所掌。漢司馬遷《史記》〈曆書〉也說：「黃帝考定星曆，建立五行，起消息。」《史記》〈天官書〉又載：「斗為帝車，運於中央，臨制四方，分陰陽，建四時、均五行，移節度，定諸紀，皆繫於斗。」[59]

五行哲理，自黃帝發展至周代，其內涵與價值觀，十分明確，就是以「和」為本。古代治政者，非常重視「和」道，《國語》〈鄭語〉載：「夫和實生物，同則不繼。以他平他謂之和。⋯⋯故先王以土與金木水火雜，以成百物。是以和五味以調口，剛四肢以衛體。⋯⋯周訓而能用之，和樂如一。夫如是，和之至也。⋯⋯求財於有方，擇臣取諫工而講以多物，務和同也。」[60]周室以和政治國，享國祚八百年。春秋時代，五行的尚和精神為治國者使用，《左傳》（昭公二十年）載：「和如羹焉。水、火、醯、醢、鹽、梅，以烹魚肉，燀之以薪，宰夫和之，齊之以味，濟其不及，以泄其過。君子食之，以平其心。君臣亦然，君所謂可，而有否焉。⋯⋯是以政平而不干，民無爭

---

57 同前註，頁301。

58 粹自〔漢〕劉向校，〔清〕戴望校正：《管子校正》，收入《諸子集成》（長沙市：嶽麓書社，1996年10月），第6冊，頁299。

59 〔漢〕司馬遷：《史記》（北京市：北京燕山出版社，2007年6月），頁305。

60 《國語》（臺北市：九思出版社，1978年），頁515-516。

心,故詩曰:『亦有和羹,既戒既平。鬷嘏無言,時靡有爭。』先王之齊五味,和五聲也,以平其心,成其政也。」[61]治國治臣如烹調,皆以調和為貴,和則可平臣民之心,以成其政。

自春秋至漢初,五行學說的發展已臻成熟,諸子論著中,論述陰陽五行之說者頗多,例如:《管子》、《呂氏春秋》、《淮南子》、《春秋繁露》等,尤其是《春秋繁露》一書,以五行為題的文章,計共九篇之多。《黃帝內經》的成書,非一人一時之作,書中吸納了大量秦漢以前的五行理論,並連同陰陽理論,自成體系,成為中醫基礎理論,為後世防治疾病的法書。

第四節　五行類別與中和

五行,即木、火、土、金、水,又稱五材,是天地萬物的五種物質歸類法,也是古人繼陰陽後又另一物質世界分類法。五材的產生,其條件必須陰陽和,五行和,才可化生五材。《靈樞》〈通天〉說:「天地之間,六合之內,不離於五,人亦應之,非徒一陰一陽而已也。」[62]物質分類「非徒一陰一陽」,事實上,五行分類法較陰陽分類法詳細而具體。萬物分類「不離於五」,「五」以「集」的概念被廣泛使用,例如五行、五穀、五果、五菜、五畜、五官、五臟、五常⋯⋯等。由於五行文化影響中國文化深遠,故此中國有五字文化國家之稱。

在《黃帝內經》中,記述五行的文獻非常豐富,其篇章見載於《素問》者有:〈金匱真言論〉、〈陰陽應象大論〉、〈六節臟象論〉、〈脈要精微論〉、〈玉機真臟論〉、〈三部九候論〉、〈臟氣法時論〉、〈寶

---

61 楊伯峻:《春秋左傳注》(北京市:中華書局,1981年),第4冊,頁1419。
62 《靈樞》,卷10,頁144。

命全形論〉、〈離合真邪論〉、〈太陰陽明論〉、〈陽明脈解〉、〈水熱穴論〉、〈陽明脈解〉、〈著至教論〉、〈五臟生成〉、〈玉版論要〉、〈刺熱論〉、〈咳論〉〈標本病傳論〉、〈天元紀大論〉、〈五運行大論〉、〈六微旨大論〉、〈氣交變大論〉、〈五常政大論〉、〈六元正紀大論〉、〈至真要大論〉等。五行文獻見載於《靈樞》者，其篇章有〈本輸〉、〈熱病〉、〈五論〉、〈陰陽繫日月〉、〈逆順〉、〈陰陽二十五人〉、〈官能〉、〈經別〉、〈病傳〉、〈本臟〉、〈五色〉、〈五味〉、〈五禁〉、〈五音五味〉等。茲據上述諸篇關於五行內容，分為自然現象及人身兩大類，列述如下：

一　自然現象類

　　五行：木、火、土、金、水。
　　五位：東、南、中、西、北。
　　五季：春夏長夏秋冬。
　　五氣：風熱濕燥寒。
　　五星：歲星、熒惑星、鎮星、太白星、辰星。
　　五運：木運、火運、土運、金運、水運。
　　五化：生長化收藏
　　五性：喧暑靜涼凜
　　五畜：雞羊牛馬彘
　　五穀：麥黍稷稻豆
　　五果：李杏棗桃栗
　　五音：角徵宮商羽
　　五色：青赤黃白黑
　　五味：酸苦甘辛鹹

五臭：臊焦香腥腐

五惡：風熱濕寒燥

五蟲：介鱗羽裸毛

五數：八七五六九（成數）

　　　三二五一四（生數）

五德：敷和、彰顯、溽蒸、清潔、淒滄

五政：疏散、明曜、安靜、勁切、凝霜

五令：宣發、鬱蒸、雲雨、霧露、霜雹

五變：振發、銷爍、驟注、肅殺、溧冽

五災：散落、燔焫、霖潰、蒼落、冰雪

二　人身類

五臟：肝心脾肺腎

五腑：膽小腸胃大腸膀胱

五華：爪面唇毛髮

五官：目舌口鼻耳

五體：筋脈肉皮骨

五聲：呼笑歌哭呻

五志：怒喜思憂（悲）恐

五神：魂神意魄志

五變：握憂噦咳栗

五液：淚汗涎涕唾

五勞：久視、久臥、久坐、久立、久行

五并：喜、悲、懼、畏、恐

五病：語噫吞咳欠

五走：酸走筋、辛走氣、苦走血、鹹走骨、甘走肉

五臟脈：肝弦、心鉤、脾代、肺毛、腎石

五有餘：神有餘、氣有餘、血有餘、肉有餘、志有餘

五不足：神不足、氣不足、血不足、肉不足、志不足

五輸刺：春刺滎、夏刺輸、長夏刺經、秋刺合、冬刺井

　　上述所舉的「五行」類別，全部出自《黃帝內經》，其量在秦漢古籍中無可匹敵，反映出五行學說發展到《黃帝內經》成書的年代，已極為成熟。五行學說最蓬勃的年代是漢初，由於《黃帝內經》非一人一時之作，於此可推斷《黃帝內經》關於五行學說的部份內容，吸納了不少漢初時期的哲學思想。

第五節　五行生剋致中和

　　五行運動，有生有剋，生剋適度，無太過或不及，處於最佳狀態，則稱五行中和。生是指相生，具有資生、促進、助長作用，保持優良發展；剋是指相剋，具有互相抑制，互相制約作用，無使其過或不及，以免破壞正常運作。《素問》〈經脈別論〉嘗總結生病成因說：「生病起於過用。」[63]《素問》〈六微旨大論〉又說：「亢則害，承乃制，制則生化，外列盛衰，生化大病。」[64]明張景岳也闡釋說：「造化之機，不可無生，亦不可無制，無生則發育無由，無制則亢而為害。」[65]亢而無制則成害，有制才可生化萬物。此外，五行運動，宜順不宜逆，《靈樞》〈五亂〉說：「五行有序，四時有分，相順則治，

63　《素問》，卷7，頁126。

64　《素問》，卷19，頁362。

65　〔明〕張介賓：《類經》，下冊，頁1592。

相逆則亂。」[66]五行運作，合中和者，「相順則治」，逆中和者，「相逆則亂」。五行不僅是物質世界分的類法，也是物質世界的架構體系之核心，其架構特色是具有相生相克功能，確保中和運作，以免出現太過或不及而帶來破壞。五行在生克的作用下，一行緊扣一行，當一行出現異常，牽連他行也出現異常表現，五行失常，禍不旋踵。

五行相生的次序是木生火，火生土，土生金，金生水，水生木。五行運作，始於木，終於水，生克不息，如環無端。五行相克的次序是木剋土，土剋水，水剋火，火剋金，金剋木。無論生與剋，其原則是不能太過或不及，否則都成禍害。《黃帝內經》一書，關於五行相克一辭的用字問題，《內經》並無「剋」字，而以「勝」字替代為多，例如《靈樞》〈經脈〉說：

> 手太陰氣絕，則皮毛焦。……火勝金也。
> 手少陰氣絕，則脈不通。……水勝火也。
> 足太陰氣絕者，則脈不榮肌肉。……木勝土也。
> 足少陰氣絕，則骨枯。……土勝水也。
> 足厥陰氣絕，則筋絕。……金勝木也。[67]

此外，《黃帝內經》又有用「承」字替代「勝」字，《素問》〈六微旨大論〉載五行相承說：「相火之下，水氣承之；水位之下，土氣承之；土位之下，風氣承之；風位之下，金氣承之；金位之下，火氣承之；君火之下，陰情承之。」「承」即制約，其義與勝或剋同。不過，《黃帝內經》也有另一種文字技巧表述五行相勝，例如《素問》〈寶命全形論〉說：「木得金而伐，火得水而滅，土得木而達，金得

---

66 《靈樞》，卷6，頁83。
67 《靈樞》，卷3，頁39-40。

火而缺，水得土而絕，萬物盡然，不可勝竭。」上述所引的「伐」、「滅」、「達」、「缺」、「絕」等字，其字義與剋或勝同。相剋的目的，是執行克制，無使其過或不及，以符合中和之道。

五行生剋，始於木，終於水，《素問》〈陰陽應象大論〉指出：

> 東方生風，風生木，木生酸，酸生肝，肝生筋，筋生心。……
> 怒傷肝，悲勝怒，風傷筋，燥勝風，酸傷筋，辛勝酸。
> 南方生熱，熱生火，火生苦，苦生心。心生血，血生脾。……
> 喜傷心，恐勝喜。熱傷氣，寒勝熱。苦傷氣，鹹勝苦。
> 中央生濕，濕生土，土生甘，甘生脾，脾生肉，肉生肺。……
> 思傷脾，怒勝思，濕傷肉，風勝濕，甘傷肉，酸勝甘。
> 西方生燥，燥生金，金生辛，辛生肺，肺生皮毛，皮毛在腎。……憂傷肺，喜勝憂，熱傷皮毛，寒勝熱，辛傷皮毛，苦勝辛。
> 北方生寒，寒生水，水生鹹，鹹生腎，腎生骨髓，髓生肝。……恐傷腎，思勝恐，寒傷血，燥勝寒，鹹傷血，甘勝鹹。[68]

上述的「筋生心」，即「肝生心」，木生火是也；「血生脾」，即「心生脾」，火生土是也；「肉生肺」即「脾生肺」，土生金是也；「皮毛在腎」，即「肺生腎」，金生水是也；「髓生肝」，即「腎生肝」，水生木是也；「悲勝怒」，即金剋木；「恐勝喜」，即「水剋火」，「怒勝思」，即「木剋土」，「喜勝憂」，即「火剋金」；「思勝恐」，即土剋水。所謂「生」，指資生助長，所謂「勝」，即克制制約，所謂「傷」，指因太

68　《素問》，卷2，頁32-36。

過而傷害，明張景岳指出「怒出於肝，過則傷肝」、「酸走筋，過則傷筋而拘攣」、「喜出於心，過則傷心」、「過於甘，則傷脾」。

《素問》〈天元紀大論〉又進一步指出天地形氣與五行的關係，其文說：「神在天為風，在地為木；在天為熱，在地為火；在天為濕，在地為土；在天為燥，在地為金；在天為寒，在地為水。故在天為氣，在地成形，形氣相感，而化生萬物矣。」[69]「形氣相感，而化生萬物」，其相感必須中和，若然太過或不及，徒生逆亂。所以，作為醫者，必須嫻熟五行與天人之學。《素問》〈離合真邪論〉向醫者提出告誡說：「因不知合之四時五行，因加相勝，釋邪攻正，絕人長命。」[70]此言醫者「不知四時五行」，治病乖違天和，不當伐而伐，結果害絕人命。

第六節　五行乘侮失中和

五行運作，有生有剋，在生剋過程中，出現乘或侮，都屬於異常現象，導致五行失制失衡。「乘侮」乃五行中的失和表現。所謂「乘」，即以強凌弱、或欺凌，剋我太過，常見於「剋我者」太強，或「被剋者」太弱，例如木剋土，本屬五行生剋常道，但木氣太過，亦即肝氣太盛，便會恃強伐土，由克制轉為攻伐，稱「木旺乘土」，或「土虛木乘」。所謂「侮」，指欺侮，克我者弱，而被克者強，予以反克，可稱「侮」，例如金剋木，但肝木太過，亦即肝氣強盛，或遇上金氣衰弱，金剋木無力，並為木反剋，稱「金虛木侮」。

五行運動，有生有剋，本屬正常，但一旦遇上生剋太過及不及，即屬異常，不合中和，《素問》〈六節藏象論〉說：

---

69 《素問》，卷19，頁336。
70 《素問》，卷8，頁156-157。

求其至也，皆歸始春。未至而至，此謂太過，則薄所不勝，而乘所勝也。命曰氣淫。至而不至，此謂不及，則所勝妄行，而所生受病，所不勝薄之也，命曰氣迫。所謂求其至者，氣至之時也。[71]

上述引文的「氣淫」與「氣迫」都不合中和之道。引文意謂時令未到，而時氣已先到，例如未到立春，但春氣已提早而至，稱為太過，太過則侵犯其「所不勝」（克己）的一行，又恃強攻伐己所勝（己所剋）的一行，此稱「氣淫」。又時令已到，但時氣未到，此稱不及，其「所勝」（己所剋）者，失去制約而妄行，使賴其所「生」的一行，失去資助而受病，同時也使其接受對「所不勝」（剋己）的一行侵迫，此稱「氣迫」。例如，木不剋土，土則妄行，妄行則水受乘。木不及則虛，金「薄」之。總之，時氣的早至晚至，都直接影響大自然的生態發展，故此，時氣要適時而至，即「氣至之時」為正常。

對於乘侮勝復之論，《素問》〈五運行大論〉也指出：「氣有餘，則制己所勝而侮所不勝；其不及，則己所不勝，侮而乘之，己所勝，輕而侮之。侮反受邪。侮而受邪，寡於畏也。」[72]「氣有餘」則氣太盛，太盛除強烈克伐「己所剋」的一行外，還對本來剋己的一行予以反克；「其不及」則氣太弱，太弱除接受剋己的一行更強烈的欺侮外，還忍受本來己所剋的一行反剋。所謂「侮反受邪」，是言自恃氣有餘的強勢對所勝者或所不勝者進行欺侮，結果在勝復原則下，有勝則有復，欺侮者反受邪氣報復，如木勝土，土之子金來復。所謂「侮而受邪，寡於畏也」，是指自恃勝氣欺侮他行，結果反遭邪氣所復，其理是缺乏防禦力量，因為有勝氣，則有復氣，此乃天之常道。

---

71 《素問》，卷3，頁58。
72 《素問》，卷19，頁357-358。

在五行的異常狀態下，一行失常，牽連其他各行也相應失常，《素問》〈氣交變大論〉說：「五運更治，上應天期，陰陽往復，寒暑迎隨，真邪相薄，內外分離，六經波蕩，五氣傾移，太過不及，專勝兼併。」[73]所謂「專勝兼併」，「專勝」，指一氣太過，侵犯他氣，如木旺，可乘土侮金，「兼併」，指一氣不及，二氣來犯，如木不及，可反受土侮金乘之迫。《素問》〈六節藏象論〉又說：「五運之始，如環無端，……五氣更立，各有所勝，盛虛之變，此其常也。」[74]「各有所勝」，是指「春勝長夏，長夏勝冬，冬勝夏，夏勝秋，秋勝春」[75]。張志聰說：「五行所主之歲，而各有太過不及。五運之氣，五歲更立。太過之年，則勝己所勝，而侮所不勝；不及之年，則為己所不勝而勝之，己所勝而侮之，故各有所勝也。所勝之氣，不務其德，則反虛其本位，而復受其乘侮，此盛虛之變，理之常也。」[76]「己所勝」即己所剋，「侮所不勝」即反克。乘侮之所以出現，理因「不務其德」，「反虛其本位」，致使外力有機可乘。在五行中，一旦出現相乘相侮，正常生剋發展受到障礙，不合中和之道。

第七節　五運中和與失和

五運即木運、火運、土運、金運、水運，作用於推測不同年份的氣象變化。每年一運，五年一週期，始於木運，終於水運。《素問》〈五運行大論〉說：「天地動靜，五行遷復。」[77]所謂「五行遷復」，

73　《素問》，卷20，頁372。
74　《素問》，卷3，頁57。
75　《素問》，卷1，頁21。
76　〔清〕張隱庵：《黃帝內經素問集注》（北京市：學苑出版社，2002年8月），頁93。
77　《素問》，卷19，頁346。

即「五運相襲，周而復始也」[78]。《素問》〈天元紀大論〉說：「天有五行御五位，以生寒暑燥濕風。」[79]張志聰予以解釋說：「五位，五之方位，地之五行也。寒暑燥濕風火，天之六氣也。蓋言天之五氣，經於十干之分，十干之氣，以化地之五行，地之五行，以生天之六氣。」[80]地之五行，天之六氣，互為作用，資生萬物。

一　五運中和

五運之歲，各有其氣，以平氣為貴，即中和之氣，其氣無過或不及。五運之平氣，依次為「木曰敷和，火曰升明，土曰備化，金曰審平，水曰靜順」[81]。明醫家馬蒔作出釋義說：「木歲平氣，名曰敷和，敷布其和氣也。火歲平氣，名曰升明，火升而顯明也。土歲平氣，名曰備化，土以化物為德，其化及羣品而周備也。金歲平氣，名曰審平，氣至金而平定，而其氣詳審也。水歲平氣，名曰靜順，水性本順，而其氣又沉靜也。」[82]「木歲敷和」、「火歲升明」、「土歲備化」、「金歲審平」、「水歲靜順」，五歲皆是平氣，即「平和氣也」[83]。「平和氣」有利於化生萬物，《素問》〈五常政大論〉說：

> 敷和之紀，木德周行，陽舒陰布，五化宣平，其氣端，其性隨，其用曲直，其化生榮，其類草木，其政發散，其候溫和，……。

78　《黃帝內經素問集注》，頁565。

79　《素問》，卷19，頁335。

80　《黃帝內經素問集注》，頁551。

81　《素問》，卷20，頁389。

82　〔明〕馬蒔：《黃帝內經素問注証發微》（北京市：人民衛生出版社，1998年1月），頁495。

83　〈五常政大論〉王冰注文，見《素問》，卷20，頁393。

升明之紀，正陽而治，德施周普，五化均衡，其氣高，其性速，其用燔灼，其化蕃茂，其類火，其政明曜，其候炎暑，……。

備化之紀，氣協天休，德流四政，五化齊修，其氣平，其性順，其用高下，其化豐滿，其類土，其政安靜，其候溽蒸，……。

審平之紀，收而不爭，殺而無犯，五化宣明，其氣潔，其性剛，其用散落，其化堅斂，其類金，其政勁肅，其候清切，……。

靜順之紀，藏而勿害，治而善下，五化咸整，其氣明，其性下，其用沃衍，其化凝堅，其類水，其政流演，其候凝肅，……。[84]

上述各歲之氣，皆屬平氣，亦即中和之氣。木運「五化宣平，其氣端」；火運「五化均衡，其氣端」；土運「五化齊修，其氣平」；金運「五化宣明，其氣潔」；水運「五化咸整，其氣明」，都是祥瑞向榮，一派中和之象。

五運平氣，其特色是「生而勿殺，長而勿罰，化而勿制，收而勿害，藏而勿抑」[85]。「收長化收藏」乃大自然生物順應五季的生長過程。張景岳《類經》詳釋其義說：「此總結上文平氣之五化也。故木之生氣治令，則收氣不能縱其殺。火之長氣治令，則臟氣不能縱其罰。土之化氣治令，則生氣不能縱其制。金之收氣治令，則長氣不能縱其害。水之藏氣治令，則化氣不能縱其抑。此皆以天氣平，地氣

---

[84] 粹自《素問》，卷20，頁389-392。

[85] 《素問》，卷20，頁392。

正，五化之氣不相勝剋，故皆曰平氣。」[86]木行生令，火行長令，土行化令，金行收令，冬行藏令，各守本位無礙，如此則「天氣平，地氣正，五化之氣不相勝克」，乃自然界中和之象。

　　在大自然中，五氣的變動，雖無常規，但卻有「德化政令變災」之德性作為物候反映。《素問》〈氣交變大論〉說：「德化者氣之祥，政令者氣之章，變易者復之紀，災眚者傷之始。」[87]「德化」乃五氣正常的吉兆；「政令」乃五氣規條和表現形式；「變易」，是勝氣與復氣的綱紀；「災眚」乃萬物損傷的開始。

　　《素問》〈氣交變大論〉進一步指出：

　　　　東方生風，風生木，其德敷和，其化生榮，其政舒啟，其令風，其變振發，其災散落。
　　　　南方生熱，熱生火，其德彰顯，其化蕃茂，其政明曜，其令熱，其變銷爍，其災燔焫。
　　　　中央生濕，濕生土，其德溽蒸，其化豐備，其政安靜，其令濕，其變驟注，其災霖潰。
　　　　西方生燥，燥生金，其德清潔，其化緊斂，其政勁切，其令燥，其變肅殺，其災蒼隕。
　　　　北方生寒，寒生水，其德凄滄，其化清謐，其政凝肅，其令寒，其變凓冽，其災冰雪霜雹。[88]

　　上述的「德」、「化」、「政」、「令」都可說正常的現象，但一到「變」與「災」，則屬於異常，失去中和之道，物與人都受災害，所

86　〔明〕張介賓：《類經》，中冊，頁1024。
87　《素問》，卷20，頁387。
88　《素問》，卷20，頁383-384。

以《素問》〈氣交變大論〉又說：「是以察其動色，有德，有化、有政、有令、有變、有災，而物由之，而人應之也。」[89]人身相應時氣變動，有得有失，此乃自然常道。

二 五運太過不及失中和

在氣象方面，大自然具自我調節平衡規律，《素問》〈氣交變大論〉說：「夫五運之政，猶權衡也，高者抑之，下者舉之，化者應之，變者復之，此生長化收藏之理，氣之常也，失常則天地四塞矣。」[90]此言五運之氣在互動中，作用好比權衡，太過則抑制之，不足則予以輔助，氣化正常者，就展現正常感應，有勝氣則有復氣予以平衡，「生長化收藏」乃大自然正常規律，失常則天地之氣就會四塞不通。時氣著重適時而至，若然早至或遲至，則有違常道。所謂太過，指節令未至，而相應的節氣已先至，未至而至，是有餘之象。所謂不及，指季節已到，而相應的節氣未至或遲至，是不足之象，故此《素問》〈六微旨大論〉說：「至而至者和；至而不至，來氣不及也；未至而至，來氣有餘也。」[91]節氣該至而至則「和」，「和」是指中和，「不及」與「有餘」都是違「和」。〈天元紀大論〉又說：「形有盛衰，謂五行之治，各有太過不及也。故其始也，有餘而往，不足隨之；不足而往，有餘從之。」[92]此言歲運的陽干與陰干交替現象，陽干為太過（有餘），陰干為不足（不及），如果始運太過，接著的下一歲運，便是「不足隨之」，如果始運是不足（不及），接著下一歲運便會太過（有餘）。

---

89 同前註，頁384。
90 同前註，頁383。
91 《素問》，卷19，頁359。
92 《素問》，卷19，頁359。

五運相應六氣，《素問》〈六元正紀大論〉說：「夫六氣者，行有次，止有位，……運有餘，其至先，運不及，其至後，此天之道，氣之常也。運非有餘，非不足，是謂正歲，其至當其時也。」[93]六氣的運行與臨止，有其次序及有其方位，若然運氣有餘，則其氣早至，若然運氣不及，則其氣晚至，此為天之「常道」。所謂「至當其時」，是指運氣並無太過或不及，適時而至，是為正歲，即平氣之年，合中和之道也。

五運中任何一運太過或不及，必引致他運相繼作出勝復反映，出現一系列災變現象，所以《素問》〈五常政大論〉說：「故乘危而行，不速而至，暴瘧無德，災反及之，微者復微，甚者復甚，氣之常也。」[94]有關歲運太過或不足所帶來的自然災害及相應人身的傷害，其具體情況，可參閱本書第七章〈運氣勝復與中和思想〉，茲不贅。

小結

陰陽概念，源出易道八卦爻辭。萬物皆有陰陽，陰陽變動永恆，動靜有常，如環無端，復還始終。中是無過，和則生物，合而言之，謂之中和。在陰陽變動過程中，以中和為利，太過或不及皆為害。陰陽雖萬變，但萬變不離「唯變所適」，「適」是維持中和狀態，即隨時而時中。陰陽之數，無窮無盡，大則無外，小則無內，「推之可萬」，其道歸一。陰與陽並存並活，起著對立、互根互用、交感、消長、轉化等作用。陰陽在對立中運作，狀態平衡，無太過或不及，無偏盛或偏衰，謂之中和運動，有利於化生萬物。陰陽互根互用，互為根本，互為利用，即孤陰不生，獨陽不長，合則互利，維持中和發展狀態。

93　《素問》，卷21，頁433。

94　《素問》，卷20，頁398。

陰陽交感，是指陰陽二氣相互感應而合，態度中和，進而有利於生化萬物。所謂「動靜相召，上下相臨，陰陽相錯，而變由生也」，其「變」屬正常現象，無違中和之道，對生態起著繁衍作用。在陰陽變動過程中，消長互見，道合中和，但如只消不長，或只長不消，則不合中和之道，並會引致災害。

陰陽的變動，本屬正常運作，若在運作期間，出現偏盛偏衰或逆從失誤，亦即失和，產生一系列災害，此時需有待大自然的自我平衡機制，自我調和，恢復中和狀態。陰陽轉化，是指陰陽變動過中，一方出現過盛過衰，當發展至盛極或衰極的時候，就會物極必反，如重寒則熱，重熱則寒，重新創造另一個中和現象的開始。不過，在形體病情發展至「極」的時後，則是危象，可奪人命。

五行是指木、火、土、金、水，是物質世界分類法之一。《黃帝內經》一書，蘊含豐富的五行資料，其量之多，為先秦及秦漢典籍之冠。五行運動，以生克中和為貴，太過或不及都影響正常運作。所謂相生，是指具有資生、促進、助長作用，保持發展的最佳狀態；所謂相克，是指具有互相抑制，互相制約作用，無使其過或不及，以免破壞五行運動規律。五行相生是：木生火，火生土，土生金，金生水，水生木；五行相剋是：木剋土，土剋水，水剋火，火剋金，金剋木。五行生剋正常，才能生化萬物。如果一旦出現五行乘侮，乃五行的失和表現。相乘即克制太過，相侮即反克。

五行應五運，依次是木運、火運、土運、金運、水運，作用於推測不同年份的氣象變化。五運之歲，各有其氣，以平氣為貴，即中和之氣，其氣無過。歲運中和，其特色是「生而勿殺，長而勿罰，化而勿制，收而勿害，藏而勿抑」。此外，歲氣著重適時而至，早至或晚至，都會產生自然災害，人體因不能適應氣候的突變，也會相應致病。

第四章
病機與失中和

　　病機，機者，機要也，即關鍵與樞要，也含機兆之義。病機一詞，四見於《素問》〈至真要大論〉篇，如「謹候氣宜，無失病機」、「審查病機，無失氣宜」、「願聞病機何如」、「謹守病機，各司其屬」，可見「病機」的重要性。

　　疾病的發生，無論外因、內因或不內外因，都有其病機。病機標誌著人身的陰陽氣血臟腑失衡或偏勝，有違中和原則。

　　病機是中醫基礎理論重要範疇，通稱病理，即疾病的病變機理，包括病因、病位、病性、發展及預後等。中醫病機理論建構於陰陽五行、氣血津液、臟象、經絡、病因及病理發展等中醫基礎理論。《黃帝內經》論述病機的內容非常豐富，主要的內容見載於《素問》〈生氣通天論〉、《素問》〈玉機真藏論〉、《素問》〈至真要大論〉、《素問》〈調經論〉、《素問》〈舉痛論〉、《素問》〈陰陽應象大論〉、《靈樞》〈百病始生〉、《靈樞》〈五變〉、《靈樞》〈順氣一日分為四時〉等篇章。

　　對於病機理論的起源，《黃帝內經》〈至真要大論〉首倡其說，提出病機十九條，內容如下：

　　　　諸風掉眩，皆屬於肝；諸寒收引，皆屬於腎；諸氣膹鬱，皆屬於肺；諸濕腫滿，皆屬於脾；諸熱瞀瘛，皆屬於火；諸痛癢瘡，皆屬於心；諸厥固泄，皆屬於下；諸痿喘嘔，皆屬於上，諸禁鼓慄。如喪神守，皆屬於火；諸痙項強，皆屬於濕；諸逆

沖上，皆屬於火；諸脹腹大，皆屬於熱；諸躁狂越，皆屬於
火；諸暴強直，皆屬於風；諸病有聲，鼓之如鼓，皆屬於熱；
諸病胕腫，疼痠驚駭，皆屬於火；諸轉反戾，水液渾濁，皆屬
於熱；諸病水液，澄澈清冷，皆屬於寒，諸嘔吐酸，暴注下
迫，皆屬於熱。[1]

上述病機涉及五臟的肝、心、脾、肺、腎，也涉及六淫的風、寒、
濕、熱、火，無論施行何種治法，最終目的要求是氣血調平，故《素
問》〈至真要大論〉指出：「謹守病機，各司其屬，有者求之，無者求
之，盛者責之，虛者責之，必先五勝，疏其血氣，令其調達，而致和
平，此之謂也。」[2]五勝者，五行更勝也，以生剋中和為本。歷代醫
家循《內經》中和心法治病，如唐王冰說：「令上下無礙，氣血通
調，則寒熱自和，陰陽調達矣。」[3]明張景岳《類經》說：「有者瀉
之，無者補之，虛者補之，盛者瀉之，適其中外，疏其壅塞，令上下
無礙，氣血通調，則寒熱自和，陰陽調達矣。」[4]氣血通調和平，乃
中和治道之旨也。

　　病機為施治計畫作出南針，其理論不斷隨著時代的發展而充實，
本章僅就生病起於過用、陰陽營衛血氣津液、有餘不足等病機作出探
討，剖析其失中和的機理。

1　虞舜、于莉英點校：《四庫全書・黃帝內經》（南京市：江蘇科學技術出版社，2008
　　年1月），《素問》，卷22，〈至真要大論〉，頁491-492。
2　同前註，頁492。
3　〈至真要大論〉王冰注文，見《素問》，卷22，頁492。
4　〔明〕張介賓：《類經》（北京市：學苑出版社，2005年9月），上冊，頁530。

第一節　生病起於過用失中和

「生病起於過用」，是《內經》總結疾病成因的名句，語出《素問》〈經脈別論〉，其原句：「故春秋冬夏，四時陰陽，生病起於過用，此為常也。」[5]明張景岳《類經》釋其句意說：「五臟受氣，強弱各有常度，若勉強過用，必損其真，則病之所由起也。」[6]張氏言五臟真元因過用而致病。生病之因，起於過用，不同的過用，損傷臟腑各異，以出汗為例，〈經脈別論〉說：「飲食飽甚，汗出於胃。驚而奪精，汗出於心。持重遠行，汗出於腎。疾走恐懼，汗出於肝。搖體勞苦，汗出於脾。」[7]過汗傷五臟，「飽甚」傷胃、「奪精」傷心、「持重遠行」傷腎、「疾走恐懼」傷肝、「搖體勞苦」傷脾。

「生病起於過用」，如四時六氣過用、房勞過度、情志過用、飲食過用、形神過用及醫藥過用，都是致病主因，茲逐一探析如下：

一　四時六氣過用

一年四季，各有時氣，即春暖夏熱秋涼冬冷。四時之氣，守信依次而至，此乃天道常態。時氣早至或遲至，皆是失常表現，即非其時而有其氣，氣溫該熱而冷，或該冷而熱，寒溫失常，有失天和之旨。《素問》〈六微旨大論〉說：「至而至者和；至而不至者，來氣不及也；未至而至，來氣有餘也。」[8]時氣適時而至則和，季節已到，時

5　《素問》，卷7，頁126。
6　《類經》，中冊，頁744。
7　《素問》，卷7，頁125-126。
8　《素問》，卷19，頁359。

氣該到而未到為不及，季節未到，時氣已先到為太過，不及與太過皆有害於大自然生態。《素問》〈六節藏象論〉又說：「未至而至，此謂太過，則薄所不勝，而乘所勝也。命曰氣淫。」[9]「薄」者，迫也；所謂「氣淫」，是言氣候失常，節令未至，而時氣早至，早至稱太過，或稱有餘。太過則反侵迫所不勝的一行，並持強欺侮所勝的一行，例如木剋土，金剋木，但木氣太過，金剋木無力，並受木反剋，稱「氣淫」。《素問》〈六節藏象論〉又說：「至而不至，此謂不及，則所勝妄行，而所生受病，所不勝薄之也，命曰氣迫。」所謂「氣迫」，是言節令已至，時氣未至，此為不及，不及則無力克制其所勝之氣，任其不受約制而妄為。由於不及，也無力資助其所生的一行，致使該行生病，其本身也遭受所不勝的一行迫害，稱「氣迫」。總之，「氣淫」或「氣迫」都是時氣失和的表現。

「風寒暑濕燥火」，稱為六氣，本屬天之常氣，但太過則為淫邪之氣。《素問》〈至真要大論〉說：「百病之生也，皆生於風寒暑濕燥火。」[10]《靈樞》〈五變〉又說：「百疾之始期也，必生於風雨寒暑。」[11]時氣太過，六淫為害，為百病之源。《素問》〈天元紀大論〉指出：「天有五行御五位，以生寒暑燥濕風。」[12]「寒暑燥濕風」稱五氣，若其太過，「風勝則動，熱勝則腫。燥勝則乾，寒勝則浮，濕勝則濡瀉」[13]，人體亦應之，此乃天人相應之故。時氣太過，除可傷形外，嚴重者也可危及生命，《靈樞》〈歲露論〉說：「因歲之和，而少賊風者，民少病而少死。歲多賊風邪氣，寒溫不和，則民多病而死

---

9 《素問》，卷3，頁58。

10 《素問》，卷22，頁490。

11 虞舜、于莉英點校：《四庫全書・黃帝內經》（南京市：江蘇科學技術出版社，2008年1月），《靈樞》，卷7，頁99。

12 《素問》，卷19，頁335。

13 《素問》，卷2，頁30-31。

矣。」¹⁴此言歲和，賊風邪氣少，民少病少死。歲不和，賊風邪氣多，寒溫反常，民多病多死。

　　情志傷內，又形勞太過，更添外邪來犯，其病嚴重，《素問》〈移精變氣〉指出：「憂患緣其內，苦形傷其外，又失四時之從，逆寒暑之宜。賊風數至，虛邪朝夕，內至五臟骨髓，外傷空竅肌膚，所以小病必甚，大病必死。」¹⁵形體內外交困，外邪深入「五臟骨髓」，「外傷空竅」，所以「小病必甚，大病必死」。《素問》〈陰陽應象大論〉也說：「喜怒不節，寒暑過度，生乃不固。」此言內傷情志，外傷六邪，內外一併發病，危及生命。

　　六氣太過，除傷人身外，也傷及其他生態，《素問》〈四氣調神大論〉說：「賊風數至，暴雨數起，天地四時不相保，與道相失，則未央絕滅。」¹⁶此言賊風暴雨不斷發生，四時失序，有違天地生化之道，生態發展未及一半已殀滅。

二　房勞過度

　　腎為先天之本，不可毀傷，但房勞過度則傷腎，不可不察。雖然，《禮記》〈禮運〉篇嘗言：「飲食男女，人之大欲存焉。」¹⁷《孟子》〈告子上〉亦言：「食色，性也。」¹⁸性慾乃人之所需，但房勞太過則傷精害腎，《素問》〈上古天真論〉警告縱慾之害說：「以酒為漿，以妄為常，醉以入房，以欲竭其精，以耗散其真，不知持滿，不

14　《靈樞》，卷12，頁169。

15　《素問》，卷4，頁74-75。

16　《素問》，卷1，頁12。

17　《禮記正義》，收入《十三經注疏》（上海市：上海古籍出版社，1997年7月），下冊，頁689。

18　〔宋〕朱熹：《四書章句集注》（北京市：中華書局1983年10月），頁326。

時御神，務快其心，逆於生樂，起居無節，故半百而衰也。」[19]房勞
過度，虛耗真元，生命半百而衰。《素問》〈痿論〉又說：「思想無
窮，所願不得，意淫於外，入房太甚，宗筋弛縱，發為筋痿，及為白
淫。」[20]所謂「白淫」，是指房勞過度，男精關不固，陰精自流；女則
陰傷帶濁。《素問》〈腹中論〉又說：「病名血枯，⋯⋯若醉入房，中
氣竭，肝傷，故月事衰少不來也。」[21]女性縱欲，引致肝傷而血枯，
血枯即經閉。

此外，飽醉入房，易致脾失健運、腎氣衰弱，《素問》〈厥論〉指
出：「此人必數醉若飽，以入房，氣聚於脾中不得散，酒氣與穀氣相
薄，熱盛於中，故熱遍於身，內熱而溺赤也。夫酒氣盛而慓悍，腎氣
有衰，陽氣獨勝，故手足為之熱也。」[22]「飽醉」傷脾，縱慾傷腎，
二者皆嚴重戕害心身。

三　情志過用

人有七情五志，七情者，即喜怒憂思悲恐驚，五志者，即怒喜思
憂恐。《素問》〈陰陽應象大論〉說：「人有五臟化五氣，以生喜怒悲
憂恐。」[23]五氣生五志，志者，情志也，五志相應五臟，「肝志為怒；
心志為喜，脾志為悲；肺志為憂；腎志為恐」[24]。五志以平和為順，
假若情志太過，則「暴怒傷陰，暴喜傷陽」。五志太過則傷五臟，如
怒傷肝、喜傷心、思傷脾、憂傷肺、恐傷腎。情志太過對臟腑的影

---

19 《素問》，卷1，頁2。
20 《素問》，卷12，頁228。
21 《素問》，卷11，頁205。
22 《素問》，卷12，頁231。
23 《素問》，卷2，頁31。
24 〔清〕張隱庵：《黃帝內經素問集注》（北京市：學苑出版社，2002年8月），頁47。

響，《內經》記述頗多，例如：《靈樞》〈口問〉說：「悲哀愁憂則心動，心動則五臟六腑皆搖。」[25]人的情志「悲哀愁憂」皆可傷心。心為五臟之大主，心傷也可影響其他臟腑生病，《靈樞》〈本神〉說：「因悲哀動中者，竭絕而失生。」[26]此言因悲哀過度，傷及臟腑正氣，正氣耗盡，生命也結束。《靈樞》〈本神〉又說：「喜樂者，神憚散而不藏，愁憂者，氣閉塞而不行。盛怒者，迷惑而不治，恐懼者，神蕩憚而不收。」[27]「喜樂」傷心，「盛怒」傷肝，「愁憂」傷肺，「恐懼」傷腎，皆因情志太過而起。《素問》〈生氣通天論〉更指出：「大怒則形氣絕而血菀於上，使人薄厥。」[28]「薄厥」是指氣血上逆頭部，引致「昏厥症」。《素問》〈痿論〉又指出：「悲哀太甚，則胞絡絕，胞絡絕，則陽氣內動，發則心下崩數溲血也。」[29]「溲血」即尿血，病情非淺。

五志太過除傷五臟之外，也傷「氣」，《素問》〈舉痛論〉指出：「百病生於氣也，怒則氣上，喜則氣緩，悲則氣消，恐則氣下，……驚則氣亂，……思則氣結。」[30]「氣上」、「氣緩」、「氣消」、「氣下」、「氣亂」、「氣結」都因情志太過而起。人身之氣以「和」為寶，所以明張景岳《類經》說：「氣之在人，和則為正氣，不和則為邪氣。」[31]正氣利身，邪氣傷身。

情志過度，除傷臟腑氣血外，也可傷「神」，人身有五神，即神、魂、魄、意、志。五神內聯五臟，如心藏神，肝藏魂，肺藏魄，

25　《靈樞》，卷5，頁76。

26　《靈樞》，卷2，頁26。

27　同前註。

28　《素問》，卷1，頁16。

29　《素問》，卷12，頁228。

30　《素問》，卷11，頁203。

31　〔明〕張介賓：《類經》，上冊，頁650。

脾藏意，腎藏志。五志太過則傷五神，《靈樞》〈本神〉指出：「心怵惕思慮則傷神，……脾愁憂而不解則傷意，……肝悲哀動中則傷魂，……肺喜樂無極則傷魄，……腎盛怒而不止則傷志，……」[32]五臟神傷，引致精氣也傷，故《靈樞》〈本神〉說：「是故五藏其主藏精者也，不可傷，傷則失守而陰虛；陰虛則無氣，無氣則死。」[33]陰虛無氣，始於情志過度而傷神，神傷則陰精無以化生，不能化生精氣，生命則死。

四　飲食過用

病從口入，飲食過用是指飲食不節與五味過用，傷及人身陰陽臟腑氣血或五體九竅。飲食致病的機理，明張景岳《類經》說：「水穀入胃，其清者化氣，上歸於肺，是為精氣。若寒溫失宜，飲食過度，不能運化，則必留滯腸胃之間而為病，此濁氣在中也。」[34]「濁氣滯留腸胃」乃生病，清張志聰也說：「水穀入胃，寒溫不適，飲食不節，而病生於腸胃，故感則害人六腑。」[35]「六腑」受害，臟與腑相表裡，臟亦牽連受害。飲食不節而致生病，《內經》屢有提及，例如：

《素問》〈痺論〉：飲食自倍，腸胃乃傷。[36]

《靈樞》〈小針解〉：飲食不節，而病生於腸胃。[37]

---

32 《靈樞》，卷2，頁26-27。

33 同前註，頁27。

34 《類經》，中冊，頁1085-1086。

35 〔清〕張隱庵：《黃帝內經素問集注》，頁65。

36 《素問》，卷12，頁224。

37 《靈樞》，卷1，頁10-11。

《素問》〈太陰陽明論〉：食飲不節，起居不時者，陰受之。[38]

《素問》〈熱論〉：病熱少愈，食肉則復，多食則遺，此其禁也。[39]

《靈樞》〈順氣一日分為四時〉：病在胃及以飲食不節得病者，取之於合。[40]

《靈樞》〈五色〉：有潤如膏狀，為暴食不潔。[41]

以上所載，其致病之因，都是飲食太過或不節所引起。

　　有關飲食與疾病關係，例如糖尿病的致病機理，《素問》〈奇病論〉指出：「五味入口，藏於胃，脾為之行其精氣，津液在脾，故令人口甘也，此肥美之所發也，此人必數食甘美而多肥也。肥者，令人內熱，甘者令人中滿，故其氣上溢，轉為消渴。」[42]消渴病，即糖尿病，古稱三多病，即吃多，喝多，尿多，患者「必數食甘美而多肥也」。此外，飲食不節，也可引致「癰疽」頑症，《靈樞》〈玉版〉指出：「病之生時，有喜怒不測，飲食不節，陰氣不足，陽氣有餘，營氣不行，乃發為癰疽。」[43]《素問》〈生氣通天論〉：也說：「高粱之變，足生大丁。」[44]「高粱之變」，是指過食肥甘厚味，易鬱熱毒，發為大丁，即大「疔」。

38　《素問》，卷8，頁162-163。
39　《素問》，卷9，頁168。
40　《靈樞》，卷7，頁98。
41　《靈樞》，卷8，頁111。
42　《素問》，卷13，頁241。
43　《靈樞》，卷9，頁123。
44　《素問》，卷1，頁16。

生命的延續，需賴食物維持，所謂「天食人五氣，地食人五味」，食物色味宜合五臟五體，《素問》〈五藏生成〉說：「色味當五臟，白當肺，辛；赤當心，苦；青當肝，酸；黃當脾，甘；黑當腎，鹹。故白當皮，赤當脈，青當筋，黃當肉，黑當骨。」[45]當，合也，此言五色五味合五臟五體。

五味適度，則和於五臟及筋骨，《素問》〈生氣通天論〉說：「謹和五味，骨正筋柔，氣血以流，腠理以密，如是則骨氣以精。謹道如法，長有天命。」[46]上述所言，強調五味調和，有益於臟腑氣血筋骨及「長有天命」。不過，五味多食，則傷五臟，《素問》〈生氣通天論〉說：「陰之所生，本在五味；陰之五宮，傷在五味。是故味過於酸，肝氣以津，脾氣乃絕。味過於鹹，大骨氣勞，短肌，心氣抑。味過於甘，心氣喘滿，色黑，腎氣不衡。味過於苦，脾氣不濡，胃氣乃厚。味過於辛，筋脈沮弛，精神乃央。」[47]肝主筋，味過於酸則津盛，盛則剋土太過而脾氣絕。腎主骨，味過於鹹則傷腎，腎傷骨氣也傷；水盛反剋土，導致肌肉短縮；水盛則水氣凌心，症見心氣抑鬱不暢。脾土惡濕，甘味太過，滯緩上焦，故心氣喘滿，脾土勝，則腎水失衡，致生腎病。苦入心，味過於苦，則傷心，心屬火，心火受傷，火不暖土，則見脾氣失濡潤，胃不能轉輸，故胃氣脹滿。味過於辛散，則肺氣乘肝，肝主筋，致使筋脈沮弛，精神耗傷。

對於五味太過之弊，《素問》〈五藏生成〉又說：「多食鹹，則脈凝泣而變色；多食苦，則皮槁而毛拔；多食辛，則筋急而爪枯；多食酸，則肉胝皺而唇揭；多食甘，則骨痛而髮落，此五味之所傷也。」[48]

---

45 《素問》，卷3，頁64-65。
46 《素問》，卷1，頁21。
47 《素問》，卷7，頁138。
48 《素問》，卷3，頁63-64。

鹹入腎，腎屬水，心屬火，主血脈，其華在面，鹹多食，則腎水勝心火，故血脈「凝泣而變色」；苦入心，心屬火，肺屬金，主皮毛，其華在毛，多食苦，則心火勝肺金，故「皮槁而毛拔」；辛入肺，肺屬金，肝屬木，主筋，其華在爪，多食辛，則肺金勝肝木，故「筋急而爪枯」；酸入肝，肝屬木，脾屬土，主肌肉，其華在唇，多食酸，則肝木勝脾土，故「肉胝皺而唇揭」；甘入脾，脾屬土，腎屬水，主骨，其榮在髮，多食甘，則脾土勝腎水，故「骨痛而髮落」。五味多食，即太過，有失中和之旨，故生病。

此外，《靈樞》〈五味論〉一章，顧名思義專論五味，具體地指出五味太過的致病機理，分述如下：

多食酸味，令人癃閉，其機理是「酸入於胃，其氣澀以收，上之兩焦弗能出入也。不出即留於胃中，胃中和溫則下注膀胱，膀胱之胞薄以懦，得酸則縮，綣約而不通，水道不行，故癃。陰者，積筋之所終也，故酸入而走筋矣。」[49]酸味收澀，癃者，小水不利也。明張介賓《類經》予以闡釋說：「味過於酸，則上下兩焦弗能出入，若留於胃中，則為吞酸等疾。若胃中溫和不留，則下注膀胱，膀胱得酸則縮，故為癃也。」張氏又說：「陰者，陰器也。積筋者，宗筋之所聚也。肝主筋，其味酸，故內為膀胱之癃，而外走肝經之筋也。又〈宣明五氣〉篇曰：酸走筋，筋病無多食酸。」[50]

多食鹹味，令人口渴，其機理是「鹹入於胃；其氣上走中焦，注於脈，則血氣走之，血與鹹相得，則凝，凝則胃中汁注之，注之則胃中竭，竭則咽路焦，故舌本乾而善渴。血脈者，中焦之道也，故鹹入而走血矣。」[51]鹹入血，二者相得則凝，凝則津少作渴，明張景岳

49　《靈樞》，卷9，頁127。

50　〔明〕張介賓：《類經》，上冊，頁452。

51　《靈樞》，卷9，頁127。

《類經》予以闡釋說：「血為水化，鹹亦屬水，鹹與血相得，故走注血脈。若味過於鹹，則血凝而結，水液注之，則津竭而渴。然血脈必化於中焦，故鹹入中焦而走血。」[52]

多食辛味，令人「洞心」，即內心空虛如洞，其機理是「辛入於胃，其氣走於上焦，上焦者，受氣而營諸陽者也，薑韭之氣熏之，營衛之氣，不時受之，久留心下，故洞心。辛與氣俱行，故辛入而與汗俱出」[53]。明張景岳《類經》予以闡釋說：「辛味屬陽，故走上焦之氣分。過於辛則開竅而散，故為洞心，為汗出。又〈宣明五氣〉篇曰：辛走氣，氣病無多食辛。」[54]

多食苦味，令人變嘔，其機理是「苦入於胃，五穀之氣，皆不能勝苦，苦入下脘，三焦之道，皆閉而不通，故變嘔。齒者，骨之所終也，故苦入而走骨，故入而復出，知其走骨也」[55]。苦味入胃致嘔，明張景岳予以闡釋說：「苦味性堅而沉，故走骨。味過於苦，則抑遏胃中陽氣，不能運化，故五穀之氣不能勝之，三焦之道閉而不通，所以入而復出，其變為嘔。又如齒為骨之所終，苦通於骨，內不能受，其氣復從口齒而出，正因其走骨也。」[56]

多食甘味，「令人悗心」，「悗心」即心中煩悶，其機理是「甘入於胃，其氣弱小，不能上至於上焦，而與穀留於胃中者，令人柔潤者也，胃柔則緩，緩則蟲動，蟲動則令人悗心。其氣外通於肉，故甘走肉」[57]。明張景岳《類經》予以闡釋說：「甘入於胃，其氣弱小，不能上至於上焦，而與穀留於胃中者，令人柔潤者也，胃柔則緩，緩則蟲

52 〔明〕張介賓：《類經》，上冊，頁453。
53 《靈樞》，卷9，頁128。
54 《類經》，上冊，頁453。
55 《靈樞》，卷9，頁128。
56 《類經》，上冊，頁453。
57 《靈樞》，卷9，頁128。

動，蟲動則令人悗心。其氣外通於肉，故甘走肉。」[58]張氏闡釋多食五味之害，義理簡明，深得其要。

　　五味走五體入五臟，《靈樞》〈九針論〉說：「酸走筋，辛走氣，苦走血，鹹走骨，甘走肉，是謂五走也。」[59]「走」者，入也。酸走筋，即酸入肝；辛走氣，即辛入肺；苦走血，即苦入心；鹹走骨，即鹹入腎；甘走肉，即甘入脾。五味各有所走，入五臟，不能多食，多食則病。《靈樞》〈五味論〉說：「五味入於口也，各有所走，各有所病，酸走筋，多食之，令人癃；鹹走血，多食之，令人渴；辛走氣，多食之，令人洞心；苦走骨，多食之，令人變嘔；甘走肉，多食之，令人悗心。」[60]此言五味太過則傷五體五臟。《素問》〈宣明五氣〉也提出「五味所禁」之說：「辛走氣、氣病無多食辛；鹹走血，血病無多食鹹；苦走骨，骨病無多食苦；甘走肉，肉病無多食甘；酸走筋，筋病無多食酸。是謂五禁，無令多食。」[61]上述引文，凡十二句，六次強調「無多食」，可見五味過食，嚴重影響健康。形體有病，更宜擇味而食，《靈樞》〈九針論〉說：「病在筋，無食酸；病在氣，無食辛；病在骨，無食鹹；病在血，無食苦；病在肉，無食甘。口嗜而欲食之，不可多也，必自裁也，命曰五裁。」[62]「五裁」者，節制五味也，即筋病忌吃酸，氣病忌吃辛，骨病忌吃鹹，血病忌吃苦，肉病忌吃甘。食之道，宜擇味而食，雖欲食而不可多，並需自我節制，過食傷身。

　　此外，五臟也各有所苦與各有所欲，苦即惡也，欲即喜也，無論

---

58 《類經》，上冊，頁454。
59 《靈樞》，卷12，頁166。
60 《靈樞》，卷9，頁127。
61 《素問》，卷7，頁137。
62 《靈樞》，卷12，頁166。

是苦與欲，其相同目標是「和」。《素問》〈藏氣法時論〉指出：「肝苦
急，急食甘以緩之。……心苦緩，急食酸以收之。……脾苦濕，急食
苦以燥之。……肺苦氣上逆，急食苦以泄之。……腎苦燥，急食辛以
潤之，開腠理，致津液，通氣也。」[63]五臟之氣，其所苦之處，亦即
失和之處，急食所需之味，予以調和。《素問》〈臟氣法時論〉又指
出：「肝欲散，急食辛以散之，用辛補之，酸瀉之。……心欲軟，急
食鹹以軟之；用鹹補之，甘瀉之。……脾欲緩，急食甘以緩之，用苦
瀉之，甘補之。……肺欲收，急食酸以收之，用酸補之，辛瀉
之。……腎欲堅，急食苦以堅之，用苦補之，鹹瀉之。」[64]虛者補
之，實者瀉之，補其不足，瀉其有餘，無偏盛偏衰之態，或太過與不
及之弊，以中和為依歸。

五　勞逸過用

　　生病起於過用，無論過勞或過逸都會引起生病，過勞包括勞力與
勞心。《素問》〈上古天真論〉強調「不妄作勞」，「形勞而不倦，氣從
以順」，「外不勞形於事，內無思想之患」。「不妄作勞」，則有利於養其
精。過勞則傷五體，《素問》〈宣明五氣〉說：「五勞所傷：久視傷血、
久臥傷氣、久坐傷肉、久立傷骨、久行傷筋。是謂五勞所傷。」[65]五
勞之傷，唐王冰釋其義，認為久視傷血，「勞於心也」；久臥傷氣，
「勞於肺也」；久坐傷肉，「勞於脾也」；久立傷骨，「勞於腎也」；久
行傷筋，「勞於肝也」。[66]五勞既傷五體，也傷五臟。

63　《素問》，卷7，頁128-129。
64　同前註，頁129-130。
65　《素問》卷7，頁139。
66　同前註。

　　勞神太過則傷志傷臟，《靈樞》〈大惑論〉說：「神勞則魂魄散，志意亂。」[67]《靈樞》〈本神〉又說：「怵惕思慮者則傷神，神傷則恐懼流淫而不止。」[68]心藏神，神傷則心傷，恐傷腎，神傷則心怯，怯而恐懼，心腎不交，精關不固，腎精自流不止。

　　此外，形體過逸，四肢不動，也是病態行為，《素問》〈血氣形志〉說：「形樂志苦，病生於脈，……形樂志樂，病生於肉。」[69]形體過逸，情志苦惱而多慮則傷神，神傷則血脈虛，邪易乘虛而入，故病生於脈，心主血脈，其病在心。又形體過逸，飽食終日，形體不動，「神肌不轉，氣血羈留，故病生於肉」[70]，「病生於肉」，即其病在脾。

六　藥物過用

　　是藥三分毒，藥物過用，可引致生病，甚或危害生命，《素問》〈五常政大論〉說：「大毒治病，十去其六，常毒治病，十去其七，小毒治病，十去其八，無毒治病，十去其九。穀肉果菜，食養盡之，無使過之，傷其正也。」[71]病去八九，宜以食療善後，故言「食養盡之」。《素問》〈五常政大論〉又指出：「無伐天和，無盛盛，無虛虛，而遺人夭殃，無致邪，無失正，絕人長命。」[72]「天和」，指天道尚和，「伐」，即傷害或違背；「盛盛」，是盛其盛；「虛虛」，是虛其虛，「盛盛」與「虛虛」均屬嚴重太過，不合中和之道。《素問》〈六元正紀大論〉又提出警告，指出「大積大聚，其可犯也，衰其太半而止，

67　《靈樞》，卷12，頁170。

68　《靈樞》，卷2，頁26。

69　《素問》，卷7，頁140。

70　〔清〕張隱庵：《黃帝內經素問集注》，頁237。

71　《素問》，卷20，頁415。

72　同前註，頁415-416。

過者死」[73]，此言針對孕婦勿用藥忌太過，以避免意外發生。

第二節　陰陽營衛血氣津液之中和與失中和

　　張景岳嘗言：「人身不過表裡，表理不過陰陽，陰陽即營衛，營衛即血氣。」[74]照此申論，津液猶血氣也。人身的陰陽和、營衛和、血氣和、津液和，顯示其人五臟六腑也相應和調，精神糾糾，健康無病。但假若人身的陰陽營衛血氣津液皆失和，其人必百病纏身，形苦志苦，預後不良。

一　陰陽盛衰失中和

　　「盛」，即「勝」，為太過，為有餘；「衰」即「虛」，為不足，為不及，無論偏盛偏衰，都可稱之為「過」，「過」則失中失和。陰陽中和，代表陰陽互動的最佳狀態，一旦陰陽偏盛偏衰，太過或不及，有餘或不足，或逆從失誤，或逆順顛倒，或勝復無常，就會產生陰陽失衡，嚴重的失衡稱陰陽乖戾。陰陽失和，可導致陽損及陰，或陰損及陽，發展到嚴重階段，最終是「陰陽離決，精氣乃絕」，陽亡陰亦亡，或陰亡陽亦亡。

　　天人如一，陰陽作用於形體也是陽主熱，陰主寒，「陽勝者，則為熱，陰勝者，則為寒」[75]。《素問》〈陰陽應象大論〉說：「陰勝則陽病，陽勝則陰病。陽勝則熱，陰勝則寒。重寒則熱，重熱則寒。」[76]陰陽盛虛作用於形體有內外之分，「陽虛則外寒，陰虛則內熱，陽盛則

73　《素問》，卷21，頁456。

74　〔明〕張介賓：《類經》，上冊，頁385。

75　《靈樞》，卷11，頁156。

76　《素問》，卷2，頁30。

外熱，陰盛則內寒」[77]，此為陰陽寒熱病理的總綱。

陰陽與寒熱偏盛偏衰，都可致病，《素問》〈陰陽應象大論〉說：

> 陽勝則身熱，腠理閉，喘粗為之俯仰，汗不出而熱，齒乾以煩
> 冤，腹滿死，能冬不能夏。陰勝則身寒，汗出身常清，數慄而
> 寒，寒則厥，厥則腹滿死，能夏不能冬。此陰陽更勝之變，病
> 之形能也。[78]

陽勝身熱，冬屬陰，其氣寒，身內熱而外氣寒，寒熱對沖，人體尚可
適應，但一到夏天，夏屬陽，其氣熱，人身內外俱陽俱熱，形體不能
適應，故此「能冬不能夏」。另一情況，陰勝身寒，夏屬陽，其氣
熱，人身雖寒，但為外間溫熱氣候所沖和，人體尚可適應，但一到冬
天，人身內外俱陰俱寒，形體不能適應，故「能夏不能冬」。形體無
論「能冬不能夏」或「能夏不能冬」，二者都是病情堪虞，最後「腹
滿死」。總之，「陰陽易者危」[79]，天地陰陽二氣「相得則和，不相得
則病」。

陰氣盛，陽氣虛，症見虛寒，《素問》〈瘧論〉說：「三陽俱虛則
陰氣勝，陰氣勝則骨寒而痛；寒生於內，故中外皆寒。」[80]「陰勝」
生寒，寒主收引，「痛則不通，通則不痛」，此乃寒滯經絡，故「骨寒
而痛」。陽氣盛，陰氣虛，熱邪偏盛，上擾神明，《素問》〈陽明脈
解〉說：「陽盛則四肢實，實則能登高也。……熱盛於身，故棄衣欲
走也。……陽盛則使人妄言罵詈，不避親疏，而不欲食，不欲食故妄

77　《素問》，卷17，頁315。

78　《素問》，卷2，頁37。

79　《素問》，卷3，頁70。

80　《素問》，卷10，頁183-184。

走也。」[81]陽盛身熱，熱擾神明，故出現「棄衣欲走」、「妄言罵詈」、「不避親疏」等妄行，此即「陰靜陽躁，躁則神明亂」是也。

陽盛之病，以三陽合病最為嚴重，《素問》〈著至教論〉說：

> 三陽者至陽也，積并則為驚，病起疾風，至如礔礪，九竅皆塞，陽氣滂溢，乾嗌喉塞。并於陰則上下無常，薄為腸澼，此謂三陽直心，坐不得起，臥者便身全，三陽之病。[82]

所謂「三陽」，是指手足各三陽經。三陽合病，六陽並至，症見「神驚」，病起如疾風，勢如霹靂，九竅閉塞不通，陽氣熾盛，咽乾喉塞。若然過盛的勝陽并入於陰，陰氣受擾動而上下失常，邪留下焦則為腸澼；若然三陽上沖心胸，稱「三陽直心」，使人坐而不得起，常欲全身得臥，此為三陽之病，症候嚴峻。

人身陰陽失和，「陰不勝其陽，則脈流薄疾；陽不勝其陰，則五臟氣爭，九竅不通」[83]，病情預後不良。《素問》〈生氣通天論〉又指出：「凡陰陽之要，陽密乃固。兩者不和，若無春秋，若冬無夏。……故陽強不能密，陰氣乃絕；陰平陽秘，精神乃治；陰陽離決，精氣乃絕。」[84]對於陰陽失和之弊，《素問》〈陰陽別論〉也說：「陰爭說內，陽擾於外，魄汗未藏，四逆而起，起則熏肺，使人喘鳴。陰之所生，本和曰和。是故剛與剛，陽氣破散，陰氣乃消亡，淖則剛柔不和，經氣乃絕。」[85]於此可見，引致「經氣乃絕」，即生命結束，起因陰陽失和。

---

81 《素問》，卷8，頁165。

82 《素問》，卷23，頁500-501。

83 《素問》，卷1，〈生氣通天論〉，頁18。

84 同前註，頁19。

85 《素問》，卷2，頁48。

　　天地之陰陽以中和為貴，人身亦然。人身陰陽和，其人「筋脈和同，骨髓堅固，氣血皆從。如是則內外調和，邪不能害，耳目聰明，氣立如故」[86]。《靈樞》〈通天〉指出有一類名為陰陽和平之人，其人「居處安靜，無為懼懼，無為欣欣，婉然從物，或與不爭，與時變化，尊則謙謙，譚而不治，是謂至治。……陰陽之氣和，血脈調，謹診其陰陽，視其邪正，安容儀，審有餘不足，盛則瀉之，虛則補之，不盛不虛，以經取之。……其狀委委然，隨隨然，顒顒然，愉愉然，……眾人皆曰君子」[87]。陰陽和平之人，顧名思義，其人身的陰陽臟腑氣血以及行藏舉止，都處中和狀態，屬於無病健康之人。

　　人身陰陽中和，除要求內外中和外，也要求上下中和，如果人身上下的陰陽失和，其害也烈，《素問》〈厥論〉舉熱厥為例說：「陰氣盛於上則下虛，下虛則腹脹滿，陽氣盛於上，則下氣重上，而邪氣逆，逆則陽氣亂，陽氣亂，則不知人也。」[88]陰陽逆亂失和，神志不清，發病「不知人」，顯示病情進入失神階段，救治倍難，生命難料。陰陽失和的病證，《內經》記述頗多，如《靈樞》〈五癃津液別〉載：「陰陽不和，則使液溢而下流於陰，髓液皆減而下，下過度則虛，虛故腰背痛而脛痠。」[89]此為「陰陽不和」，腎虛失精，腰痛足痠。《靈樞》〈五癃津液別〉又說：「陰陽氣道不通，四海閉塞，三焦不瀉，津液不化，水穀并行腸胃之中，別於回腸，留於下焦，不得滲膀胱，則下焦脹，水溢則為水脹，此津液五別之逆順也。」[90]此為「陰陽氣道不通」，三焦氣化不行，水濕停滯致腫脹，明張景岳《類

86　《素問》，卷1，頁19。

87　粹自《靈樞》，卷10，頁144-146。

88　《素問》，卷12，頁232。

89　《靈樞》，卷6，頁87。

90　同前註。

經》予以闡釋說：「此津液之為水脹也。三焦為決瀆之官，膀胱為津液之府，氣不化則水不行，所以三焦不能瀉，膀胱不能滲，而腫脹之病所由作，故治此者，當以氣化為主。試觀水潦為災，使非太陽照臨，則陰凝終不能散，泥濘終不能乾，能知此義，則知陰陽氣化之道矣。」[91]氣化失職，主因在陰陽失和所致，治當以氣化為主，溫陽利水可行也。

症見陰陽失和，有虛有盛，虛者補之，盛者瀉之，虛盛並見，其處理之法，《靈樞》〈終始〉指出：「陰盛而陽虛，先補其陽，後瀉其陰而和之。陰虛而陽盛，先補其陰，後瀉其陽而和之。」[92]無論是補或瀉，旨在恢復陰陽氣血中和。

二　營衛血氣津液之中和與失中和

營為血，衛為氣，營為陰，衛為陽，營主臟，衛主腑，血氣和調，臟腑、營衛、陰陽亦和調，達致「陰平陽秘，精神乃治」。營與衛之生成，《靈樞》〈營衛生會〉說：「人受氣於穀，穀入於胃，以傳與肺，五臟六腑，皆以受氣，其清者為營，濁者為衛，營在脈中，衛在脈外，營周不休，五十而復大會，陰陽相貫，如環無端。」[93]營氣屬陰，行於脈中，衛氣屬陽，浮行於脈外，即「營在脈中，衛在脈外」，陰陽相隨，營衛二氣和調，始能「陰陽相貫，如環無端」。假若營衛或臟腑不和調，就會致病，明張景岳《類經》說：「衛氣營氣臟腑之氣，皆氣也，一有不調，均能致疾。」[94]

91　〔明〕張介賓：《類經》，中冊，頁759。

92　《靈樞》，卷2，頁30。

93　《靈樞》，卷4，頁57。

94　《類經》，上冊，頁547。

　　《靈樞》〈天年〉說:「五臟堅固,血脈和調,肌肉解利,皮膚緻密,營衛之行,不失其常,呼吸微徐,氣以度行,六腑化穀,津液布揚,各如其常,故能長久。」[95]此言臟腑和調,營衛血氣津液「不失其常」,「各如其常」,這是臟腑中和的表現。明張景岳《類經》對上述引文作出釋義說:「堅固者不易損,和調者不易亂,解利者可無留滯,緻密者可免中傷。營衛之行不失其常者,經脈和也。呼吸微徐氣以度行者,三焦治也。六腑化穀,津液布揚,則臟腑和平,精神充暢,故能長久而多壽也。」[96]營衛之行正常,經脈和調,津液敷布全身正常,「臟腑和平,精神充暢」,故能多壽。

　　血與氣,精與神,同源同道,《靈樞》〈營衛生會〉說:「夫血之與氣,異名同類。……營衛者,精氣也,血者,神氣也,故血之與氣,異名同類焉。」[97]對於「精」的釋義,明醫家馬蒔謂:「精者,神也。」[98]《靈樞》〈平人絕穀〉說:「神者,水穀之精氣也。」[99]《素問》〈八正神明論〉又說:「血氣者,人之神。」[100]血氣與精神息息相關,所謂「血脈和利,精神乃居」[101]。《靈樞》〈本藏〉進一步指出:

　　　　血和則經脈流行,營復陰陽,筋骨勁強,關節清利矣;衛氣和
　　　　則分肉解利,皮膚調柔,腠理緻密矣;志意和則精神專直,魂
　　　　魄不散,悔怒不起,五臟不受邪矣;寒溫和則六腑化穀,風痹

95　《靈樞》,卷8,頁116。

96　〔明〕張介賓:《類經》,上冊,頁98。

97　《靈樞》,卷4,頁58。

98　〔明〕馬蒔:《黃帝內經素問注証發微》(北京市:人民衛生出版社,1998年1月),
　　頁32。

99　《靈樞》,卷6,頁82。

100　《素問》,卷8,頁151。

101　《靈樞》,卷6,頁82。

不作，經脈通利，肢節得安矣，此人之常平也。[102]

上述引文的「血和則經脈流行」、「衛氣和則分肉解利」、「志意和則精神專直」、「寒溫和則六腑化穀」，指出「和」乃「常平」之人的核心條件。人體所需的血氣津液及精神，《靈樞》〈決氣〉說：

> 人有精、氣、津、液、血、脈，……以為一氣耳，……兩神相搏，合而成形，常先身生，是謂精。何謂氣？……上焦開發，宣五穀味，熏膚、充身、澤毛，若霧露之溉，是謂氣。何謂津？……腠理發泄，汗出溱溱，是謂津。何謂液？……穀入氣滿，淖澤注於骨，骨屬屈伸，泄澤補益腦髓，皮膚潤澤，是謂液。何謂血？……中焦受氣，取汁變化而赤，是謂血。何謂脈？……壅遏營氣，令無所避，是謂脈。[103]

「精、氣、津、液、血、脈」為人身所需物質，稱六氣，清張志聰闡釋說：「營者，精氣也。血者，神氣也。精血津液，皆本於氣之生化，故謂之六氣。」[104]六氣有利於臟腑生化，持續生命，不容有脫，《靈樞》〈決氣〉說：「精脫者，耳聾；氣脫者，目不明；津脫者，腠理開，汗大泄；液脫者，骨屬屈伸不利，色夭，腦髓消，脛痠，耳數鳴；血脫者，色白，夭然不澤，其脈空虛，此其候也。」[105]「精脫」、「氣脫」、「津脫」、「液脫」、「血脫」、「脈脫」（脈空虛），皆屬失和之象。此外，「血、脈、營、氣、精、神」乃五臟所藏，若失和，其精

---

102 《靈樞》，卷7，頁102。

103 《靈樞》，卷6，頁80。

104 〔清〕張隱庵：《黃帝內經素問集注》，頁274。

105 《靈樞》，卷6，頁80。

神表現「淫泆離臟則精失、魂魄飛揚、志意恍亂、智慮去身」[106]，其致病之因，是「血氣不和，百病乃變化而生」[107]。《素問》〈湯液醪醴論〉又指出：

> 精神不進，志意不治，故病不可愈。今精壞神去，營衛不可復收。何者？嗜欲無窮，而憂患不止，精氣弛壞，營泣衛除，故神去之而病不愈也。[108]

上述引文指出「嗜欲無窮」之害，使精神營衛壞去，臟腑失和，故病不愈，影響所及，最終是精去神亡，此為臟腑失和所致的結果。

津血同源，乃醫家共識。津者，津液也，來源於水穀精微的化生，隨三焦之氣，出入肌膚腠理，具溫養肌肉，充潤皮膚之功。《靈樞》〈五癃津液別〉說：「水穀皆入於口，其味有五，各注其海。津液各走其道，故三焦出氣，以溫肌肉，充皮膚，為其津；其流而不行者，為液。」[109]《素問》〈六節藏象論〉也說：「五味入口，藏於腸胃，味有所藏，以養五氣，氣和而生，津液相成，神乃自生。」[110]能夠氣和，則能津成神生，顯示臟腑生化過程順利，運作中和。

脾屬臟，胃屬腑，脾與胃相表裡，津液需賴脾胃支援而產生效用，《素問》〈太陰陽明論〉說：「足太陰者，三陰也，其脈貫脾，絡嗌，故太陰為之行氣於三陰。陽明者表也，五臟六腑之海也，亦為之

106　《靈樞》，卷2，頁26。
107　《素問》，卷17，頁310。
108　《素問》，卷4，頁78-79。
109　《靈樞》，卷6，頁86。
110　《素問》，卷3，頁60。

行氣於三陽。臟腑各因其經而受氣於陽明，故為胃行其津液。」[111]《靈樞》〈本藏〉也說：「六腑化水穀而行津液。」[112]臟腑運作中和，水穀入胃始能起到生化作用，化津成血。《靈樞》〈癰疽〉指出：「腸胃受穀，上焦出氣，以溫分肉，而養骨節，通腠理。中焦出氣如露，上注溪谷，而滲孫脈，津液和調，變化而赤為血。」[113]「津液和調」，「變化而赤為血」，展現臟腑功能生剋正常。脾為後天化生之源，主四肢肌肉，假若脾病不能運化，則四肢失用，《素問》〈太陰陽明論〉說：「脾病不能為胃行其津液，四肢不得稟水穀氣，氣日以衰，脈道不利，筋骨肌肉，皆無氣以生，故不用焉。」[114]脾乃後天之本，脾病則胃不行津，以致筋脈失養而不用。

人體之調治，以血氣為先，其原則是「從虛去實，瀉則不足，疾則氣減，留則先後。後虛去虛，補則有餘，血氣已調，形氣乃持」[115]。補虛瀉實，旨在調和血氣，此為治病通則。

第三節　有餘不足失中和

有餘即太過，不足即不及，有餘或不足，太過或不及，皆不合中和之道。在病理上，太過為實，不足為虛，形體常見的病理現象有五有餘及五不足、形氣之有餘及不足、四海之有餘及不足、六經經氣之有餘及不足、脈象之有餘及不足。形體出現有餘及不足，需經診治，恢復其中和狀態，分述如下：

111　《素問》，卷8，頁164。
112　《靈樞》，卷7，頁102。
113　《靈樞》，卷12，頁172。
114　《素問》，卷8，頁163。
115　《靈樞》，卷12，頁172。

一　五有餘及五不足

　　《素問》〈調經論〉提出「五有餘及五不足」之說，其內容是：「神有餘，有不足；氣有餘，有不足；血有餘，有不足；形有餘，有不足；志有餘，有不足。」[116]簡單而言，「五」是指神、氣、血、形、志；其有餘者為實，不足者為虛。根據臟象理論，五臟功能各有所主，心藏神、肺藏氣、肝藏血、脾藏肉（形）、腎藏志，故此，神、氣、血、形、志的有餘或不足，反映五臟的虛實，無論虛與實，都是有失中和之旨。

　　心藏神，其病機是「神有餘則笑不休，神不足則悲。血氣未并，五臟安定，邪客於形，灑淅起於毫毛，未入於經絡也。故命曰神之微」[117]，其治法是：「神有餘則瀉其小絡之血，出血勿之深斥；無中其大經，神氣乃平。神不足者，視其虛絡，按而致之，刺而利之，無出其血，無泄其氣，以通其經，神氣乃平。」[118]神有餘則刺絡出血，行瀉法，神不足，行補法，「無出其血，無泄其氣」，一瀉一補，皆以「平」為目的，「平」具中和之義。

　　肺藏氣，其病機是「氣有餘則喘咳上氣，不足則息利少氣。血氣未并，五臟安定，皮膚微病，命曰白氣微泄」[119]，其治法是：「氣有餘則瀉其經隧，無傷其經，無出其血，無泄其氣。不足則補其經隧，無出其氣。」[120]瀉而「無泄其氣」，補而「無出其氣」，旨在適度，無太過則不傷正。

116　《素問》，卷17，頁309。
117　同前註，頁310。
118　同前註，頁310-311。
119　《素問》，卷17，頁311。
120　同前註，頁311。

肝藏血，其病機是「血有餘則怒，不足則恐，血氣未并，五臟安定，孫絡水溢，則經有留血」[121]，其治法是：「血有餘則瀉其盛經，出其血；不足則視其虛經，內針其脈中，久留而視，脈大疾出其針，無令血泄。」[122]此言針刺之瀉法及補法，其經「盛」，可行瀉法，「出其血」，其經不足，留針行補法，並「疾出其針」，「無令血泄」，以免傷正。

脾藏形（肉），其病機是「形有餘則腹脹，涇溲不利。不足則四肢不用，血氣未并，五臟安定。肌肉蠕動，命曰微風」[123]，其治法是：「形有餘則瀉其陽經，不足則補其陽絡。」[124]「腹脹，涇溲不利」，乃有餘之證，可瀉其經；脾主肌肉四肢，統血，血虛生風，故肌肉蠕動，補其陽絡為正法。

腎藏志，其病機是「志有餘則腹脹飧泄，不足則厥。血氣未并，五臟安定，骨節有動」[125]，其治法是：「志有餘則瀉然筋血者，不足則補其復溜。」[126]腎藏志，乃寒水之臟。唐王冰說：「腎氣虛則厥，實則脹。」志有餘者，邪在腎也，故症見「腹脹飧泄」，志不足則生志病，乃腎陽不足，故症見手足厥冷。志病有餘者，宜瀉然谷穴，志病不足者，宜補復溜穴，二穴俱屬足少陰腎經。

二　形氣與四海之有餘及不足

所謂形氣，是言人身氣血的外在表現，亦即形體與神氣的表現，

---

121 同前註，頁312。
122 同前註，頁312。
123 同前註，頁312-313。
124 同前註，頁313。
125 同前註，頁313。
126 同前註，頁313。

形氣相合為順，不相合為逆。人的體質稟賦，有先天後天之別，同時各人的「骨節之大小，肉之堅脆，皮之厚薄，血之清濁，氣之滑澀，脈之長短，血之多少，經絡之數」，又各有不同。故此，在診治上，宜辨明虛實，或補或瀉，按情治療。

　　有關形氣有餘及不足的診治，《靈樞》〈筋結〉指出：「形氣不足，病氣有餘，是邪勝也，急瀉之；形氣有餘，病氣不足，急補之。」[127]張志聰釋「形氣」為「皮肉筋骨之形氣」，釋「病氣」為「三陰三陽之經氣，為邪所病也」[128]。「病氣」之虛實，決定施治之「補瀉」，其有餘者，行瀉法，其不足者，行補法。《靈樞》〈筋結〉又說：「形氣不足，病氣不足，此陰陽氣俱不足也，不可刺之，刺之則重不足。重不足則陰陽俱竭，血氣皆盡，五臟空虛，筋骨髓枯，老者絕滅，壯者不復矣。」[129]形氣與病氣俱不足，即俱虛也，宜補不宜瀉，更不可「刺」，「若再刺之，是重虛其虛，而血氣盡，筋髓枯。老者益竭，故致絕滅；壯者必衰，故不能復其元矣」[130]。《靈樞》〈筋結〉又說：「形氣有餘，病氣有餘，此謂陰陽俱有餘也。急瀉其邪，調其虛實。故曰：有餘者瀉之，不足者補之，此之謂也。」[131]形氣與病氣俱有餘，有餘者急瀉無妨，並調和其虛實。調虛實，瀉有餘，補不足，乃治療大法，目的在恢復形氣中和。

　　天人合一，人地相應，地有四海，人身也有四海。《靈樞》〈海論〉說：「人亦有四海，十二經水。經水者，皆注於海，海有東西南北，命曰四海。……人有髓海，有血海，有氣海，有水穀之海，凡此

127 〔清〕張隱庵：《黃帝內經靈樞集注》，頁50。

128 同前註，頁51。

129 《靈樞》，卷2，頁20。

130 〔明〕張介賓：《類經》，中冊，頁1079。

131 《靈樞》，卷2，頁20。

四者，以應四海也。」[132]有關四海之有餘及不足的病理現象，《靈樞》
〈海論〉又說：「氣海有餘者，氣滿胸中，悗息面赤；氣海不足，則
氣少不足以言。血海有餘，則常想其身大，怫然不知其所病；血海不
足，亦常想其身小，狹然不知其所病。水穀之海有餘，則腹滿；水穀
之海不足，則饑不受穀食。髓海有餘，則輕勁多力，自過其度；髓海
不足，則腦轉耳鳴，脛痠眩冒，目無所見，懈怠安臥。」[133]四海有
餘，治宜瀉，不足者，治宜補，使之平和，以合中和之旨，所以《靈
樞》〈海論〉篇中又有「知調者利，不知調者害」之語。

三　六經經氣之有餘及不足

六經是指厥陰經、少陰經、太陰經、陽明經、太陽經及少陽經，
《靈樞》〈刺節真邪〉說：「六經調者，謂之不病。」[134]六經調和則形
體無病。

關於六經經氣的有餘及不足，其所帶來的疾患，《素問》〈四時刺
逆從論〉明確指出：

> 厥陰有餘病陰痹；不足病生熱痹，……少陰有餘皮痹隱軫
> （疹）；不足病肺痹，……太陰有餘，病肉痹，寒中；不足病
> 脾痹，……陽明有餘，病脈痹身時熱；不足病心痹，……太陽
> 有餘病骨痹，身重；不足病腎痹，……少陽有餘病筋痹、脅
> 滿；不足病肝痹，……[135]

---

132 《靈樞》，卷6，頁82。
133 同前註，頁83。
134 《靈樞》，卷11，頁155。
135 《素問》，卷18，頁327-328。

六經應五臟，其有餘或不足，反映於病性的寒熱虛實。厥陰為陰之極，其有餘則寒甚，寒凝經脈而成寒痺；厥陰不足，陽盛陰虛，陽盛則熱，復感風寒濕鬱而化熱，邪滯經絡而成熱痺。少陰心經有餘，則火煉金，肺主皮毛，肺金受心火之煉，透發於表，故見皮痺及隱疹；少陰心經不足，剋金乏力，肺金不受克制而成氣實，氣實則肺痺。太陰脾經有餘，陰寒偏盛，脾主肌肉，邪留肌肉，故為肉痺；太陰不足，即脾土之氣不足，病在肌肉，稱肌痺或脾痺。所謂脾痺，《素問》〈痺論〉說：「脾痺者，四肢懈惰，發咳嘔汁，上為大塞。」[136]陽明胃經有餘，燥氣過盛而爍煉血脈而成脈痺，時見身熱；陽明不足，脾與胃相表裡，土不及，生金無力，心失所養，故為心痺。太陽膀胱經有餘，膀胱與腎相表裡，腎主腰膝骨，故見骨痺身重；太陽不足，即腎不足，故為腎痺。少陽膽經有餘，膽與肝相表裡，肝主筋，經絡循行於脅，故見筋痺脅滿；少陽膽經不及，膽與肝相表裡，少陽不及，肝陰也不及，故為肝痺。

四　脈象之有餘及不足

脈象的形態表現，各有所主，《素問》〈脈要精微論〉說：「脈者，血之府也。長則氣治，短則氣病，數則煩心，大則病進。上盛則氣急、下盛則氣脹、代則氣衰、細則氣少、濇則心痛。」[137]此言脈象之長、短、數、大、上、下、代、細、濇及其主病。《素問》〈金匱真言論〉又說：「善為脈者，謹察五臟六腑，一逆一從，陰陽表裡雌雄之紀，藏之心意，合心於精。」[138]此言精於脈診者，深悉人身五臟六

136　《素問》，卷12，頁223。
137　《素問》，卷17，頁89-90。
138　《素問》，卷1，頁26。

腑之運作，相應於大自然的陰陽五行及四時六氣之變動。《素問》〈疏五過論〉也說：「善為脈者，必以比類、奇恒，從容知之。」[139]比類、奇恆、從容三者乃《內經》脈診辨證基本要求，所謂比類，指比較同類，比較疑似，詳加分晰；所謂奇恆，奇者，指異常，恆者，指正常，其意是辨明異常與正常；所謂從容，其意是辨証時心平氣和，詳審明辨，不容急躁。

　　脈合四時，乃中和之象。中和之脈、平人有之，《靈樞》〈終始〉說：「所謂平人者不病，不病者，脈口人迎應四時也，上下相應而俱往來也，六經之脈不結動也，本末之寒溫之相守司也。形肉血氣必相稱也，是謂平人。」[140]「平人不病」，其脈平，不疾不徐，和緩有神。至於有餘或不足之病脈，《內經》頗多記述，摘錄如下：

　　（1）《素問》〈脈要精微論〉：反四時者，有餘為精，不足為消。應太過，不足為精，應不足，有餘為消。[141]

「精」者，解作甚，指邪氣偏盛；「消」者，指正氣消損，全句意謂：脈象與四時相反，其顯示有餘者為邪盛，其不足者為正氣消損；脈象應顯示有餘，卻見不足，為邪氣盛，脈象顯示應不足，卻見有餘，為正氣消損。

　　（2）《素問》〈脈要精微論〉：粗大者，陰不足，陽有餘，為熱中也。[142]

---

139 《素問》，卷23，頁507。
140 《靈樞》，卷2，頁28。
141 《素問》，卷5，頁91。
142 同前註，頁97。

脈之粗大者，為洪脈，即陽脈也，為陰氣不足，陽氣有餘，主內裡
有熱。

　　（3）《素問》〈脈要精微論〉：諸過者切之，澀者陽氣有餘也，
　　滑者陰氣有餘也；陽氣有餘為身熱無汗，陰氣有餘為多汗身
　　寒，陰陽有餘則無汗而寒。[143]

「過」者，即失和也；「有餘」者，邪氣有餘也。脈澀者為邪入陽
分，脈滑者為邪入陰分。邪在陽分為陽盛，出現身熱無汗，邪在陰分
為陰盛，出現身寒多汗，陰陽同受邪，則無汗而寒。

　　（4）《素問》〈方盛衰論〉：是以形弱氣虛死，形氣有餘，脈氣
　　不足死；脈氣有餘，形氣不足生。[144]

辨脈知生死，形氣俱弱者死，「形氣有餘，脈氣不足」，主凶，其「有
餘」為假象，脈氣不足，故「死」；「脈氣有餘」，言正氣尚存，故雖
「形氣不足」，生命尚保。

五　瀉有餘補不足以合中和

　　中和之道，旨在平衡發展，故此「有餘折之，不足補之」[145]，
「折之」即瀉之，《內經》屢言「有餘者瀉之，不足者補之」，例如：

143　同前註。
144　《素問》，卷24，頁521。
145　《素問》，卷22，頁481。

　　（1）《素問》〈骨空論〉：風從外入，令人振寒汗出，頭痛、身重、惡寒。治在風府，調其陰陽，不足則補，有餘則瀉。[146]

風邪犯肌表，症見振寒汗出，頭痛、身重、惡寒，治宜瀉足少陽膽經風府穴，以解表驅邪，然後按情調和陰陽，補虛瀉實。

　　（2）《素問》〈經脈別論〉；太陽臟獨至，厥喘虛氣逆，是陰不足陽有餘也。表裡當俱瀉，取之下俞。[147]

「獨至」，獨盛也，太陽脈獨盛，陽氣盛於上而虛於下，虛氣上逆則喘，足太陽與足太陰相表裡，腎陰不足故邪犯之，宜瀉之，足太陽為有餘，亦需瀉之，故「表裡俱當瀉」也。所謂「下俞」，即足下端俞穴如膀胱經的束骨穴，及腎經的太溪穴等。

　　（3）《素問》〈血氣形志〉：今知手足陰陽所苦，凡治病必先去其血，乃去其所苦，伺之所欲，然後瀉有餘，補不足。[148]

「去其血」，即刺絡療法，治病辨明其苦與欲，邪在血脈，刺絡去其血以解其苦，知其所欲，實者瀉之，虛者補之。

　　（4）《素問》〈離合真邪論〉：經言氣之盛衰，左右傾移。以上調下，以左調右。有餘不足，補瀉於滎輸。[149]

146　《素問》，卷16，頁294。
147　《素問》，卷7，頁127。
148　《素問》，卷7，頁139。
149　《素問》，卷8，頁152。

經絡之氣血盛衰，左右各異或有傾移，可通過針刺以上調下，以左調右，以平為期，又可通過針刺輸穴，瀉有餘補不足。

（5）《靈樞》〈熱病〉：偏枯，身偏不用而痛，言不變，志不亂，病在分腠之間，巨針取之，益其不足，損其有餘，乃可復也。[150]

中風偏枯，僅見「身偏不用而痛，言不變，志不亂」，病在分肉腠理之間，病情屬輕，以粗針補虛瀉實，病可康復。

（6）《靈樞》〈陰陽二十五人〉：美眉者，足太陽之脈，氣血多，惡眉者，血氣少；其肥而澤者，血氣有餘，肥而不澤者，氣有餘，血不足，瘦而無澤者，氣血俱不足，審察其形氣有餘不足而調之，可以知逆順矣。[151]

上引文指出，通過觀察人之「美眉」與「惡眉」，可知其氣血情況，美眉者為氣血多，惡眉者為血氣少；其人肥有澤者為「血氣有餘」，肥而不澤者為「氣有餘，血不足」，瘦而無澤者，為氣血俱虛，通過觀察人之形氣，據其氣血之有餘或不足，予以補虛瀉實，使其陰陽氣血調和，就其病勢的逆順而進行適當治療，以中和為依歸。

有餘與不足，一般視為失和，但也有特殊情況，可作另類看待，例如《素問》〈上古天真論〉載：「有其年已老，而有子者，……此其天壽過度，氣脈常通，而腎氣有餘也。」[152]老人「氣脈常通」，「腎氣

150　《靈樞》，卷5，頁66。

151　《靈樞》，卷9，頁132。

152　《素問》，卷1，頁6。

有餘」，則能長壽。《素問》〈陰陽應象大論〉又載：「智者察同，愚
者察異，愚者不足，智者有餘，有餘而耳目聰明，身體強健，老者
復壯，壯者益治。」[153]智者「有餘而耳目聰明，身體強健」。此兩則
所指的「有餘」，是指精氣充沛，雖年老而益壯，形體陰陽氣血並無
失和。

小結

　　形體致病之因，起於過用，常見有四時六氣過用、情志過用、飲
食過用、勞逸過用及藥物過用等。四時過用，是指四時氣溫失常，其
屬於常態的，應該是春暖夏熱秋涼冬冷，但四種時氣未適時而至，該
至而未至，或未該至而先至，做成寒溫失常。六氣是指風寒暑濕燥
火，本是天之常氣，但因太過或不及，則稱六淫或六邪。四時六氣之
失常或失和，都可使形體生病。人有七情五志，七情即喜怒憂思悲恐
驚，五志即怒喜思憂恐。情志太過，可傷及臟腑使人體生病，如怒傷
肝、喜傷心、思傷脾、憂傷肺、恐傷腎。飲食過用，包括飲食不節、
五味太過等，都會傷及五臟。勞逸過用，包括勞力、勞神，房勞及過
逸等，過勞則傷及臟腑或傷及陰陽氣血，引致人體生病。藥物過用，
即濫用藥物，是藥三分毒，治病用藥，中病即止。《素問》〈五常政大
論〉提出警告說：「大毒治病，十去其六，常毒治病，十去其七，小
毒治病，十去其八，無毒治病，十去其九。穀肉果菜，食養盡之，無
使過之，傷其正也。」並且提出治病要配合食療，即「毒藥攻邪，五
穀為養，五果為助，五畜為益，五菜為充。」總之，養生或治病，其
原則是中病即止，並且無伐天和。

---

153 《素問》，卷2，頁38。

　　陽主熱，陰主寒，「陰勝則陽病，陽勝則陰病。陽勝則熱，陰勝則寒。重寒則熱，重熱則寒」，陰陽盛虛與寒熱有內外之分，「陽虛則外寒，陰虛則內熱，陽盛則外熱，陰盛則內寒」。無論陰勝或陽勝，都是失和的表現。

　　天有陰陽，地有陰陽，天之陰陽為寒暑燥濕風火，稱六氣，地之陰陽為木火土金水，稱五行。天為陽，地為陰，各有其氣，天地合氣，始能生化萬物。四時氣候，適時而至，則春溫、夏熱、秋涼、冬寒屬正常現象，一旦氣候異常，除自然界受災害外，形體也因適應不及而致病。

　　五臟屬陰，六腑屬陽，臟與腑互為表裡，臟和則腑和，一臟有疾，他臟也受牽連而不和。五行應五臟，也應五氣、五味、五體、五竅、五色、五音、五聲。五行運動，有生有勝，以中和為順。五臟功能表現太過或不及，都屬病態。五臟應五味，五味太過則傷五臟五體，如酸味太過則傷肝傷筋，苦味太過則傷心傷血，甘味太過則傷脾傷肉，辛味太過則傷肺傷皮毛，鹹味太過則傷腎傷骨。五臟應五色，察色觀病，主吉的健康五色是「青如翠羽」，「赤如雞冠」，「黃如蟹腹」，「白如豕膏」，「黑如烏羽」，主凶的病五色是「青如草茲」，「黃如枳實」，「黑如炱」，「赤如衃血」，「白如枯骨」，此五色預後不良。

　　營血衛氣來源於水穀精微的化生，營行脈中，衛行脈外，營衛和調，則精神充沛，津液相成，《素問》〈六節藏象論〉也說：「五味入口，藏於腸胃，味有所藏，以養五氣，氣和而生，津液相成，神乃自生。」氣和津成而至神生，顯示臟腑運作中和，成功地完成生化過程。

　　所謂五有餘及五不足，「五」，是指「神」、「氣」、「血」、「形」、「志」，有餘與不足，都是病態，不合中和之道。有餘者，治之以瀉，不足者，治之以補，以恢復其中和。形體之四海、六經之經氣及脈象之有餘或不足，其治法也是瀉有餘，補不足，此為中醫治病之法則。

第五章
治病調適以平為期

　　中醫治病特色是天人合一，醫者需學識豐富，具天地人三才知識，即「上知天文，下知地理，中知人事」。《素問》〈五常政大論〉說：「故治病者，必明天道地理，陰陽更勝，氣之先後，人之壽夭，生化之期，乃可以知人之形氣矣。」[1]醫道乃天人之學，《素問》〈疏五過論〉又說：「聖人之治病也，必知天地陰陽，四時經紀，五臟六腑，雌雄表裡。刺灸砭石，毒藥所主，從容人事，以明經道，貴賤貧富，各異品理，問年少長，勇怯之理，審於分部，知病本始，八正九候，診必副矣。」[2]此言治病要通曉天文、地理、人事、針藥、診治等學識。

　　中醫治病，著重望診及脈診，《素問》〈陰陽應象大論〉說：「善診者，察色按脈，先別陰陽，審清濁而知部分；視喘息，聽音聲，而知所苦；觀權衡規矩，而知病所主；按尺寸，觀浮沉滑濇，而知病所生，以治無過，以診則不失矣。」[3]精於醫者，通過「察色按脈」、「聽音聲」，就能辨明病因，作出準確治療，確保診治不失。

　　《內經》的中和觀，貫穿整個中醫理論體系，在治法上，強調「以平為期」，無太過或不及。所謂「以平為期」，「平」者，義同「和」，明張景岳《類經》說：「凡病甚者，奏功非易，故不必問其效

1　虞舜、于莉英點校：《四庫全書・黃帝內經》（南京市：江蘇科學技術出版社，2008年1月），《素問》，卷20，頁406。

2　《素問》，卷23，頁508。

3　《素問》，卷2，頁40。

之遲速，但當以血氣平和為期則耳。」[4]考「以平為期」一詞，見於《內經》凡四次，其原文如下：

> 《素問》〈至真要大論〉：平氣何如？……謹察陰陽所在而調之，以平為期。[5]

> 《素問》〈至真要大論〉：安其屈伏，無問其數，以平為期。[6]

> 《素問》〈三部九候論〉：必先去其血脈而後調之，無問其病，以平為期。[7]

> 《素問》〈六元正紀大論〉：以平為期，而不可過。[8]

上述四則引文，各有治法重點所在，帶來四個命題：「調陰陽致中和」、「調血氣致中和」、「守中道致中和」及「適時中致中和」。本章以上述四個命題作為深究對象，分節析論如下：

第一節　調陰陽致中和

《素問》〈陰陽應象大論〉說：「陰陽者，天地之道也。」又說：「治病必求於本。」[9]所謂「本」，是指陰陽而言。《素問》〈六節藏象

4　〔明〕張介賓：《類經》（北京市：學苑出版社，2005年9月）上冊，頁179-180。

5　《素問》，卷22，頁461。

6　同前註，頁479。

7　《素問》，卷6，頁120。

8　《素問》，卷21，頁435。

9　《素問》，卷2，頁28。

論〉說：「生之本，本於陰陽。」[10]生命以陰陽為本，故此，治病「必知天地陰陽」[11]，並「謹察陰陽所在而調之」[12]，辨明陰陽偏勝，予以調和。《素問》〈徵四失論〉指出：「診不知陰陽逆從之理，此治之一失矣。」故此治病不明陰陽逆順之理，乃醫之大忌。天有陰陽，人身也有陰陽，陰陽作用於人體，以和為寶。《素問》〈生氣通天論〉說：「凡陰陽之要，陽密乃固，兩者不和，若春無秋，若冬無夏。因而和之，是謂聖度。故陽強不能密，陰氣乃絕。陰平陽秘，精神乃治；陰陽離決，精氣乃絕。」[13]所謂「聖度」，是指陰陽和合，內外調和，切合聖人要求的法度。清張隱庵釋其義說：「惟聖人能陳陰陽，而內外調和也。」[14]「陰平陽秘，精神乃治」，故此中醫論治，必從陰陽入手，《靈樞》〈五色〉說：「用陰和陽，用陽和陰，當明部分，萬舉萬當。」明張景岳《類經》也說：「陰陽者，脈有陰陽，證有陰陽，氣味有陰陽，經絡臟象有陰陽，不知陰陽所在，則以反為正，以逆為從。故宜謹察而調之，以平為期，無令過也。」[15]張氏所論，深得《內經》中和哲理的神髓，強調調和陰陽乃中醫治病大法，「以平為期」，無使陰陽有所偏勝。

「陽病治陰，陰病治陽」，此乃治病常法，通過辨証論治，調和陰陽，《素問》〈玉版論要〉說：「陰陽反他，治在權衡相奪。」[16]，《素問》〈湯液醪醴論〉也說：「平治於權衡。」[17]權衡疾病的標本、

10　《素問》，卷3，頁55。
11　《素問》，卷23，頁508。
12　《素問》，卷22，頁461。
13　《素問》，卷1，頁19。
14　〔清〕張隱庵：《黃帝內經素問集注》（北京市：學苑出版社，2002年8月），頁26。
15　〔明〕張介賓：《類經》，中冊，頁1339。
16　《素問》，卷4，頁82。
17　《素問》，卷4，頁80。

輕重、主次、先後，乃時中智慧的表現。人體五臟有病，以調和五臟陰陽為先，《素問》〈方盛衰論〉說：「皆五臟氣虛，陽氣有餘，陰氣不足，合之五診，調之陰陽，以在〈經脈〉。」[18]此言五臟氣虛，其因在陽氣有餘，陰氣不足，宜參考五臟盛衰以作診治，調和其陰陽，有關論治已見於〈經脈〉篇內。（按：《靈樞》卷三載有〈經脈〉篇一文。）

　　調和陰陽為論治之本，處方用藥，也宜慎辨藥物的功用及其性味。《素問》〈至真要大論〉說：「辛甘發散為陽，酸苦湧泄為陰，鹹味湧泄為陰，淡味滲泄為陽。六者或收或散，或緩或急，或燥或潤或軟或堅，以所利而行之，調其氣使其平也。」[19]臨床治病，處方下藥，辨明性味，「調其氣使其平」，疾病痊癒。

　　治病除施以藥物外，也可施行針刺，疏通經絡，調和陰陽，《靈樞》〈終始〉說：

> 陰者主臟，陽者主腑，陽受氣於四末，陰受氣於五臟，故瀉者迎之，補者隨之，知迎知隨，氣可令和，和氣之方，必通陰陽。……陰盛而陽虛，先補其陽，後瀉其陰而和之。陰虛而陽盛，先補其陰，後瀉其陽而和之。[20]

針灸治法，無論是迎隨補瀉、補陽瀉陰或補陰瀉陽，其旨在調和臟腑陰陽。《靈樞》〈邪客〉又說：「補其不足，瀉其有餘，調其虛實，以通其道，而去其邪。飲以半夏湯一劑，陰陽已通，……此所謂決瀆壅

---

18 《素問》，卷24，頁519-520。
19 《素問》，卷22，頁492-493。
20 虞舜、于莉英點校：《四庫全書‧黃帝內經》（南京市：江蘇科學技術出版社，2008年1月），《靈樞》，卷2，頁28及頁30。

塞，經絡大通。」[21]補虛瀉實，針藥並施，更有利於調和陰陽。

　　病證有陰陽偏勝，調和陰陽乃治道之旨，在治法上，有正治與反治之分。所謂「正治」又稱逆治，即逆病情表現而治，乃中醫治則之一。《素問》〈至真要大論〉指出：「寒者熱之，熱者寒之，微者逆之，甚者從之，堅者削之，客者除之，勞者溫之，結者散之，留者攻之，燥者濡之，急者緩之，散者收之，損者溫之，逸者行之，驚者平之，上之下之，摩之浴之，薄之劫之，開之發之，適事為故。」[22]上述各種治則，旨在調和陰陽，使病去體和，恢復健康。〈至真要大論〉又說：「謹守病機，各司其屬，有者求之，無者求之，盛者責之，虛者責之，必先五勝，疏其血氣，令其調達，而致和平，此之謂也。」[23]尋其病機，疏通氣血，「令其調達，而致和平」，乃治道之旨。

　　所謂反治，相對正治而言，反治亦稱從治，即順從病象假象而治，如臨症表現的真寒假熱、真熱假寒、真虛假實、真實假虛等，其證嚴重，必需嚴加辨明，否則罔意投藥，危象立見。《素問》〈至真要大論〉指出：「熱因寒用，寒因熱用，塞因塞用，通因通用，必伏其所主，而先其所因，其始則同，其終則異，可使破積，可使潰堅，可使氣和，可使必已。」[24]治法正確，「可使氣和，可使必已」，也合中和之旨。

　　治病以調和陰陽為本，治術已施，如即效未見，仍需耐心待時，《素問》〈五常政大論〉說：「無代化，無違時，必養必和，待其來復。」末句「待其來復」，指正氣待回，生意漸長。

　　《靈樞》〈根結〉說：「上工平氣，中工亂脈，下工絕氣危生。」[25]

21　《靈樞》，卷10，頁141。

22　《素問》，卷22，頁494。

23　同前註，頁492。

24　《素問》，卷22，頁494。

25　《靈樞》，卷2，頁20。

此論上工、中工及下工之優劣。明張景岳《類經》對於上中下三種醫
工的表現，嘗作出批評說：「上工知陰陽虛實，故能平不平之氣。中
工無的確之見，故每多淆亂經脈。下工以假作真，以非作是，故絕人
之氣，危人之生也。」[26]上工能活命，「知陰陽虛實，故能平不平之
氣」，中工認知不足，無主見，「淆亂經脈」，下工「以假作真」，危害
人之性命。

第二節　調血氣致中和

血氣周流一身，「行有經紀，周有道理，與天合同，不得休
止」[27]，故此，形體有病，調和氣血為先。對於血氣平和與生命的關
係，《內經》頗多記述，如：

> 《靈樞》〈天年〉：血氣已和，營衛已通，五臟已成，神氣舍
> 心，魂魄畢具，乃成為人。[28]

> 《靈樞》〈本臟〉：人之血氣精神者，所以奉生而週於性命者
> 也。[29]

> 《素問》〈三部九候論〉：天地之至數，合於人形，血氣通，決
> 死生。[30]

---

26 〔明〕張介賓：《類經》，中冊，頁1081。
27 《靈樞》，卷12，頁172。
28 《靈樞》，卷8，頁115。
29 《靈樞》，卷7，頁101。
30 《素問》，卷6，頁119。

　　《素問》〈八正神明論〉：血氣者，人之神，不可不謹養。[31]

　　《素問》〈生氣通天論〉：氣血以流，腠理以密，如是則骨氣以精。謹道如法，長有天命。[32]

　　《素問》〈調經論〉：血氣不和，百病乃變化而生。[33]

　　血氣乃生命之基礎物質，故此，治病需「知腑臟血氣之診」[34]，然後予以調和。血氣和調的人，「五臟堅固，血脈和調，肌肉解利，皮膚緻密，營衛之行，不失其常，呼吸微徐，氣以度行，六腑化穀，津液布揚，各如其常，故能長久」[35]。《靈樞》〈本臟〉說：「寒溫和則六腑化穀，風痺不作，經脈通利，肢節得安矣。此人之常平也。」[36]「常平」，可稱平人。平人「不病」[37]，又「陰陽均平，以充其形，九候若一」[38]，其「形肉血氣必相稱」[39]，並且「五臟安定，血脈和利，精神乃居」[40]。

　　診治血氣之道，《素問》〈陰陽應象大論〉指出：「觀權衡規矩，而知病所主；按尺寸，觀浮沉滑澀，而知病所生以治，無過以診，則不失矣。……形不足者，溫之以氣；精不足者，補之以味。……定其

31　《素問》，卷8，頁151。
32　《素問》，卷1，頁21。
33　《素問》，卷17，頁311。
34　《素問》，卷8，頁21。
35　《靈樞》，卷8，頁116。
36　《靈樞》，卷7，頁102。
37　《素問》，卷5，頁98。
38　《素問》，卷17，頁314。
39　《靈樞》，卷2，頁28。
40　《靈樞》，卷6，頁82。

血氣，各守其鄉。血實宜決之，氣虛宜掣引之。」[41]「血實」則放血瀉之，「氣虛」則行導引術補之，通過瀉實補虛，可使血氣平衡。《素問》〈血氣形志〉也指出：「凡治病必先去其血，乃去其所苦，伺之所欲，然後瀉有餘，補不足。」[42]此言治病先通其瘀血以解其苦，然後「瀉有餘，補不足」，以使血氣和平。

不過，施行刺絡去瘀，要慎察體質的肥瘦強弱，《素問》〈刺瘧〉說：「適肥瘦出其血也。」[43]因應體質強弱而刺絡放血，才不會誤治。《靈樞》〈逆順肥瘦〉也指出：「年質壯大，血氣充盈，膚革堅固，因加以邪，刺此者，深而留之，此肥人也。……瘦人者，皮薄色少，肉廉廉然，薄唇輕言，其血清氣滑，易脫於氣，易損於血，刺此者，淺而疾之。」[44]肥人「膚革堅固」，針刺時，宜「深而留之」，瘦人「肉廉廉然」，針刺時，宜「淺而疾之」。肥瘦辨明，有利於調整形體之氣血虛實，虛者補之，實者瀉之，以調和血氣為目的。

通過針刺手法，也可調和氣血，即刺其經隧，「取血於營，取氣於衛」，以補虛瀉實為原則，《素問》〈調經論〉說：「瀉實者，氣盛乃內針，針與氣俱內，……針與氣俱出，……搖大其道，如利其路。」[45]邪盛宜瀉，吸氣進針，呼氣出針，出針時搖大其孔，以利邪有出路，行瀉法。《素問》〈調經論〉又說：「候呼內針，氣出針入，……氣入針出，……閉塞其門，邪氣布散，精氣乃得存。」[46]此為呼氣進針，吸氣出針，出針時速閉針孔，邪氣散於外，精氣存於內，行補法。《靈樞》〈九針十二原〉又進一步指出：「微針通其經脈，調其血氣，

---

41 《素問》，卷2，頁40-41。
42 《素問》，卷7，頁139。
43 《素問》，卷10，頁192。
44 《靈樞》，卷6，頁89。
45 《素問》，卷17，頁316。
46 同前註，頁316-317。

營其逆順出入之會。」[47]此言針刺通經脈，調和血氣，疾病不起。

第三節　守中道致中和

治病守中道的概念，蛻變於中和思想，例如用藥中病即止，無使其過，以平為期，過則邪去正傷。唐王冰也曾就用藥太過，所帶來的危險作出警告說：「若過禁使盡，毒氣內餘，無病可攻，以當毒藥，毒攻不已，則敗損中和，故過則死。」[48]故此，用藥不可「過」，「過」則傷害生命。有關用藥中病即止的規限，《黃帝內經》早有述及，《素問》〈六元正紀大論〉舉姙婦為例說：

> 黃帝問曰：婦人重身，毒之何如？歧伯曰：有故無損，亦無殞也。帝曰：願聞其故何謂也？歧伯曰：大積大聚，其可犯也，衰其太半而止，過者死。[49]

上引文指出姙婦有疾，用藥之禁，忌不可過，「衰其太半而止，過者死」，過則母子受害。明馬蒔曰：「此言姙婦之用毒藥者，可用而不可過也。婦人懷姙，謂之重身。然用毒藥以治其病者，正以內有其故，則有病以當毒藥，其子必無殞也。不惟子全，而母亦無殞也。但有大積大聚，或病甚者，不得不用此以犯之，祇宜衰其大半而止藥，彼病自漸去。若過用其藥，則敗損真氣，而母子未必不殞矣。」[50]過用其藥，敗損真氣，危及母子，可作警惕，不可不慎。

47　《靈樞》，卷1，頁1。

48　〈六元正紀大論〉王冰注文，見《素問》，卷21，頁456。

49　《素問》，卷21，頁456。

50　〔明〕馬蒔：《黃帝內經素問注証發微》（北京市：人民衛生出版社，1998年1月），頁588。

　　是藥三分毒，服藥之道，不論無毒有毒，過則害，並需結合食療，所謂三分藥，七分養是也。《素問》〈五常政大論〉指出：「有毒無毒，固宜常制矣。大毒治病，十去其六；常毒治病，十去其七；小毒治病，十去其八，無毒治病，十去其九。穀肉果菜，食養盡之。無使過之，傷其正也。不盡，行復如法。必先歲氣，無伐天和。無盛盛，無虛虛，而遺人夭殃。無致邪，無失正，絕人長命。」[51]唐王冰注釋其義說：「無毒之藥，性雖和平，久而多之，則氣有偏勝，則有偏絕，久攻之則臟氣偏弱，既弱且困，不可長也，故十去其九而止。服至約已，則以五穀、五肉、五果、五菜隨五臟宜者食之，已盡其餘病，藥食兼行亦通也。」[52]無毒之藥雖無毒，過則傷正，病去其九，宜食養善後。明張景岳《類經》也說：「然毒藥雖有約制，而飲食亦貴得宜，皆不可使之太過，過則反傷其正也。」「過」則反傷正，張氏又說：「邪氣實者復助之，盛其盛矣。正氣奪者復攻之，虛其虛矣。不知虛實，妄施攻補，以致盛者愈盛，虛者愈虛，真氣日消，則病氣日甚。」[53]治病「不知虛實」，結果盛其盛，虛其虛，加重所病，其害非淺。清張志聰嚴正指出：「即無毒之藥，亦不可太過，所謂久而增氣，物化之常也。氣增而久，夭之由也。」[54]強調無毒之平藥，久服也可增氣而致夭。故此，服藥之道，宜辨明虛實，無犯所謂「無盛盛，無虛虛」之戒，

　　藥食同源，食療原則與藥療同，《素問》〈六元正紀大論〉說：「用寒遠寒，用涼遠涼，用溫遠溫，用熱遠熱，食宜同法」[55]，中病即止，切勿太過。

51　《素問》，卷20，頁415-416。
52　同前註，頁415。
53　〔明〕張介賓：《類經》，上冊，頁485。
54　〔清〕張隱庵：《黃帝內經素問集注》，頁645。
55　《素問》，卷21，頁421。

　　藥食中病即止，針刺治病手法也忌太過或不及，《靈樞》〈寒熱病〉指出：「凡刺之害，中而不去則精泄，不中而去則致氣；精泄則病甚而惟（恇），致氣則生為癰疽也。」[56]「中而不去」，即刺中病邪，但留針過久，其害是「精泄」，病更難癒；「不中而去」，言尚未中病邪已出針，即出針太快，邪氣凝聚不散而成「癰疽」。《靈樞》〈邪氣臟腑病形〉又指出：「補瀉反則病益篤。中筋則筋緩，邪氣不出，與其真相搏，亂而不去，反還內著，用針不審，以順為逆也。」[57]此言施針補瀉不當，病情更嚴重。施針不當，誤刺筋，筋則弛緩，病邪不出，與真氣相搏於形內，停留不出，其因是施針不當引起。《素問》〈離合真邪論〉又說：「誅罰無過，命曰大惑，反亂大經，真不可復，用實為虛，以邪為真，用針無義，反為氣賊。奪人正氣，以從為逆，榮衛散亂，真氣已失。邪獨內著，絕人長命，予人夭殃。」[58]針刺不辨虛實，補瀉失當，結果絕人生命。《靈樞》〈玉版〉更明言針刺失當，「如每刀劍之可以殺人」，並指出：「窺門而刺之者，死於家中，入門而刺之者，死於堂上。」[59]此言妄行針刺，淺刺者，返家即死，深刺者，立死於診室。

第四節　適時中致中和

　　「時中」乃中和思想的精髓所在，所謂「時中」，即處事適時適勢，隨機應變，守中道無過或不及，朱子所謂「中無定體，隨時而在」[60]。中醫治病，基於病情千變萬化，必需體察病情，因時、因

56　《靈樞》，卷5，頁64。
57　《靈樞》，卷1，頁64。
58　《素問》，卷8，頁156。
59　《靈樞》，卷9，頁125。
60　〔宋〕朱熹：《四書章句集注》（北京市：中華書局1983年10月），頁1。

地、因人，隨機處理，故此，三因制宜，乃醫工治病原則。

治病要因應時勢，《素問》〈至真要大論〉指出：「治之何如？⋯⋯夫氣之勝也，微者隨之，甚者制之；氣之復也，和者平之，暴者奪之。皆隨勝氣，安其屈伏，無問其數，以平為期，此其道也。」[61]清張志聰予以闡釋說：「微者隨之，順其氣以調之也。甚者制之，制以所畏也。和者平之，平調其微邪。暴者奪之，瀉其強盛也。但隨勝氣以治，則屈伏之氣自安矣。然不必問其勝復之輾轉，惟以氣平為期，此其治勝復之道也。」[62]治病「皆隨勝氣」，「氣」的「微」、「甚」、「和」及「暴」，需按情治理，各有其宜，此乃時中智慧之展現。

一　因時制宜

治病必須因時制宜，《素問》〈咳論〉說：「人與天地相參，故五臟各以治時。」[63]《靈樞》〈順氣一日分為四時〉又說：「順天之時，而病可與期。順者為工，逆者為粗。」[64]此言順天時治病為工，逆天時者劣。治病用藥，需順從主時之氣，《素問》〈六元正紀大論〉說：「時必順之，犯者治以勝。」明張景岳釋此二句意說：「治當順時也，若有所誤犯，則當治之以勝，如犯熱者，勝以鹹寒，犯寒者，勝以甘熱，犯涼者，勝以苦溫，犯溫者，勝以辛涼。」[65]鹹寒勝熱，甘熱勝寒，苦溫勝涼，辛涼勝苦溫，乃治病用藥通則。在《內經》中，有關用藥與四時關係，曾提出「用寒遠寒，用熱遠熱」[66]之戒，但不

61　《素問》，卷22，頁479。

62　〔清〕張隱庵：《黃帝內經素問集注》，頁739。

63　《素問》，卷10，頁197。

64　《靈樞》，卷7，頁97。

65　〔明〕張介賓：《類經》，中冊，頁1306。

66　《素問》，卷21，〈六元正紀大論〉，頁455。

能墨守成規，仍可「發表不遠熱，攻裡不遠寒」[67]，無論「發表」與「攻裡」，謹守中道原則，無令太過。《素問》〈六元正紀大論〉說：「熱無犯熱，寒無犯寒，從者和，逆者病。」[68]治病如違背「熱無犯熱，寒無犯寒」的原則，結果是「寒熱內賊，其病益甚」[69]，對無病者會生病，對有病者會加重病情。《素問》〈六元正紀大論〉又指出：「不遠熱則熱至，不遠寒則寒至，寒至則堅否，腹滿、痛急、下利之病生矣。熱至則身熱，吐下霍亂、癰疽瘡瘍、瞀鬱、注下、瞤瘛、腫脹、嘔、鼽衄、頭痛、骨節變、肉痛、血溢、血泄、淋閟之病作矣。」[70]是言用藥不遠避主時之寒熱，可引致連串疾病。故此，嚴寒天要遠避寒藥，否則引致「堅否，腹滿、痛急、下利」諸寒証；酷熱天要遠避熱藥，否則引致「身熱，吐下霍亂，癰疽瘡瘍、瞀鬱、注下、瞤瘛、腫脹、嘔、鼽衄、頭痛、骨節變、肉痛、血溢、血泄、淋閟」諸熱證。

　　針灸治病，也需因時制宜，《素問》〈八正神明論〉說：「凡刺之法，必候日月星辰，四時八正之氣，氣定乃刺之。是故天溫日月，則人血淖液而衛氣浮，故血易瀉，氣易行；天寒日陰，則人血凝泣，而衛氣沉。……是以因天時而調血氣也。」[71]此言針刺治病，必須觀察日月星辰的盈虧及掌握四時八正的時氣變動情況，按時氣實況而施針。故此，天溫日朗，人身血液濡潤疏通而衛氣浮盛，血易外瀉，氣易運行；假若天寒日暗，人身的血液流動澀滯，衛氣也沉伏於內。四時寒熱，相應於人體血氣，故此，治病需「因天時而調血氣」，或補

67　《素問》，卷21，〈六元正紀大論〉，頁455-456。

68　同前註，頁435。

69　同前註，頁455-456。

70　同前註，頁456。

71　《素問》，卷8，頁148。

或瀉，不能太過或不及，以中和為依歸。按：針道的子午流注及靈龜八法，按時取穴而刺乃其特色。

治病之道，宜謹察病勢，隨機應變，有如臨敵破陣，《內經》嘗引用兵法於治病，《靈樞》〈逆順〉說：「無迎逢逢之氣，無擊堂堂之陣。刺法曰：無刺熇熇之熱，無刺漉漉之汗，無刺渾渾之脈，無刺病與脈相逆者。」[72]兵法所言「無迎逢逢之氣，無擊堂堂之陣」，其意是敵方鬥志高昂之際，不宜正面交鋒，宜待時出擊；又敵陣千軍萬馬，陣容鼎盛，更不宜擊敵，也宜待時出擊。此種伺機而行的概念，應用於針道，例如大熱、大汗不止、脈象雜亂無章，病與脈相反，並非針刺時機。《素問》〈瘧論〉也指出：「至病之發也，如火之熱，如風雨不可當也。故經言曰：方其盛時，勿敢毀傷（一作必毀），因其衰也，事必大昌，此之謂也。」[73]此言瘧病發作，盛熱如火，勢可燎原，有如狂風疾雨，勢不可擋，病勢如斯，醫經有言，邪勝之時貿然針刺，易傷正氣，需待邪氣衰退，再行針刺，疾病則可癒。《內經》不厭其煩，屢有指出治病要適時機，例如治冰如治厥，《靈樞》〈刺節真邪〉載：

> 故行水者，必待天溫，冰釋凍解，而水可行，地可穿也。人脈猶是也。治厥者，必先熨調和其經，掌與腋，肘與腳，項與脊以調之，火氣已通，血脈乃行。然後視其病，脈淖澤者，刺而平之；堅緊者，破而散之，氣下乃止，此所謂以解結者也。[74]

治水「必待天溫，冰釋凍解」始可「水行地穿」，治厥亦需等待時

---

72 《靈樞》，卷8，頁117。
73 《素問》，卷10，頁187。
74 《靈樞》，卷11，頁154-155。

機，「必先熨調和其經」，然後「火氣已通，血脈乃行」。治病需掌握時機是非常重要的，《素問》〈離合真邪論〉又指出：

> 不可掛以發者，待邪之至時，而發針瀉矣。若先若後者，血氣已盡，其病不可下，……[75]

上述引文指出行瀉法不可有絲毫之差，「待邪之至時」，才行瀉法，若太早或過後行瀉法，都會傷害氣血，而疾病亦不會癒。故此掌握治病時機有如扳機發弩，既快且準。

《靈樞》〈衛氣行〉指出：「謹候其時，病可與期，失時反候者，百病不治。……是故謹候氣之所在而刺之，是謂逢時。」[76]所謂「失時反候」，是言不知陰陽四時，妄施針刺，故此百病不治，擅刺者，必能配合時氣而刺，稱「逢時」。《素問》〈玉機真藏論〉又指出疾病有可治及不可治：

> 凡治病察其形氣色澤，脈之盛衰，病之新故，乃治之，無後其時。形氣相得，謂之可治，色澤以浮，謂之易已；脈從四時，謂之可治；脈弱以滑，是有胃氣，命曰易治，取之以時；形氣相失，謂之難治；色夭不澤，謂之難已；脈實以堅，謂之益甚；脈逆四時，為不可治。[77]

引文中指出「治之無後其時」、「脈從四時，謂之可治」、「命曰易治，取之以時」，如果「脈逆四時，為不可治」，可見疾病的可治與不可

75　《素問》，卷8，頁155-156。
76　《靈樞》，卷11，頁158。
77　《素問》，卷6，頁116。

治，其關鍵在於「時」。《素問》〈五常政大論〉篇也說：「化不可代，時不可違。夫經絡以通，血氣以從，復其不足，與眾齊同，養之和之，靜以待時，謹守其氣，無使傾移，其形乃彰，生氣以長，命曰聖王。故大要曰無代化，無違時，必養必和，待其來復，此之謂也。」[78]上述引文強調時機的重要，故有「時不可違」、「靜以待時」及「無違時」等語，尤其是治療慢性病，必須「治養結合」，治療需時，不能操之過急。

此外，無論哪一種治法，都需要體察時機而應用，《素問》〈陰陽應象大論〉說：

> 病之始起也，可刺而已；其盛，可待衰而已。故因其輕而揚之，因其重而減之，因其衰而彰之。形不足者，溫之以氣；精不足，補之以味。其高者，因而越之；其下者，引而竭之；中滿者瀉之於內。其有邪者，漬形以為汗；其在皮者，汗而發之；其剽悍者，按而收之，其實者散而瀉之。[79]

上述引文指出針刺手法的應用，決定於病情發展的輕重，病之初起，病情輕，邪在表，泄邪後則可出針；病情重，則留針待邪衰減，方可出針。邪襲肌表，病情輕，行汗法；病情重，實邪在裡，行瀉法；病情屬氣血虛衰，行補法，以補益氣血；形為陽，精為陰，形不足者，以溫養藥補其陽，精不足者，以厚味藥補其陰。邪在胸膈，可行吐法，邪在腹部，可用下法；腹中滯滿者，可用消導法。邪在形體深處，可用藥湯浸泡，使邪隨汗出；邪犯肌表，可用汗法；若病情突發

---

78 《素問》，卷20，頁416。
79 《素問》，卷2，頁40-41。

暴痛，可用按摩法以安定其氣；陽實之病，宜用散法，陰實之病，宜
用瀉法。上述各法治病，也需配合時機，適時而治。

二　因地制宜

五方地域不同，氣候寒熱各異，《素問》〈五常政大論〉指出：

> 天不足西北，左寒而右涼；地不滿東南，右熱而左溫。……陰
> 陽之氣，高下之理，太少之異也。東南方，陽也，陽者，其精
> 降於下，故右熱而左溫。西北方，陰也。陰者，其精奉於上，
> 故左寒而右涼。[80]

地域形勢不同，氣候之寒涼溫熱各有所偏，東南「右熱而左溫」，西
北「左寒而右涼」，寒熱各異，疾病與治法亦各殊。《素問》〈五常政
大論〉又指出：

> 是以地有高下，氣有溫涼。高者氣寒，下者氣熱，故適寒涼者
> 脹，之溫熱者瘡，下之則脹已，汗之則瘡已，……西北之氣，
> 散而寒之，東南之氣，收而溫之，所謂同病異治也。故曰氣寒
> 氣涼，治以寒涼，行水漬之；氣溫氣熱，治以溫熱，強其內
> 守，必同其氣，可使平也，假者反之。[81]

上述引文所指的「地有高下，氣有溫涼」，「西北之氣，散而寒之，東
南之氣，收而溫之」，提示醫者需具辨識能力，不同地域，有不同治

80　《素問》，卷20，頁404。
81　同前註，頁404-406。

法，最終「可使平也」。地域不同，民病各異，治法也有別，《素問》〈異法方宜論〉指出：

> 東方之域，……其病皆為癰瘍，其治宜砭石；西方者，金玉之
> 域，……其病生於內，其治宜毒藥。……；北方者，天地所閉
> 藏之域也。……臟寒生滿病，其治宜灸；南方者，天地所長
> 養，……；其病攣痹，其治宜微針；中央者，其地平以
> 濕，……其病多痿厥寒熱。其治宜導引按蹻。……故聖人雜合
> 以治，各得其所宜，故治所以異而病皆愈者，得病之情，知治
> 之大體也。[82]

上述引文，明張景岳《類經》予以總結說：「雜合五方之治而隨機應變，則各得其宜矣。故治法雖異，而病無不愈，知通變之道者，即聖人之能事也。」[83]善於治道者，宜「知通變之道」，通盤考慮，「隨機應變」，因地制宜，此乃時中之旨也。

三　因人制宜

　　臨床治病，因人而異，此乃治道通則。人有男女老幼，「人年五十已上為老，二十已上為壯，十八已上為少，六歲已上為小」[84]。人的體形，又有肥瘦壯弱之分，針刺治療，因人而異，不可不察。肥人者，「年質壯大，血氣充盈，膚革堅固，因加以邪，刺此者，深而留之」；瘦人者，「皮薄色少，肉廉廉然，薄唇輕言，其血清氣滑，易脫

---

82 粹自《素問》，卷4，頁72-74。
83 〔明〕張介賓：《類經》，上冊，頁482。
84 《靈樞》，卷9，〈衛氣失常〉，頁121-122。

於氣，易損於血，刺此者，淺而疾之」；常人者，「視其白黑，各為調之，其端正敦厚者，其血氣和調，刺此者，無失常數也」；壯士者，「真骨，堅肉緩節，監監然，此人重則氣澀血濁，刺此者，深而留之，多益其數；勁則氣滑血清，刺此者，淺而疾之」；嬰兒者，「其肉脆，血少氣弱，刺此者，以毫刺，淺刺而疾拔針，日再可也」。[85]

《內經》又指出，人有五態，即太陰之人、少陰之人、太陽之人、少陽之人及陰陽和平之人。此五態之人，稟賦各異，針刺治病，理宜權衡，隨機應變，《靈樞》〈通天〉指出：

> 太陰之人，多陰而無陽，其陰血濁，其衛氣澀，陰陽不和，緩
> 筋而厚皮，不之疾瀉，不能移之。
> 少陰之人，多陰少陽，小胃而大腸，六腑不調，其陽明脈小，
> 而太陽脈大，必審調之，其血易脫，其氣易敗也。
> 太陽之人，多陽而少陰，必謹調之，無脫其陰，而瀉其陽。陽
> 重脫者易狂，陰陽皆脫者，暴死，不知人也。
> 少陽之人，多陽少陰，經小而絡大，血在中而氣外，實陰而虛
> 陽。獨瀉其絡脈則強，氣脫而疾，中氣不足，病不起也。
> 陰陽和平之人，其陰陽之氣和，血脈調，謹診其陰陽，視其邪
> 正，安容儀，審有餘不足，盛則瀉之，虛則補之，不盛不虛。
> 以經取之，此所以調陰陽，別五態之人者也。[86]

上述太陰之人，「陰陽不和」；少陰之人，「六腑不調」；太陽之人，「必謹調之，無脫其陰，而瀉其陽」；少陽之人，「血在中而氣外，實陰而虛陽」；陰陽和平之人，「陰陽之氣和，血脈調」。五態之人中，

---

85 粹自《靈樞》，卷6，〈逆順肥瘦〉，頁89。
86 粹自《靈樞》，卷10，頁145。

除陰陽和平之人屬正態外，其餘四態之人，皆有病態，治宜權衡病情，調和其陰陽氣血。

四 因應標本致中和

治病隨機應變，辨明病證的標與本，孰先治孰後治，不可不慎。《素問》〈標本病傳論〉說：「病發而有餘，本而標之，先治其本，後治其標。病發而不足，標而本之，先治其標，後治其本。」[87]又說：「知標本者，萬舉萬當，不知標本，是謂妄行。」[88]所謂「妄行」，指盲目施治，不分標本，不分逆從，後果堪虞！《素問》〈至真要大論〉又說：「知標與本，用之不殆，明知逆順，正行無問，此之謂也。不知是者，不足以言診，足以亂經。」[89]此言知標本與不知標本的利與弊。《素問》〈標本病傳論〉又指出：「標本之為道也，小而大，言一而知百病之害，少而多，淺而博，可以言一而知百也。以淺而知深，察近而知遠，言標與本，易而勿及。」[90]末句「易而勿及」，即言易行難。

有關治病的標本先後問題，《素問》〈標本病傳論〉舉出下列通則：

先病而後逆者，治其本；先逆而後病者，治其本。

先寒而後生病者，治其本；先病而後生寒者，治其本。

---

87 《素問》，卷18，頁331。
88 同前註。
89 《素問》，卷22，頁487。
90 《素問》，卷18，頁331。

先熱而後生病者，治其本；先熱而後生中滿者，治其標。

先病而後泄者，治其本；先泄而後生他病者，治其本。必且調
之，乃治其他病。

先病而後先中滿者，治其標；先中滿而後煩心者，治其本。[91]

臨證治標治本的先後安排，一般而言，急者治其標，緩者治其本，標
本並見者，則標本兼治，審情度勢，隨機應變，不失時中，可作治病
箴言。

小結

　　《內經》四次提出「以平為期」作為治病目標，分別引申出四個
命題，即「調陰陽致中和」、「調血氣致中和」、「守中道致中和」及
「適時中致中和」。「生之本，本於陰陽」，故治病需從平衡陰陽入
手，「補其不足，瀉其有餘」，務使「陰平陽秘，精神乃治。」血氣和
調，形體健康，故血瘀氣實者宜瀉，血氣虛者宜補。治病守中道，無
太過，過則由利變害，或犯上虛其虛，實其實之戒。臨床用藥，點到
即止，尤其是孕婦，用藥更需無太過，否則，弄巧成拙，危及生命。
治病之道，要適時適勢，靈活掌握時中之道，因應病情千變萬化，體
察「時」、「地」、「人」的變化或不同，分清標本先後，相應作出論治
方法，最忌墨守成規，一成不變，貽害病家。

91　《素問》，卷18，頁331。

第六章
調適中和的養生思想

　　養生之目的是防病，防病勝於治病，所謂「上工治未病，不治已病」[1]。治身如治國，《尚書》〈周官〉說：「若昔大猷，制治於未亂，保邦於未危。」[2]《素問》〈四氣調神大論〉也說：「聖人不治已病，治未病，不治已亂、治未亂，此之謂也。夫病已成而後藥之，亂已成而後治之，譬猶渴而穿井，鬥而鑄錐，不亦晚乎？」[3]「治病」、「治亂」、「治渴」、「治戰」都需要平日作好準備，防範未然。

　　病向淺中醫，向為醫家所爭取，《靈樞》〈逆順〉：「上工，刺其未生者也；其次，刺其未盛者也；其次，刺其已衰者也。下工，刺其方襲者也。」[4]上工「刺其未生」，下工「刺其方襲」，此乃上下醫工之別。《素問》〈八正神明論〉又說：「上工救其萌芽，必先見三部九候之氣，盡調不敗而救之，故曰上工。下工救其已成，救其已敗，救其已成者，言不知三部九候之相失，因病而敗之也。」[5]上工治病於未成，救其萌芽，下工救其已敗。病在萌芽，易治；病已成，難治。《靈樞》〈官能〉也說：

1　虞舜、于莉英點校：《四庫全書‧黃帝內經》（南京市：江蘇科學技術出版社，2008年1月），《靈樞》，卷8，〈逆順〉，頁117。

2　〔漢〕孔安國傳，〔唐〕孔穎達正義：《尚書正義》（上海市：上海古籍出版社，2007年12月），卷17，頁702。

3　虞舜、于莉英點校：《四庫全書‧黃帝內經》（南京市：江蘇科學技術出版社，2008年1月），《素問》，卷1，頁13。

4　《靈樞》，卷8，頁117。

5　《靈樞》，卷8，頁151。

　　邪氣之中人也，灑淅動形；正邪之中人也，微先見於色，不知
於其身，若有若無，若亡若存，有形無形，莫知其情。是故上
工之取氣，乃救其萌芽；下工守其已成，因敗其形。[6]

上工治病於「先見於色」，「救其萌芽」，而下工治病於病「已成」，上
工能活命，下工輕者延誤病情，重者絕人生命，此乃上工與下工素質
之別。人身有病無可避免，但能病向淺中醫及對疾病防微杜漸，也是
有利於養生的。

　　疾病的發生，有其兆象，《素問》〈刺熱論〉指出：「肝熱病者，左
頰先赤；心熱病者，顏先赤；脾熱病者，鼻先赤；肺熱病者，右頰先
赤；腎熱病者，頤先赤。病雖未發，見赤色者刺之，名曰治未病。」[7]
病雖然未見，而臟熱已由內而外，見先兆於面，刺之予以泄熱，治未
病於未然。

第一節　順應四時養生致中和

　　人乃自然界一分子，與天地相參，《素問》〈寶命全形論〉說：
「人以天地之氣生，四時之法成，……人生於地，懸命於天；天地合
氣，命之曰人。」[8]《靈樞》〈歲露論〉又說：「人與天地相參也，與
日月相應也。」[9]《靈樞》〈刺節真邪〉又指出：「人與天地相應，與
四時相副，人參天地。」[10]人參天地，故此，養生之道，宜順應自然
規律，以中和之道為大本。《靈樞》〈本神〉有言：「故智者之養生

6　《靈樞》，卷11，頁148。
7　《素問》，卷9，頁171-172。
8　《素問》，卷8，頁143。
9　《靈樞》，卷12，頁168。
10　《靈樞》，卷11，頁154。

也，必順四時而適寒暑，和喜怒而安居處，節陰陽而調剛柔。如是，則僻邪不至，長生久視。」[11]上述引文的「順四時」、「適寒暑」、「和喜怒」、「安居處」、「節陰陽」、「調剛柔」等養生基本要求，其內涵都以適中取和，無太過為目的。《素問》〈上古天真論〉也說：「其知道者，法於陰陽，和於術數，食飲有節，起居有常，不妄作勞，故能形與神俱，而盡終其天年，度百歲乃去。」[12]引文所說的「道」、「陰陽」、「術數」，其哲理雖高深，但核心思想是「中和」，至於「有節」、「有常」、「不妄」等詞，旨在強調起居作息及情志，宜順應天地陰陽五行進行，不可「太過」或「不及」，否則難以度百歲。

　　《素問》〈四氣調神大論〉指出：「夫四時陰陽者，萬物之根本也。所以聖人春夏養陽，秋冬養陰，以從其根；故與萬物沉浮於生長之門，逆其根則伐其本，壞其真矣。」[13]所謂「春夏養陽」，春夏屬陽，養者，其義限制，意謂春夏養生，宜限制陽氣無太過；所謂「秋冬養陰」，秋冬屬陰，意謂秋冬養生，宜限制陰氣無太過。萬物之生死，關鍵於陰陽之逆從，順陰陽者，有利於養生，逆陰陽者，則危害生命。《素問》〈四氣調神大論〉說：「陰陽四時者，萬物之終始也；死生之本也；逆之則災害生，從之則苛疾不起，是謂得道。……從陰陽則生，逆之則死；從之則治，逆之則亂。反順為逆，是謂內格。」所謂「逆」，即背逆，「陰陽四時」乃大自然規律，不可背逆，否則「災害生」。所謂「從」，即順從陰陽四時規律，故能身體健康，「苛疾不起」。所謂「內格」，明張景岳注釋說：「內格者，逆天者也，世有逆天者而能生者，吾未之見也。」[14]其意謂人命生於大自然中，不可逆天道而行。

11　《靈樞》，卷2，頁26。

12　《素問》，卷1，頁2。

13　《素問》，卷1，頁12-13。

14　〔明〕張介賓：《類經》（北京市，學苑出版社，2005年9月），上冊，頁18。

古哲無論是真人、至人、聖人和賢人，在時空上，雖有上古、中古之分，但益壽之道則一，就是順應自然，和順陰陽。上述四類人的養生之道，《素問》〈上古天真論〉指出：真人養生，「提挈天地，把握陰陽」；至人養生，「和於陰陽，調於四時」；聖人養生，「處天地之和，順八風之理」；賢人養生，「法則天地」，「逆順陰陽，分列四時」。[15] 上述真人、至人、聖人和賢人的養生心法，都以和陰陽，順四時為本。《素問》〈四氣調神大論〉說：「陰陽四時者，萬物之終始也，死生之本也。」明張景岳申述其義說：

> 陰陽之理，陽為始，陰為終。四時之序，春為始，冬為終。死生之道，分言之，則得其陽者生，得其陰者死；合言之，則陰陽和者生，陰陽離者死。故為萬物之始終，死生之本也。[16]

「陰陽和者生，陰陽離者死」，此乃大自然生化規律。四時之令，春生夏長秋收冬藏，各有其氣，養生者，宜予以呼應。《靈樞》〈順氣一日分為四時〉指出：「春生，夏長，秋收，冬藏，是氣之常也，人亦應之。」[17]《素問》〈四氣調神大論〉詳載四時養生之道，分述如下：

春令養生之道：

> 春三月，此謂發陳，天地俱生，萬物以榮，夜臥早起，廣步於庭，被（披）髮緩形，以使志生，生而勿殺，予而勿奪，賞而

---

15 粹自《素問》，卷1，頁2。

16 〔明〕張介賓：《類經》，上冊，頁18。

17 《靈樞》，卷7，頁97。

勿罰，此春氣之應，養生之道也。逆之則傷肝，夏為寒變，奉長者少。[18]

所謂「發陳」，可理解為春天萬物生長，去舊迎新。春季三月，萬物發育，去舊迎新，大地洋溢生氣，欣欣向榮。養生氣者宜夜臥早起，散步於庭園，可髮服自然，舉止舒緩，以合春天養生氣。生氣之德是「生而勿殺，予以勿奪，賞而勿罰」，此為應春而養生氣之道。五行肝屬木，應於春，養生氣，春氣失養，即木不生火，引致寒變，削弱夏天養長氣功能。《素問》〈四氣調神大論〉又說：「逆春氣，則少陽不生，肝氣內變。」[19]此言逆春氣，則少陽之令不能發揮養生氣的生發作用，致肝氣被鬱，內變為病。

夏令養生之道：

夏三月，此謂蕃秀，天地氣交，萬物華實，夜臥早起，無厭於日，使志無怒，使華英成秀，使氣得泄，若所愛在外，此夏氣之應，養長之道也。逆之則傷心，秋為痎瘧，奉收者少，冬至重病。[20]

所謂「蕃秀」，可理解為萬物茂盛秀麗。夏季三月，陽氣至盛，陰氣初升，二氣交會，稱氣交，萬物開花結果。此際，養長氣者仍需夜臥早起，勿厭惡於長日，避熱趨涼，保持情志勿怒，使神采俊秀，任熱氣外泄，如所愛在外，此為應夏而養長氣之道。五行心屬火，應於

---

18 《素問》，卷1，頁9。
19 同前註，頁12。
20 《素問》，卷1，頁9。

夏,養長氣,夏氣失養,故傷心。暑邪內鬱,至秋則金氣內斂,火欲出則為金所斂,金欲入則為火所拒,金火互格,寒熱交作,故為痎瘧(瘧疾),削弱秋天養收氣功能,暑為伏邪,延至冬日,其病更重。《素問》〈四氣調神大論〉又說:「逆夏氣,則太陽不長,心氣內洞。」[21]此言逆夏氣,太陽之令不能發揮養長氣的成長作用,致心氣內虛,諸心陽病遂生。

秋令養生之道:

> 秋三月,此謂容平,天氣以急,地氣以明,早臥早起,與雞俱興,使志安寧,以緩秋刑,收斂神氣,使秋氣平,無外其志,使肺氣清,此秋氣之應,養收之道也。逆之則傷肺,冬為飧泄,奉藏者少。[22]

所謂「容平」,可理解為秋天氣象清平。秋季三月,天氣勁急,地氣清明,養收氣者宜早臥早起,與雞鳴互應迎天曉,使情志安寧,以緩解肅殺之秋氣,並順應秋象,收斂精神,不急不躁,有如秋氣清平,不外越情志,使肺氣清肅,此為應秋而養收氣之道。五行肺屬金,應於秋,養收氣,秋氣失養,故傷肺,肺傷則金不生水,故冬為完穀不化的飧泄病,削弱冬天養藏氣功能。《素問》〈四氣調神大論〉又說:「逆秋氣,則太陰不收,肺氣焦滿。」[23]此言逆秋氣,則太陰之令不能發揮養收氣的收斂作用,致肺氣脹滿。

---

21 同前註,頁12。
22 同前註,頁9-10。
23 同前註,頁13。

冬令養生之道：

> 冬三月，此謂閉藏，水冰地坼，無擾乎陽，早臥晚起，必待日
> 光，使志若伏若匿，若有私意，若已有得，去寒就溫，無泄皮
> 膚，使氣亟奪，此冬氣之應，養藏之道也，逆之則傷腎，春為
> 痿厥，奉生者少。[24]

所謂「閉藏」，可理解為封閉潛藏，例如冬日草木凋零，眠蟲入蟄。
冬季三月，陰盛陽衰，水結冰，地凍裂，不作煩擾舉動以免傷及陽
氣，宜早臥晚起以避寒，直至陽光出現。情志宜靜不宜動，有如寒冬
若伏若匿，或有如心藏私意不外露，又或有得在胸，無需外求。生活
上要避寒就溫，無使皮膚出汗，以免體內陽氣外奪，此為應冬而合養
藏氣之道。五行腎屬水，應於冬，養藏氣，冬氣失養，故傷腎，腎傷
則水不生木，肝主筋，陽虛則厥，故為筋痿及陽厥，削弱冬天養藏氣
功能。《素問》〈四氣調神大論〉又說：「逆冬氣，則少陰不藏，腎氣
獨沉。」[25]此言逆冬氣，則少陰之令不能發揮養藏氣的封藏作用，致
腎氣虛衰。

　　春生夏長秋收冬藏，各有各氣，宜順不宜逆，逆春之生氣則傷
肝，逆夏之長氣則傷心，逆秋之收氣則傷肺，逆冬之藏氣則傷腎。人
身逆四時之氣，即「離於道」，唐王冰指出：「不順四時之和，數犯八
風之害，與道相失，則天真之氣，未期久遠而致滅亡也。道非遠於
心，人心遠於道，惟聖人心合於道，故壽命無窮。從，猶順也，謂順
四時之令也。然四時之令不可逆也，逆之則五臟內傷而他疾起。」[26]

24　《素問》，卷1，頁10。
25　同前註，頁12。
26　〈四氣調神大論〉王冰注文，見《素問》，卷1，頁12。

王氏強調「順四時之令」，則「壽命無窮」，逆四時之令，則「五臟內傷而他疾起」。

　　總之，逆四時之氣，則有違天和而病起，順四時之氣，則天人合一，長生久視。

第二節　調攝精氣神及情志致中和

　　天有三寶日月星，人有三寶精氣神。精氣神乃生命之源，是生命活動的基本條件。《靈樞》〈本藏〉說：「人之血氣精神者，所以奉生而周於性命者也。」[27]所謂「精」，「精者，身之本也」[28]，《靈樞》〈經脈〉說：「人始生，先成精，精成而腦髓生，……」[29]精，有先天後天之分，先天根源於父母，後天來自水穀精氣。五臟各有其精，腎為封藏之本，封藏五臟六腑之精，故《素問》〈上古天真論〉說：「腎主水，受五臟六腑之精而藏之。」[30]此外，五臟「藏精氣而不瀉」，能「滿而不能實」[31]，因為「實」者當需瀉，瀉則傷正，傷正則傷生。《靈樞》〈本神〉指出：「是故五臟主藏精者也，不可傷，傷則失守而陰虛；陰虛則無氣，無氣則死矣。」[32]陰虛無以化生，無以化生則命死。

　　所謂「氣」，氣者，真氣也，亦即元氣，《靈樞》〈刺節真邪〉說：「真氣者，所受於天與穀氣并而充身也。」[33]此言真氣是先天之精

27　《靈樞》，卷7，頁101。

28　《素問》，卷1，〈金匱真言論〉，頁22。

29　《靈樞》，卷3，頁33。

30　《素問》，卷1，頁6。

31　《素問》，卷3，〈五臟別論〉，頁70。

32　《靈樞》，卷2，頁27。

33　《靈樞》，卷11，頁155。

與後天之精所併合而成，以維持生命的延續。《素問》〈離合真邪論〉又特別強調真氣的重要，其文說：「真氣者，經氣也。……真氣脫，脫則不復。」[34]「真氣」乃經氣，即生命之氣，不可脫，脫則命已。關於氣的分類，明張景岳闡釋說：「氣在陽分即陽氣，在陰即陰氣，在表曰衛氣，在裡曰營氣，在脾曰充氣，在胃曰胃氣，在上焦曰宗氣，在中焦曰中氣，在下焦曰元陰元陽之氣，皆無非其別名耳。」[35]張氏釋氣之類別，後世宗之。

　　所謂「神」，神者，其義頗多，內容廣泛，如「兩精相搏謂之神」[36]；「神者，正氣也」[37]；「神者，水穀之精氣也」[38]；「陰陽不測謂之神」[39]；《素問》〈八正神明論〉說：「養神者，必知形之肥瘦，榮衛血氣之盛衰。血氣者，人之神，不可不謹養。」[40]《素問》〈生氣通天論〉也說：「陽氣者，精則養神。」[41]形體之存活，決定於得神及失神，故此，《素問》〈移精變氣論〉說：「得神者昌，失神者亡。」[42]《靈樞》〈天年〉又說：「失神者死，得神者生也。」[43]《素問》〈痺論〉也說：「靜則神藏，躁則消亡。」[44]

　　精氣神為生命三寶，三者共依共存，明張景岳說：「蓋精能生氣，氣能生神，營衛一身，莫大乎此。故善養生者，必寶其精，精盈

34　《素問》，卷8，頁155。

35　〔明〕張介賓：《類經》，上冊，頁540。

36　《靈樞》，卷2，〈本神〉，頁26。

37　《靈樞》，卷1，〈小針解〉，頁9。

38　《靈樞》，卷6，〈平人絕穀〉，頁82。

39　《素問》，卷19，〈天元紀大論〉，頁336。

40　《素問》，卷8，頁151。

41　《素問》，卷1，頁17。

42　《素問》，卷4，頁77。

43　《靈樞》，卷8，頁115。

44　《素問》，卷12，頁223。

則氣盛，氣盛則神全，神全則身健，身健則病少，神氣堅強。」[45]精
氣神壯旺，則神清氣爽，人身健康病少。精氣神乃臟腑在中和運作
下，所產生的生命物質。

　　腎藏精，肺藏氣，心藏神，而胃為「水穀氣血之海」，故為五臟
之本。五臟「皆稟氣於胃」，「胃不和，則精氣竭，精氣竭，則不營其
四肢」[46]。故此，臟腑中和運作，有利於精氣神的產生。《靈樞》〈平
人絕穀〉指出：「五臟安定，血脈和利，精神乃居，故神者，水穀之
精氣也。」[47]不過，如果臟腑功能表現太過或不及，失去平衡發展，
精氣神表現相應虛乏衰微，引致他臟精氣來并，并則由虛轉實，即由
不及轉為太過。《素問》〈宣明五氣〉說：「五精所并：精氣并於心則
喜，并於肺則悲，并於肝則憂，并於脾則畏，并於腎則恐，是謂五
并，虛而相并者也。」[48]所謂五精，是指五臟精氣；「并」者，聚也，
具偏聚，偏勝之義。馬蒔說：「本臟既虛，而餘臟精氣并之，則本臟
之志不能禁，而失之太過者有之。」[49]本臟有虛，他臟精氣并之，臟
由虛轉實，臟志也受影響，出現太過之弊。如此看來，五臟失和或臟
與腑失和都會削弱形體的精氣神。

　　對於精氣神的修練，以天人合一為宗，《素問》〈上古天真論〉
說：「呼吸精氣，獨立守神，肌肉若一。」[50]明張景岳釋其義說：「呼
接於天，故通乎氣。吸接於地，故通乎精。有道獨存，故能獨立。神
不外馳，故曰守神。神守於中，形全於外，身心皆合於道，故云肌肉

45　《類經》，上冊，頁3。
46　《素問》，卷12，〈厥論〉，頁231。
47　《靈樞》，卷6，頁82。
48　《素問》，卷7，頁136-137。
49　〔明〕馬蒔：《黃帝內經素問注證發微》（北京市：人民衛生出版社，1998年1月），
　　頁182。
50　《素問》，卷1，頁6。

若一。」[51]呼吸天地精氣以養生，此乃道家精神。道家養生，著重修練「精氣神」，此種養生概念為《黃帝內經》有所吸納。《素問》遺篇〈刺法論〉說：「是故刺法有全神養真之旨，亦法有修真之道，非治疾也。故要修養和神也，道貴常存，補神固根，精氣不散，神守不分。」[52]「修真」的內涵是調攝精氣神。

養生之道，情志和平也是非常重要的，《靈樞》〈本藏〉說：「志意和則精神專直，魂魄不散，悔怒不起，五臟不受邪矣。」[53]《素問》〈生氣通天論〉又說：「清靜則肉腠閉拒，雖有大風苛毒，弗之能害。」[54]若情志太過則傷五臟，如怒傷肝、喜傷心、思傷脾、悲傷肺、恐傷腎。《靈樞》〈百病始生〉亦言：「喜怒不節則傷臟。」[55]情志太過，除傷臟腑，也傷精氣，《素問》〈疏五過論〉說：「暴樂暴苦，始樂後苦，皆傷精氣，精氣竭絕，形體毀沮。暴怒傷陰，暴喜傷陽。」[56]「暴樂」、「暴怒」、「暴喜」等情志失和表現，都會傷人精氣及陰陽，嚴重危害健康。《靈樞》〈本神〉更具體指出：「心，怵惕思慮則傷神，……脾，愁憂而不解則傷意，……肝，悲哀動中則傷魂，……肺，喜樂無極則傷魄，……腎，盛怒而不止則傷志，……恐懼而不解則傷精。」[57]上述形體受情志太過的影響，傷及五神和陰精，可概言之：心傷神、脾傷意、肝傷魂、肺傷魄、腎傷志、恐傷精。心為五臟之大主，一旦為邪所傷，其他臟腑也受牽連，《靈樞》

51　〔明〕張介賓：《類經》，上冊，頁6。
52　同前註，中冊，頁1436。
53　《靈樞》，卷7，頁102。
54　《素問》，卷1，頁17。
55　《靈樞》，卷10，頁135。
56　《素問》，卷22，頁506。
57　粹自《靈樞》，卷2，頁27。

〈口問〉說：「悲哀愁憂則心動，心動則五臟六腑皆搖」[58]，搖則傷精氣。情志太過，導致氣機失衡，《素問》〈舉痛論〉指出：「百病生於氣也，怒則氣上，喜則氣緩，悲則氣消，恐則氣下，……驚則氣亂，……思則氣結。」[59]上述諸種氣病，涉及情志太過的有「怒」、「喜」、「悲」、「恐」、「驚」、「思」等。

此外，一般疾病的移轉，本來有其逐步規律，但暴發的情志病，則直中於臟，《素問》〈玉機真藏論〉指出：「憂恐悲喜怒，令不得以其次，故令人有大病矣。」馬蒔予以闡釋說：「此言病有猝時暴發而為大病者，不必以次而入。」[60]《素問》〈疏五過論〉也指出：「精神內傷，身必敗亡。」[61]

故此，養生必需安定情志，「使志安寧」，「使志無怒」，精神與物質都無欲無求，「內無思想之患，以恬愉為務，以自得為功」[62]，萬一遇有生活障礙，也處之泰然，所謂「心安而不懼」，避免「喜怒不節則傷臟」。

第三節　生活恬澹虛靜致中和

養生有道，年壽則可「春秋度百歲，而動作不衰」，否則，「年半百而動作皆衰」。養生之道，恬澹虛靜生活不可少，《素問》〈陰陽應象大論〉指出：「是以聖人為無為之事，樂恬憺之能，從欲快志於虛無之守，故壽命無窮，與天地終，此聖人之治身也。」[63]此段引文，

58　《靈樞》，卷5，頁76。

59　《素問》，卷11，頁203。

60　〔明〕馬蒔：《黃帝內經素問注證發微》，頁152。

61　《素問》，卷23，頁507。

62　《素問》，卷1，〈上古天真論〉，頁7。

63　《素問》，卷2，頁38。

蘊含道家養生哲理，明張景岳《類經》引用老莊思想，作出闡釋說：
「無為者，天地之道也。恬者，自然之樂也。老子曰：道常無為而無
不為。又曰：人法地，地法天，天法道，道法自然。夫自然而然者，
即恬無為之道也。莊子曰：天無為以之清，地無為以之寧，故兩無為
相合，萬物皆化。芒乎芴乎而無從出乎？芴乎芒乎而無有象乎？萬物
職職，皆從無為殖。故曰天地無為也，而無不為也，人也孰能得無為
哉？」[64]「無為」、「道法自然」，乃道家精神，《內經》予以吸納作為
養生基本內容。《素問》〈上古天真論〉說：

> 恬澹虛無，真氣從之，精神內守，病安從來？是以志閑而少
> 欲，心安而不懼，形勞而不倦，氣從以順，各從其欲，皆得所
> 願。故美其食，任其服，樂其俗，高下不相慕，其民故曰樸。[65]

生活「恬澹虛無」、「精神內守」、「志閑少欲」、「形勞不倦」等養生箴
言，內蘊道家精神，誠如老子所說的「見素抱樸，少私寡欲」[66]，「致
虛極，守靜篤」[67]。引文中的「美其食，任其服，樂其俗」等語，源
出老子《道德經》：「甘其食，美其服，安其居，樂其俗。」[68]明張景
岳注釋「樂其俗」一詞，則說：「與天和者，樂天之時；與人和者，
樂人之俗也。」[69]人乃萬物之一，養生要配合「天」，達至「天人合
一」的境界才合乎「道」，張氏所說的「天和」與「人和」正是此
意，吻合大自然中和之道。

---

64 〔明〕張介賓：《類經》，上冊，頁34。
65 《素問》，卷1，頁3。
66 朱謙之：《老子校釋》（北京市：中華書局，1984年11月），頁75。
67 同前註，頁64。
68 同前註，頁309。
69 〔明〕張介賓：《類經》，上冊，頁5。

第四節　調攝房勞致中和

　　七情六欲乃人之常情，其原則是無太過或不及，如《素問》〈上古天真論〉所言：「嗜欲不能勞其目，淫邪不能惑其心。」[70]養生之禁，縱慾是其大忌。《素問》〈上古天真論〉指出：「以酒為漿，以妄為常，醉以入房，以欲竭其精，以耗散其真，不知持滿，不時御神，務快其心，逆於生樂，起居無節，故半百而衰也。」[71]上述縱慾行為，毫無節制，引致精竭真散，半百而衰，其根源在於「過色」，「過」者，則不合中和之道。唐王冰說：「夫道者不可須離也，離於道，則壽不能終盡於天年矣。」[72]乖離中和之道，則不能壽享天年。明張景岳也指出：「欲不可縱，縱則精竭。精不可竭，竭則真散。」[73]張氏強調縱慾可致精竭真散。關於房勞之害，《內經》頗多記載，如《靈樞》〈百病始生〉說：「若醉入房，汗出當風，則傷脾。有所用力舉重，若入房過度，汗出浴水，則傷腎。」[74]房勞太過則「傷脾」及「傷腎」。《素問》〈腹中論〉又說：「若醉入房，中氣竭，肝傷，故月事衰少不來也。」[75]房勞太過則「肝傷」，引致「月事衰少不來」。《素問》〈痿論〉又說：「入房太甚，宗筋弛縱，發為筋痿，及為白淫。」[76]「白淫」即濁帶也，肝主筋，「筋痿」即傷肝。有關房事合理之道，《素問》〈陰陽應象大論〉指出：「能知七損八益，則二者可調，不知用此，則早衰之節也。」馬蒔也指出：「故能知七損八益，則陰陽偏

70　《素問》，卷1，頁2-3。

71　同前註。

72　〈上古天真論〉王冰注文，見《素問》，卷1，頁5。

73　《類經》，上冊，頁3。

74　《靈樞》，卷10，頁137。

75　《素問》，卷11，頁205。

76　《素問》，卷12，頁229。

勝者，可以調和。」[77]「調和」者，合中和之道也。按：七損八益，乃古人房中術，有損身體者七，即一曰閉，二曰泄，三曰渴，四曰弗（勿），五曰煩，六曰絕，七曰費。有益身體者八，一曰治氣，二曰致沫，三曰智（知）時，四曰畜氣，五曰和沫，六曰竊氣，七曰寺（待）贏，八曰定頃（傾）。

第五節　節飲食慎起居致中和

病從口入，「食飲有節，起居有常」，養生之道也。不節飲食之害，《內經》頗多記述，例如《素問》〈痺論〉說：「飲食自倍，腸胃乃傷。」[78]《靈樞》〈百病始生〉說：「多食飲，則腸滿。」[79]《素問》〈奇病論〉說：「肥者，令人內熱，甘者令人中滿，故其氣上溢，轉為消渴。」[80]「倍食」「腸滿」、「肥者」，都屬「太過」，太過則易生病。《素問》〈腹中論〉說：「飲食不節，故時有病也。」[81]。《素問》〈太陰陽明論〉又指出：「食飲不節，起居不時者，陰受之。陽受之則入六腑，陰受之則入五臟。入六腑則身熱，不時臥，上為喘呼，入五臟則䐜滿閉塞，下為飧泄，久為腸澼。」[82]此言飲食不節則傷腑與臟。臨床問診，必問飲食起居，若然缺問，乃治病之失，《素問》〈徵四失論〉說：「診病不問其始，憂患飲食之失節，起居之過度，或傷於毒，……此治之四失也。」[83]

77　〔明〕馬蒔：《黃帝內經素問注證發微》，頁51。

78　《素問》，卷12，頁224。

79　《靈樞》，卷10，頁136。

80　《素問》，卷13，頁241。

81　《素問》，卷11，頁204。

82　《素問》，卷8，頁163。

83　《素問》，卷23，頁510。

充虛食物，計有五穀、五果、五畜及五菜，各有其利，但忌在進食太過，《素問》〈五常政大論〉說：「穀肉果菜，食養盡之，無使過之，傷其正也。」[84]過食則傷害臟腑正氣。《素問》〈藏氣法時論〉指出：「五穀為養。五果為助。五畜為益。五菜為充。氣味合而服之，以補精益氣。此五者，有辛、酸、甘、苦、鹹，各有所利，或散，或收、或緩、或急、或堅、或軟。四時五臟，病隨五味所宜也。」[85]五味雖然「各有其利」，但五味太過，則傷五臟。《素問》〈宣明五氣〉指出：「五味所禁：辛走氣，氣病無多食辛；鹹走血，血病無多食鹹；苦走骨，骨病無多食苦，甘走肉，肉病無多食甘；酸走筋，筋病無多食酸。是謂五禁，無令多食。」[86]五臟有病，宜知五味所禁，並且「無令多食」。《素問》〈生氣通天論〉說：「陰之所生，本在五味；陰之五宮，傷在五味。是故味過於酸，肝氣以津，脾氣乃絕。味過於鹹，大骨氣勞，短肌，心氣抑。味過於甘，心氣喘滿，色黑，腎氣不衡。味過於苦，脾氣不濡，胃氣乃厚。味過於辛，筋脈沮弛，精神乃央。」[87]「五宮」，即五臟，五味配五臟，忌在味太過，太過則傷五臟。《素問》〈生氣通天論〉又說：「是故謹和五味，骨正筋柔，氣血以流，腠理以密，如是則骨氣以精。謹道如法，長有天命。」[88]五味和，則臟腑和，進而氣血和，筋骨和，則人身健康無疾。

人參天地，養生宜順應四時，以睡眠為例，《素問》〈四氣調神大論〉指出：「春三月，……夜臥早起，夏三月，……夜臥早起，秋三月，……早臥早起，冬三月，……早臥晚起。」[89]四時氣候，春暖夏

---

84 《素問》，卷20，頁415。

85 《素問》，卷7，頁134-135。

86 《素問》，卷7，頁137。

87 《素問》，卷1，頁20-21。

88 同前註，頁21。

89 粹自《素問》，卷1，頁8-10。

熱秋涼冬冷，日常作息起居，宜予以配合。《靈樞》〈師傳〉說：「食
飲衣服，亦欲適寒溫，寒無悽愴，暑無出汗。食飲者，熱無灼灼，寒
無滄滄，寒溫中適，故氣將持。乃不致邪僻也。」[90]此段引文，強調
食飲衣服要「寒溫適中」，保存正氣，則邪不能犯。明張景岳闡釋
說：「此言必不得已而欲便病患之情者，於便之之中，而但欲得其當
也。即如飲食衣服之類，法不宜寒而彼欲寒，但可令其微寒，而勿使
至於悽愴。法不宜熱而彼欲熱者，但可令其微熱，而勿使至於汗出。
又如飲食之欲熱者，亦不宜灼灼之過，欲寒者亦不滄滄之甚。寒熱適
其中和，則元氣得以執持，邪僻無由而致，是即用順之道也。」[91]張
氏深得中和之要，一針見血指出「寒熱適其中和」，乃養生之要。《靈
樞》〈本神〉也說：「故智者之養生也，必順四時而適寒暑，和喜怒而
安居處。」[92]「順四時」、「適寒暑」、「和喜怒」、「安居處」等語，都
蘊含無太過及中和之義。

　　起居之道，《素問》〈上古天真論〉強調「起居有常，不妄作勞，
故能形與神俱，而盡終其天年，度百歲乃去」[93]，「有常」及「不妄」
皆義含無太過，切合中和，故形體能度百歲而去，但假若起居無節，
忽視中和之道，《內經》也指出其不良後果，如：

　　　　《素問》〈上古天真論〉：起居無節，故半百而衰也。[94]

90　《靈樞》，卷6，頁79。
91　〔明〕張介賓：《類經》，上冊，頁459-460。
92　《靈樞》，卷2，頁26。
93　《素問》，卷1，〈上古天真論〉，頁2。
94　同前註，頁3。

《素問》〈生氣通天論〉：起居如驚，神氣乃浮。[95]

《素問》〈太陰陽明論〉：起居不時者，陰受之。[96]

《靈樞》〈百病始生〉：起居不節，用力過度，則絡脈傷。[97]

此外，生活起居要顧存形體正氣，所謂「正氣內存，邪不可干」，「邪之所湊，其氣必虛」，正氣強則邪不犯體。同時，亦要懂得避災，對「虛邪賊風，避之有時」，《靈樞》〈九宮八風〉也說：「謹候虛風而避之，故聖人日避虛邪之道，如避矢石然，邪弗能害，此之謂也。」[98]能夠掌握「避虛邪之道」，則形體免病，健康無恙。

小結

防病勝於治病，養生的目的是防病。《內經》一書，記述養生的材料相當豐富，其養生內容涉及道家思想為主。《內經》養生強調「法於陰陽，和於術數」，內含天地陰陽五行的中和哲理。四時之令，各有其氣，春令宜養生氣，夏令宜養長氣，秋令宜養收氣，冬令宜養藏氣。四時主氣宜順不宜逆，逆之者，則萬物失和而災害生，順之者，則合大自然中和發展之道。

精氣神乃生命之三寶，其之所以生成，根源於臟腑調和，若臟腑失和，就會削弱形體的精氣神。情志太過，影響臟腑中和運作，所謂

---

95 《素問》，卷1，頁15。
96 《素問》，卷8，頁163。
97 《靈樞》，卷10，頁136。
98 《靈樞》，卷11，頁161。

「喜怒不節則傷臟」，其具體是「心傷神、脾傷意、肝傷魂、肺傷魄、腎傷志、恐傷精。怒傷肝、喜傷心、思傷脾、悲傷肺、恐傷腎」。故此，情志中和，臟腑也中和，有利於形體的精氣神表現。為避免情志太過，日常生活要平淡返樸，例如「恬澹虛無」、「精神內守」、「志閑少欲」、「形勞不倦」等。

縱慾是養生之大忌，尤其是「以酒為漿，以妄為常，醉以入房」，更要禁絕。過度房勞，其害是傷脾、傷腎及傷肝。養生除禁縱慾外，飲食有節，起居有常，也是非常重要的。

食物的五味太過也會傷及五臟，例如過酸傷肝，過苦傷心，過甘傷脾，過辛傷肺，過鹹傷腎。此外，五味各有所走及所禁，例如：辛走氣，氣病無多食辛；鹹走血，血病無多食鹹；苦走骨，骨病無多食苦，甘走肉，肉病無多食甘；酸走筋，筋病無多食酸。

《內經》又指出智者養生，「必順四時而適寒暑，和喜怒而安居處」，同時「作息有常，不妄作勞」以及「虛邪賊風，避之有時」，都是調適中和的養生之道。

第七章
運氣勝復與中和思想

　　運氣學說由五運與六氣兩系統結合而成，是研究氣候變化規律及其對生物影響的一門學問，從而可得知氣象、物候及病候的演變規律，有利於防治疾病及氣象醫學與時間醫學的研究。運氣學說涉及的知識層面廣泛，如天文、律算、氣象、物候、醫學等，都是探討範疇。

　　中醫防治疾病，以五運六氣作為首要參考條件，《素問》〈陰陽應象大論〉說：「故治不法天之紀，不用地之理，則災害至矣。」[1]「天之紀」，「地之理」，乃運氣知識。《素問》〈六節藏象論〉又說：「六氣謂之時，四時謂之歲，而各從其主治焉。五運相襲而皆治之，終期之日，周而復始，時立氣布，如環無端，候亦同法。故曰不知年之所加，氣之盛衰，虛實之所起，不可以為工矣。」[2]治病宜從四時六氣之變化入手，故此，明醫家李梴說：「醫之道，運氣而矣，學者不由此入門而求其蘊奧耶？」（《醫學入門》卷首〈運氣〉）

　　大自然的五運六氣，適時而至，氣候正常，生態則和諧發展，但一旦氣候異常，產生運氣勝復，則帶來自然災害。運氣勝復乃大自然氣候失和的表現，其勝復過程引發自然災害，破壞生態，人類也相應遭受各類病邪侵害，正如《素問》〈六元正紀大論〉說：「勝復之作，擾而大亂。」[3]《素問》〈六微旨大論〉也說：「氣有勝復，勝復之

1　虞舜、于莉英點校：《四庫全書・黃帝內經》（南京市：江蘇科學技術出版社，2008年1月），《素問》，卷1，頁1。

2　《素問》，卷1，頁57。

3　《素問》，卷21，頁423。

作，有德有化，有用有變，變則邪氣居之。」[4]萬物的生與變，乃大自然的常道，「有德」、「有化」及「有用」屬常，「有變」，則為異常，「變則邪氣居之」，其害傷生，有違天道中和之旨。

　　《黃帝內經》對勝復災害頗多記載，詳見於《素問》〈氣交變大論〉，《素問》〈五常政大論〉、《素問》〈至真要大論〉、《素問》〈六元正紀大論〉、《素問》〈六微旨大論〉諸運氣七篇。

　　本章重點在探討運氣勝復規律，五運勝復失中和，及六氣勝復失中和等三方面。

第一節　運氣勝復規律

　　《素問》〈六元正紀大論〉說：「五常之氣，太過不及，其發異也。……太過者暴，不及者徐，暴者為病甚，徐者為病持。」[5]此言五運之氣，無論太過或不及都可引致疾病，其嚴重者為「病甚」，其輕者為「病持」。五運太過不及，所衍生的勝氣與復氣，「勝」，指強勝、太過，超常態，亢奮，不合大然中和之旨；「復」，指報復，復氣又稱報氣，「報復」之目的是恢復平衡。五運勝復，乃天道自我調節平衡的一種機制，《素問》〈五常政大論〉指出：「不恒其德，則所勝來復。」[6]其義是不遵行天德的自然規律，必有所勝，也必有來復。《素問》〈六元正紀大論〉說：「勝復正化，皆有常數。」又說：「運有餘其致先，運不及其至後，此天之道，氣之常也。運非有餘，非不足，是謂正歲，其至當其時也。」[7]所謂「正歲」，是指和平之歲，時

4　《素問》，卷19，頁369。
5　《素問》，卷21，頁446。
6　《素問》，卷20，頁403。
7　《素問》，卷21，頁433。

氣適時而至，「非有餘，非不足」，有利於自然生態的發展。

勝復的產生，因先有勝氣，然後有復氣，《素問》〈至真要大論〉說：「勝至而復，無常數也，衰乃止耳。復已而勝，不復則害，此傷生也。」[8]，「止」，即停止，已達平衡階段；「復已而勝」，言復氣已平，但卻變為另一新勝氣；傷生，是指傷害生命。關於勝與復的互動，《素問》〈至真要大論〉又說：「所勝者勝至已病，病已慍慍而復已萌也。」[9]是指當有勝之時，復已萌芽，作好復的準備。

復氣的報復力量，有對等的，也有不對等的，《素問》〈至真要大論〉說：「夫所復者，勝盡而起，得位而甚，勝有微甚，復有少多，勝和而和，勝虛而虛，天之常也。」[10]此言勝與復的力量是對等的。《素問》〈氣交變大論〉亦說：「勝負盛衰，不能相多也。」[11]若然復的力量太過，則成為另一新勝氣，即「復而反病」，《素問》〈至真要大論〉說：「大復其勝，則主勝之，故反病也。」[12]

有勝必有復，勝復的時距，視乎陰陽之氣孰多孰少，就以瘧症寒熱發作為例，《素問》〈至真要大論〉指出：「陰氣多而陽氣少，則其發日遠；陽氣多而陰氣少，則其發日近。此勝復相薄，盛衰之節。」[13]此言陰氣（邪氣）盛，陽氣（正氣）衰，「其發日遠」，是指發作的時距長，相對陽氣（正氣）盛，陰氣（邪氣），衰，「其發日近」，是指發作的時距短。總言之，寒熱發作的時距，視乎正邪相爭的結果。

8　《素問》，卷22，頁479。

9　同前註，頁488。

10　同前註。

11　《素問》，卷20，頁387。

12　《素問》，卷22，頁479。

13　同前註，頁495。

第二節　五運勝復失中和

五行勝復大別於五行生克，前者屬於異常現象，後者屬於正常現象。五行相生相剋的功用，是牽制各行的生剋無太過或不及，而勝復的出現，是大自然針對氣候太過或不過而作出的一種自我平衡規律，通過乘侮勝復互為影響，進而恢復其正常的中和運作。

五運勝復，或稱四時勝復，五運者，是木運、火運、土運、金運及水運，屬於運氣學說的範疇。五運配五季，每季各有其氣象特色，如春暖、夏熱、長夏濕、秋燥、冬寒。五運時氣有常有變，變有太過與不及，因而產生勝與復。《素問》〈氣交變大論〉指出：「春有慘凄殘賊之勝，則夏有炎暑燔爍之復。……夏有慘凄凝冽之勝，則不時有埃昏大雨之復。……四維發振拉飄騰之變，則秋有肅殺霖霪之復。……夏有炎爍燔燎之變，則秋有冰雹霜雪之復。……四維發埃昏驟注之變，則不時有飄蕩振拉之復。」[14]從以上引文來看，四時皆有勝復，勝之者烈，復之者也烈。人居天地之中，天人相應，勝復所帶來的自然災害，也直接影響人體健康，詳見下文：

一　木運勝氣與復氣

木運勝復有太過與不及之分，木運太過，木氣勝，勝則乘土，土之子，金氣來復。木運不及，金氣勝，勝則乘木，木之子，火氣來復。

木運太過之年，木氣勝，氣候以風盛為特色，五行風屬木，木氣勝則乘土，土應脾，時氣傷人，民多脾病，肝氣過盛則自傷，也見肝病。《素問》〈氣交變大論〉說：「歲木太過，風氣流行，脾土受邪，

---

14 《素問》，卷20，頁382-383。

民病飧泄，食減體重，煩冤，腸鳴，腹支滿，……甚則忽忽善怒，眩冒巔疾，……脅痛而吐甚，沖陽絕者，死不治。」[15]此言木運太過之年，風氣流行，木勝乘土，脾土受邪，症見脾系病如「飧泄，食減體重，煩冤，腸鳴，腹支滿」等。風氣通於肝，肝氣過盛除橫逆乘脾外，也會過盛自傷，症見肝系病如「善怒，頭暈目眩，脅痛而吐甚」等。脾與胃相表裡，沖陽穴為足陽明胃經原穴，為臟腑原氣所過及所留之處，脈絕則死。

木氣勝則金氣來復，復則傷肝，《素問》〈五常政大論〉指出：「收氣復，秋氣勁切，甚則肅殺，清氣大至，草木凋零，邪乃傷肝。」[16]「收氣復」，即金氣來復，復則「秋氣勁切」，肅殺之金氣大舉而至，草木凋零，此為木氣衰敗，應人身則傷肝。

木運不及之年，金氣勝，氣候以燥盛為特色，五行燥屬金，金氣勝則乘木，木應肝，邪氣傷人，民多肝病及脾病，《素問》〈氣交變大論〉說：「歲木不及，燥乃大行，生氣失應，草木晚榮，肅殺而甚，則剛木辟著，悉（柔）萎蒼乾。」此言木運不及之年，春行秋令，氣候涼，燥氣盛，雖是春天，但春陽生氣不足，反見秋氣肅殺，草木生長緩慢，如果肅殺之氣嚴重，堅硬的樹木變得乾脆，柔軟的青草變得乾枯。人身應時氣，金氣乘木，其病在肝，伴見脾病，故見「民病中清，胠脅痛，少腹痛，腸鳴，溏泄」[17]。中清，指內寒，肝氣虛寒，疏泄失度，引致肝證如「胠脅痛，少腹痛」，及見脾證如「腸鳴，溏瀉」諸病。

有勝則有復，金氣勝，火氣來復，《素問》〈氣交變大論〉指出：「復則炎暑流火，濕性燥，柔脆草木焦槁，下體再生，華實齊化，病

---

15 同前註，頁373。

16 《素問》，卷20，頁399-400。

17 粹自《素問》，卷20，頁377-378。

寒熱瘡瘍痱胗癰痤。」[18]此言金勝火復，夏生大熱，流火煉物，濕性之物轉為乾燥，如土地乾裂，草木柔脆及焦枯，植物需從根部再生，始能花實齊開。人身應時氣，火氣偏盛則見熱証如「病寒熱、瘡瘍、痱胗、癰痤」等。此外，火盛刑金，也見肺系病如「咳而衄」[19]，即咳嗽和鼻衄。

金勝火復，《素問》〈五常政大論〉也說：「蕭颷肅殺則炎赫沸騰，……所謂復也，其主飛蠹蛆雉，乃為雷霆。」[20]「蕭颷肅殺」乃金秋勝氣，其來復者為火氣，故見夏火「炎赫沸騰」；屬火的夏蟲「飛蠹（蚱蜢）、蛆（糞蟲）、雉（野山雞）」等也應運而出，又氣溫暴熱，時下「雷霆」大雨。這些物候與氣候情況，乃金勝火復之象

二　火運勝氣與復氣

火運勝復有太過與不及之分，火運太過，火氣勝，勝則乘金，金之子，水氣來復。火運不及，水氣勝，勝則乘火，火之子，土氣來復。

火運太過之年，火氣勝，氣候以熱盛為特色，五行熱屬火，火氣勝則乘金，金屬肺，邪氣傷人，民多肺病，心火過盛則自傷，也見心病。《素問》〈氣交變大論〉說：「歲火太過，炎暑流行，金肺受邪。民病瘧，少氣、咳喘、血溢、血泄、注下、嗌燥、中熱，肩背熱，……甚則胸中痛，脅支滿，脅痛，膺背肩胛間痛，兩臂內痛，身熱骨痛而為浸淫。」[21]此言火運太過之年，暑氣猛烈，火氣（暑邪）乘金，肺金受邪，引起肺系熱證如「瘧、少氣、咳喘、血溢、血泄、

---

18 同前註，頁378。
19 同前註，頁379。
20 《素問》，卷20，頁394。
21 《素問》，卷20，頁374。

注下、嗌燥、中熱，肩背熱」等。火氣過盛則自傷，故見心系證如胸中痛，兩脅痛，兩臂內側痛，身熱骨痛及浸淫瘡等。

　　若火運恰逢「少陰少陽」司天之年，火氣更為亢盛，《素問》〈氣交變大論〉指出：「火燔焫，水泉涸，物焦槁，病反譫妄狂越，咳喘息鳴，下甚，血溢泄不已，太淵絕者，死不治。」[22]此言金氣失令，火氣獨盛，大地水涸物焦，時氣傷人，肺金受邪，熱極生風，邪擾心神，故見「譫妄狂越」，肺金受火邪侵迫，出現「咳喘息鳴」，火熱迫血下行，故見血溢滲泄不止，一旦「太淵絕者，死不治」。太淵者，乃肺的交會穴，脈絕則死。

　　有勝則有復，火氣勝，水氣來復，復則傷心，《素問》〈五常政大論〉指出：「暴烈其政，藏氣乃復，時見凝慘，甚則雨水，霜雹、切寒、邪傷心也。」[23]「暴烈其政」，言火氣偏勝，「藏氣」即水氣，主寒，火勝水復，復則「霜雹、切寒」，水勝火，故「邪傷心」。

　　火運不及之年，水氣勝，氣候以寒冷為特色，水氣勝則乘火，《素問》〈氣交變大論〉說：「歲火不及，寒乃大行，長政不用，物榮而下。凝慘而甚，則陽氣不化，乃折榮美。」此言歲火不及之年，水氣勝，寒氣流行，長氣失用，萬物生長由榮轉衰。由於寒凝嚴重，陽氣失去生化能力，萬物之榮美減弱。在五行中，寒氣屬水，長氣屬火，水勝火，火失長氣職能。

　　歲火不及，夏行冬令，寒氣凜冽，時氣傷人，民多心病及腎病。寒邪犯心，症見心系病如「胸中痛，脅支滿，兩脅痛，膺背肩胛間及兩臂內痛，鬱冒矇昧，心痛暴喑」等。寒邪犯腎，則見腎系病如「胸腹大，脅下與腰背相引而痛，甚則屈不能伸，髖髀如別」等。按：「別」，分開也，言髖與髀劇痛如分開。

22　《素問》，卷20，頁374。

23　《素問》，卷20，頁394。

　　有勝則有復，水氣勝則土氣來復，復則傷腎，《素問》〈氣交變大論〉說：「復則埃鬱，大雨且至，黑氣乃辱，病鶩溏，腹滿，食飲不下，寒中，腸鳴泄注，腹痛，暴攣痿痺，足不任身。」[24]此言土氣來復，大雨時至，水氣（寒氣）消失，濕土之氣偏勝，時氣傷人，多見脾病，症見「鶩溏，腹滿，食飲不下，寒中，腸鳴泄注，腹痛，暴攣痿痺，足不任身」等，上述諸症常見土寒夾濕，如「暴攣痿痺，足不任身」皆是。

　　水勝土復，《素問》〈五常政大論〉也說：「凝慘凓冽則暴雨霖霪，……其主驟注，雷霆震驚，沉黔淫雨。」[25]所謂「凝慘凓冽」，乃寒淫也，水氣勝，其復者為「暴雨霖霪」，土氣也。所謂「其主驟注，雷霆震驚，沉黔淫雨」，「主」，指長夏（土），意謂長夏季節，時有暴雨，雷電交作，陰雲密佈，大雨傾瀉，原本偏勝的水氣，也因土氣之復而衰敗。

三　土運勝氣與復氣

　　土運勝復有太過與不及之分，土運太過，土氣勝，勝則乘水，水之子，木氣來復。土運不及，木氣勝，勝則乘土，土之子，金氣來復。

　　土運太過之年，濕氣勝，氣候以濕盛為特色。五行濕屬土，土氣勝則乘水，腎屬水，時氣傷人，多見腎病，濕邪過盛則自傷，也見脾病。《素問》〈氣交變大論〉說：「歲土太過，雨濕流行，腎水受邪。民病腹痛，清厥，意不樂，體重，煩冤，……甚則肌肉痿，足痿不收，行善瘈，飲發中滿，食減，四支不舉。」[26]此言土運太過之年，

---

24 粹自《素問》，卷20，頁379-380。
25 粹自《素問》，卷20，頁395。
26 《素問》，卷20，頁375。

雨水多，濕氣重，土剋水，故腎水受邪，寒邪內生，症見腹痛、手足清冷；腎傷則志傷，見不樂；脾虛濕盛，見體重；腎傷則腎水不能制心火，見煩冤。脾主運化，主肌肉，脾虛甚者，濕邪也盛，見脾虛濕盛如「肌肉痿，足痿不收，行善瘈，飲發中滿，食減，四支不舉」諸症。

　　土運主濕，濕氣過盛，挾雨水泛濫成災，出現「泉湧河衍，涸澤生魚」。土勝則木復，復則「風雨大至，土崩潰，鱗見於陸」。「風雨」者，言木氣來復也，「土崩潰，鱗見於陸」，指土敗水泛而成災。

　　時氣傷人，濕氣盛，民病脾虛，症見「病腹滿，溏泄，腸鳴，反下甚」，病情進一步嚴重，即土乘水，其病在腎，「腎水受邪」，一旦「太谿（溪）絕者，死不治」[27]。太溪穴為足少陰腎經原穴，脈絕不可救治。

　　在勝復規律下，土氣勝，則木氣來復，復則傷脾，《素問》〈五常政大論〉也指出：「其病腹滿，四支不舉，大風迅至，邪傷脾也。」[28]「大風」者，木也，土勝木復，故見「腹滿」及「四支不舉」諸脾病。

　　土運不及之年，木氣勝，氣候以風盛為特色，影響草木生長。《素問》〈氣交變大論〉說：「歲土不及，木氣勝，勝則風乃大行，化氣不令，草木茂榮，飄揚而甚，秀而不實。」此言歲土不及之年，木氣勝，木勝乘土，土主濕，土氣（化氣）失政，雨少風多，草木雖然茂盛，但因風氣猛烈，影響生長，草木雖有開花，但不結果實。時氣傷人，民多脾病及肝病，《素問》〈氣交變大論〉指出：「民病飧泄霍亂，體重腹痛，筋骨繇復，肌肉瞤酸，善怒，藏氣舉事，蟄蟲早附，咸病寒中。」[29]上述的「飧泄霍亂，體重腹痛，肌肉瞤痠」，脾病也；

---

27 同前註。

28 《素問》，卷20，頁402。

29 《素問》，卷20，頁380。

「筋骨繇復」，及「善怒」，肝病也。所謂「藏氣」，即冬天閉藏之氣，言寒冬早至，眠蟲提早冬眠，人體也因寒冬早至而病多寒証。「咸病寒中」一詞，可理解為寒水偏勝而反侮土，病多虛寒。

有勝則有復，木氣勝則金氣來復，復則傷肝，並見脾病。《素問》〈氣交變大論〉指出：「復則收政嚴峻，名木蒼凋，胸脅暴痛，下引少腹，善太息，……氣客於脾，……民食少失味。」[30]此言金氣報復嚴厲，肅殺秋氣使巨木凋零，木屬肝，相應人身也見肝病如「胸脅暴痛，下引少腹，善太息」。所謂「氣客於脾」，氣，指水氣，金氣盛則其子水氣也盛，故出現土虛水侮，土被水反克；「民食少失味」，証屬脾虛。故此，土虛木亢，木勝金復，土虛水侮，肝脾同病。

木勝金復，《素問》〈五常政大論〉也說：「振拉飄揚則蒼乾散落，……其主敗折，虎狼清氣乃用，生政乃辱。」[31]此言土運不足之年，長夏行春令，木氣偏勝，故見「振拉飄揚」之風象，由於木氣偏勝，金氣來復，故見「蒼乾散落」之燥象。「主敗折」，指長夏失令；所謂「虎狼清氣」，言金氣如虎狼；「生政乃辱」，指木政為金氣所制，不能行其生政之職能，此乃木勝金復的結果。

四　金運勝氣與復氣

金運勝復有太過與不及之分，金運太過，金氣勝，勝則乘木，木之子，火氣來復。金運不及，火氣勝，勝則乘金，金之子，水氣來復。

金運太過之年，金氣勝，氣候以燥盛為特色，金氣勝則乘木，五行肝屬木，時氣傷人，民多肝病，《素問》〈氣交變大論〉說：「歲金

---

30 粹自《素問》，卷20，頁380。

31 《素問》，卷20，頁396。

太過，燥氣流行，肝木受邪，民病兩脅下，少腹痛，目赤痛、眥瘍、耳無所聞。肅殺而甚，則體重煩冤，胸痛引背，兩脅滿且痛引少腹。」[32]此言金運太過之年，燥氣盛，燥屬金，金乘木，應人身則病在肝系，例如「兩脅下，少腹痛，目赤痛、眥瘍」，肝經連目系，肝與膽相表裡，膽經「其支者，從耳後入耳中」，故肝病則「耳無所聞」，証屬失聰。金氣肅殺嚴重，肝失疏泄，脾失健運，故體重，肝鬱化熱則煩冤，肝氣盛則肝經所過之處如胸、背、脅，少腹皆見引痛。

　　有勝則有復，金氣勝，火氣來復，復則見肺系症如「喘咳逆氣，肩背痛」。此外，肺金受邪，不能生水滋腎，腎經所過之處如「尻、陰、股、膝、髀、腨、胻、足皆病」。又如果肺金乘肝木太甚，肝傷更重，症見「病反暴痛，胠肋不可反側，咳逆甚而血溢，太沖絕者，死不治」[33]。「太沖」乃足厥陰肝經原穴，代表生命動力，故太沖脈絕，生命不可救治。

　　金氣太過，火氣來復，但不能復之太過，否則成為另一新勝氣，《素問》〈五常政大論〉指出：「政暴變，名木不榮，柔脆焦首，長氣斯救，大火流炎，爍且至，蔓將槁，邪傷肺也。」[34]此言金運太過之年，金氣勝，其勝則秋氣乾燥及驟涼，樹凋木萎，草木乾枯，「長氣斯救」即火氣來救，結果火氣太過，變成「大火流炎」，草蔓枯萎，金火交爭，應人身則傷肺，此乃復之太過，成為另一新勝氣，即「復已反病」。

　　金運不及之年，火氣勝，氣候以炎熱為特色，火氣勝則乘金，金屬肺，時氣傷人，民多肺病，《素問》〈氣交變大論〉指出：「歲金不

32　《素問》，卷20，頁375-376。

33　《素問》，卷20，頁376。

34　《素問》，卷20，頁403。

及，炎火乃行，生氣乃用，長氣專勝，庶物以茂，燥煉以行，……民病肩背瞀重，鼽嚏，血便注下，收氣乃後。」[35]此言金氣不及之年，火氣流行，生氣（木氣）可行其政，長氣（火氣）偏勝，生與長二氣齊得用，故萬物茂盛，不過，燥（溫燥及涼燥）煉之氣也盛行。火氣偏勝則克金，肺屬金，時氣應人身則傷肺，症見「肩背瞀重，鼽嚏、血便注下」。

有勝則有復，火氣勝，水氣來復，《素問》〈氣交變大論〉指出：「復則寒雨暴至，乃零冰雹霜雪殺物，陰厥且格，陽反上行，頭腦戶痛，延及腦頂（一作囟頂），發熱，……民病口瘡，甚則心痛。」[36]上引文首二句言火氣勝之年，火勝水復，復則寒流冷雨暴至，萬物給冰雹霜雪所傷害，人身亦為寒邪所傷。寒邪傷人，格拒體內陽氣，即陰盛格陽，陽氣迫得上行，引致頭痛，腦戶痛及痛連頭頂，並見真寒假熱之發熱。由於水寒之氣，上迫心火，心火上炎，故見「口瘡」，其嚴重者則見心胸痛。

火勝水復，《素問》〈五常政大論〉也指出：「邪傷肺也，炎光赫烈則冰雪霜雹，……歲氣早至，乃生大寒。」[37]火乘金，故見「邪傷肺」；「炎光赫烈」，指秋行夏令，炎光猛烈，火氣偏勝，水氣來復，復則見「冰雪霜雹」，大寒早至。

五 水運勝氣與復氣

水運勝復有太過與不及之分，水運太過，水氣勝，勝則乘火，火之子，土氣來復。水運不及，土氣勝，勝則乘水，水之子，木氣來復。

---

35 《素問》，卷20，頁381。
36 同前註。
37 《素問》，卷20，頁397。

　　水運太過之年，水氣勝，氣候以寒冷為特色，水氣勝則乘火，五行心屬火，時氣傷人，民多心病，水氣過盛則自傷，以及勝復關係，也見腎病及脾病。《素問》〈氣交變大論〉說：「歲水太過，寒氣流行，邪害心火。民病身熱煩心，躁悸，陰厥，上下中寒，譫妄，心痛。」此言歲水太過之年，寒氣流行，寒邪傷人，迫心火外越，或水氣凌心，症見心系病如「心煩，心悸，身厥，神志譫妄，心痛」等。寒邪過盛，傷及腎水，故見「腹大脛腫，喘咳，寢汗出，憎風」[38]諸陽腎虛證。

　　「歲水太過」，若適逢太陽寒水之年，氣候寒上加寒，又因水寒土復關係，則見時寒時濕，出現「雨冰雪霜不時降，濕氣變物」。所謂「濕氣變物」，是言物候受濕氣影響而有所改變。人身應時氣，水過盛則侮土，以致脾虛失運，症見「腹滿腸鳴溏泄，食不化，渴而妄冒」，所謂「妄冒」，即心失神明，出現狂妄或神智不清，嚴重者，邪害心火，一旦心脈經氣停息，則「神門絕，死不治」。[39]神門穴乃心經原穴，脈絕則生命告終。

　　有勝則有復，水勝則土復，復則傷腎，《素問》〈五常政大論〉也說：「政過化氣大舉，埃昏氣交，大雨時降，邪傷腎也。」[40]所謂「政過」，是言火為水所勝，火之子，土來復；化氣，即土氣，主濕，水土交爭，天昏地暗，大雨時降，濕勝寒，即土勝水，腎屬水，水敗則腎傷。

　　水運不及之年，土氣勝，氣候以濕盛為特色，土氣勝則乘水，時氣傷人，多見腎病，濕氣過盛則自傷，也見脾病。《素問》〈氣交變大論〉說：「歲水不及，濕乃大行，長氣反用，其化乃速，暑雨數

38　粹自《素問》，卷20，頁376。

39　同前註，頁377。

40　《素問》，卷20，頁403。

至，……民病腹滿身重、濡泄、寒瘍流水、腰股痛發、膕股膝不便、煩冤、足痿清厥、腳下痛，甚則跗腫，藏氣不政，腎氣不衡。」[41]此言水運不及之年，濕氣流行，水衰不能制火，火氣因而旺盛，影響生物異常加快生長，並且時下暑雨，時氣傷人，症見脾系病如「腹滿身重，濡泄、寒瘍流水」等。此外，濕盛則陽衰，病及腎水，故見腎系病如腰痛、股痛、膕膝不適、煩冤、足萎肢冷、腳下痛、跗腫等。藏氣五行屬腎，出現失用，故腎氣失調而成病。概而言之，歲水不及之年，濕氣重，邪氣傷人，多見脾腎証。

水運不及之年，濕氣勝，若適逢太陰濕土司天，太陽寒水在泉之年，寒氣及濕氣更嚴重，《素問》〈氣交變大論〉指出：「大寒數舉，蟄蟲早藏，地積堅冰，陽光不治，民病寒疾於下，甚則腹滿浮腫。」[42]此言寒流頻至，眠蟲早蟄，大地結冰，陽光不溫，民多病下焦虛寒，嚴重者則見腹部脹滿而浮腫。

有勝則有復，土氣勝，木氣來復，其病在脾，伴見肝病，《素問》〈氣交變大論〉指出：「復則大風暴發，草偃木零，生長不鮮，面色時變，筋骨并辟，肉瞤瘛，目視䀮䀮，……肌肉胗發，氣并膈中，痛於心腹。」[43]此言土勝木復，復則強風猛烈，草類偃伏，林木凋零，草木失去鮮澤。人身應時氣，風邪傷人，病容面色不時改變，筋骨痙攣，肌肉抽動。視物不清，肌膚發疹。由於肝失疏泄，氣滯胸膈，症見胸痛及腹痛等。

歲水不及，土氣勝，木氣來復，《素問》〈五常政大論〉指出：「埃昏驟雨則振拉摧拔，……其主毛顯狐貉，變化不藏。」[44]歲水不

---

41 《素問》，卷20，頁381。

42 同前註，頁382。

43 《素問》，卷20，頁382。

44 《素問》，卷20，頁398。

及，土氣勝，土主濕，濕氣流行，故見「埃昏驟雨」，即天昏地暗，暴雨傾盆；土勝則木復，木主風，復則「振拉摧拔」，即狂風大作，摧屋拔樹，此外，由於氣候該寒而反溫，冬天仍見眠蟲出現，狐貉四處走動，不需冬眠。

　　五運無論太過或不及，都是失衡，有違天德中和，亟需平衡。《素問》〈氣交變大論〉指出：「夫五運之政，猶權衡也，高者抑之，下者舉之，化者應之，變者復之，此生長化成收藏之理，氣之常也，失常則天地四塞矣。」[45]「政」者，通正，「氣之常」，乃大自然規律，「政」與「常」，俱含中和之義，「失常」則違中和之旨。

第三節　六氣勝復失中和

　　在運氣學說中，六氣勝復有上歲半與下歲半之分，上歲半稱天氣，下歲半稱地氣，《素問》〈六元正紀大論〉說：「歲半之前，天氣主之，歲半之後，地氣主之。」[46]若天氣在上半年有勝，地氣在下半年必復，例如上半年氣溫偏熱，其下半年氣溫必偏寒。《素問》〈至真要大論〉說：「初氣終三氣，天氣主之，勝之常也；四氣盡終氣，地氣主之，復之常也。有勝則復，無勝則否。」又說：「有勝之氣，其來必復也。」[47]《素問》〈六元正紀大論〉也說：「六氣正紀，有化有變，有勝有復。」[48]此言六氣的風、熱、火，燥、濕、寒，其化與變，勝與復，都有其正常規律，此乃天之常道，以中和為依歸。

　　勝復之氣，有主客之分，主氣者，乃五行當位之氣，其氣候季節

45　《素問》，卷20，頁383。
46　《素問》，卷21，頁433-434。
47　《素問》，卷22，頁479。
48　《素問》，卷21，頁451。

變化固定，年年如是。客氣者，言天之六氣也，其來如客，年年不同。四時更迭正常，有賴於客氣之操控，故此客氣勝主氣，《素問》〈至真要大論〉說：「主勝逆，客勝從，天之道也。」[49]唐王冰予以闡釋說：「客承天命，部統其方，主為之下，固宜只奉天命，不順而勝，則天命不行，故為逆也。客勝於主，承天之道，故為順也。」[50]客氣雖勝主氣，但不可太過，《素問》〈六元正紀大論〉指出：「天氣反時，則可依則（時），及勝其主則可犯，以平為期，而不可過，……無翼其勝，無贊其復，是謂至治。」[51]「天氣」，即客氣，「時」，即主氣，此言天氣（客氣）不相合於時氣（主氣），例如春行秋令，夏行冬令，氣候該暖則涼，該熱則冷，其處理當依主氣，若客氣勝主氣，則可犯之，使其平衡，但不要太過，原則是勿助長勝氣，也不支持復氣。所謂「至治」者，言治法正確穩妥，其道中和。

六氣之勝太過，即由勝轉為乘，乘者，具攻伐之意，乘則五臟受害，《素問》〈至真要大論〉指出：「乘其至也，清氣大來，燥之勝也，風木受邪，肝病生焉；熱氣大來，火之勝也，金燥受邪，肺病生焉；寒氣大來，水之勝也，火熱受邪，心病生焉；濕氣大來，土之勝也，寒水受邪，腎病生焉；風氣大來，木之勝也，土濕受邪，脾病生焉。……有勝之氣，其必來復也。」[52]此言金勝木，其病肝，火勝金，其病肺，水勝火，其病心，濕勝水，其病腎，木勝土，其病脾，有勝則有復，乃天之道也。

---

49 《素問》，卷22，頁479-480。

50 〈至真要大論〉王冰注文，見《素問》，卷22，頁480。

51 《素問》，卷21，頁435。

52 《素問》，卷22，頁484。

一　三陰三陽之勝

　　三陰三陽之勝，是指六氣太過。三陰是厥陰、少陰、太陰，三陽是少陽、陽明、太陽。三陰三陽各有其主氣，厥陰主風氣，少陰主熱氣，太陰主濕氣，少陽主相火，陽明主燥氣，太陽主寒氣。勝者，太過也，有違自然規律，亟需平其所勝，恢復陰陽平衡，無失大自然中和之旨。大自然六氣的勝與復，影響人體產生一系列病候，《素問》〈至真要大論〉載之甚詳，茲分別引述如下：

（一）厥陰之勝

> 《素問》〈至真要大論〉：
> 厥陰之勝，耳鳴頭眩，憒憒欲吐，胃膈如寒。大風數舉，倮蟲不滋。胠脅氣并，化而為熱，小便黃赤，胃脘當心而痛，上支兩脅，腸鳴飧泄，少腹痛，注下赤白，甚則嘔吐，膈咽不通。[53]

　　厥陰風木主歲之年，風氣偏盛，風應人體為肝，故肝易受邪。厥陰肝經風盛，上犯頭巔，則見「耳鳴頭眩」。肝氣盛，橫逆乘土，則見「欲吐」及「胃膈如寒」諸脾胃症。在大自然中，厥陰風木主歲之年，大風頻起，風勝濕，倮蟲不易滋生。胠脅之氣並聚於肝，則氣盛化熱，邪犯肝系，故見脅肋脹痛。邪熱下移膀胱，故見小便黃赤，肝熱犯胃，故見胃脘疼痛，上引兩脅脹滿；邪熱下移大腸，故見腸鳴飧泄，少腹痛，下痢赤白，其嚴重者，熱邪上逆，則見嘔吐，及咽膈不通。厥陰風氣太過，其治法是「治以甘清，佐以苦辛，以酸瀉之」[54]。

53　同前註，頁471。

54　《素問》，卷22，頁473。

（二）少陰之勝

《素問》〈至真要大論〉：

少陰之勝，心下熱，善饑，臍下反動，氣游三焦。炎暑至，木
乃津，草乃萎。嘔逆躁煩、腹滿痛、溏泄，傳為赤沃。[55]

少陰君火主歲之年，火氣偏盛，火應人體為心，故心易受邪。少陰心
經火盛，邪犯心系，則見胸中熱，邪犯胃，則見胃熱善飢；臍下，屬
腎區，邪熱移於膀胱，則見臍下悸動。心為五臟大主，心氣偏盛，邪
氣遊移三焦各部，諸臟腑皆可生病。在大自然，少陰之年，火氣偏
盛，炎暑猛烈，木枯草萎，植物不易生長。火熱迫人，時氣應人體，
則見心熱胸煩，熱移脾胃，則見嘔吐，腹痛肚瀉；熱移膀胱，則見尿
血。少陰君火太過，其治法是「治以辛寒，佐以苦咸，以甘瀉之」[56]。

（三）太陰之勝

《素問》〈至真要大論〉：

太陰之勝，火氣內鬱，瘡瘍於中，流散於外，病在胠脅，甚則
心痛，熱格，頭痛、喉痹、項強。獨勝則濕氣內鬱，寒迫下
焦，痛留頂，互引眉間，胃滿。雨數至，燥（其義濕）化乃
見。少腹滿，腰脽重強，內不便，善注泄，足下溫，頭重，足
脛胕腫，飲發於中，胕腫於上。[57]

太陰濕土主歲之年，濕氣偏盛，濕應人體為脾，故脾易受邪。濕邪淫

---

55 同前註，頁472。
56 同前註，頁473。
57 同前註，頁472。

於外，人體熱氣不能透外，內鬱而化火，引致瘡瘍鬱於內而流布於肌表。脾土濕盛，肝木不能剋土，出現肝病，邪在胠脅。肝有鬱火，火刑於心，故心痛。熱邪格於上，出現頭痛、喉痺、項強諸症。若濕邪獨勝，則濕邪內鬱，土乘水，濕勝寒，寒濕之邪既犯下焦，又上乘頭部清陽，故疼痛留於巔頂並痛及兩眉間，又見胃脘滿悶。在大自然，太陰濕土之年，濕氣重，經常下雨，濕化嚴重，時氣應人身，則見少腹脹滿，腰部沉重，房事不便，善泄瀉、足底溫，足腫；濕邪犯上，則見頭重、面腫諸疾。太陰濕土太過，其治法是「治以鹹熱，佐以辛甘，以苦瀉之」[58]。

（四）少陽之勝

《素問》〈至真要大論〉：
少陽之勝，熱客於胃，煩心、心痛、目赤、欲嘔、嘔酸、善饑、耳痛、溺赤、善驚、譫妄。暴熱消爍，草萎水涸，介蟲乃屈。少腹痛，下沃赤白。[59]

少陽相火主歲之年，相火偏盛，相火應人體為膽，故膽易受邪。三焦源出胃間，與心包絡合，淫邪犯上，則心煩、胸痛、目赤、耳赤。邪上擾心神，則見善驚、譫言妄語。在大自然，少陽相火之年，氣溫酷熱，萬物乾枯，植物枯萎，水源乾涸，介蟲屈伏不動。在少陽相火之年，相火偏盛，人身易感熱邪，熱邪下迫，引致少腹痛，下痢膿血。少陽相火太過，其治法是「治以辛寒，佐以甘鹹，以甘瀉之」[60]。

58　《素問》，卷22，頁473。
59　同前註，頁472。
60　同前註，頁473。

（五）陽明之勝

《素問》〈至真要大論〉：

陽明之勝，清發於中，左胠脅痛、溏泄、內為嗌塞、外發㿉疝。大涼肅殺，華英改容，毛蟲乃殃。胸中不便，嗌塞而咳。[61]

陽明燥金主歲之年，金氣偏盛，金氣應人體為肺，故肺易受邪。肺金太過，肝木受乘，故見左胠脅痛；肺金清氣下陷，故見腹瀉，吞咽困難，並見㿉疝病（睪丸腫大）；在大自然，陽明之年，燥氣偏勝，氣候清涼肅殺，花木枯萎，毛蟲遭殃。人身應自然，易感燥邪，邪留胸肺，肺失治節，故見咳嗽氣喘諸疾。陽明燥金太過，其治法是「治以酸溫，佐以辛甘，以苦泄之」[62]。

（六）太陽之勝

《素問》〈至真要大論〉：

太陽之勝，凝凜且至，非時水冰，羽乃後化。痔瘧發，寒厥入胃，則內生心痛，陰中乃瘍，隱曲不利，互引陰股，筋肉拘苛，血脈凝泣，絡滿色變，或為血泄，皮膚否腫，腹滿食減，熱反上行，頭項囟頂腦戶中痛，目如脫；寒入下焦，傳為濡瀉。[63]

太陽寒水主歲之年，水氣偏盛，氣候嚴寒，冷天早至，川流提早成冰，羽蟲孵化較晚。水氣應人體為腎，故腎易受邪。太陽經脈夾脊貫

---

61 同前註，頁472。

62 《素問》，卷22，頁473。

63 同前註。

臀，寒邪犯太陽，而內有火鬱的話，則寒勝火鬱，易誘發痔與瘧等裡熱症。寒邪「入胃則內生心痛」，邪在肝腎，則見陰部潰瘍，房事不便，陰股筋肉得寒邪而拘急暴痛，血脈不通而成瘀，皮膚絡脈見發青色，或下注出血，或水邪鬱積肌表見腫，邪留中焦，則見「腹滿食減」；陰寒格陽於上，熱邪上擾頭項，症見頭痛、枕項痛、目脫諸症；寒邪入裡犯下焦，則為泄瀉。太陽寒水太過，其治法是「治以甘熱，佐以辛酸，以鹹瀉之」[64]。

三陰三陽之勝，皆屬異常現象，有失中和之旨，清張志聰說：「此論三陰三陽主歲之氣，淫勝而為病，宜以所勝之氣味平之。」[65]「平之」，是指通過治療恢復其中和常態。

二　三陰三陽之復

有勝氣則有復氣，此乃大自然自我調節平衡機制之一。「復」者，含報復之意，例如風氣偏盛，燥氣、涼氣來復，熱氣偏盛，寒氣來復，濕氣偏盛，風氣來復等。要注意的是，復氣太過，則變為新的勝氣，勝氣太過，則又帶來新的復氣，復氣與勝氣不斷交替出現，直至「平」為止。所以《素問》〈至真要大論〉說：「微者隨之，甚者制之；氣之復也，和者平之，暴者奪之。皆隨勝氣，安其屈伏，無問其數，以平為期，此其道也。」[66]「以平為期」，屬於大自然自我平衡機制的表現。

---

64 同前註。

65 〔清〕張隱庵：《黃帝內經素問集注》（北京市：學苑出版社，2002年8月），頁729。

66 《素問》，卷22，頁479。

（一）厥陰之復

《素問》〈至真要大論〉：
厥陰之復，少腹堅滿，裡急暴痛。偃木飛沙，倮蟲不榮。厥心痛，汗發嘔吐，飲食不入，入而復出，筋骨掉眩清厥，甚則入脾，食痺而吐。沖陽絕，死不治。[67]

厥陰之復，即風氣來復，是針對濕氣偏勝的報復。肝氣偏盛，則「少腹堅滿，裡急暴痛」。在大自然中，風氣來復，引致樹木吹折，塵土飛揚，倮蟲本來需賴水濕而滋生，由於風勝濕，所以不能繁殖。人身應自然，形體厥陰風氣來復，影響肝、心、脾三臟。邪犯心胸，則胸痛透背，並出冷汗、嘔吐，飲食即吐，伴見頭眩肢冷。肝氣乘脾，則飲食不化，入則吐。病情惡化，一旦足陽明胃經的沖陽穴見脈絕，表示生命不可救治。厥陰風氣來復，其治法是「治以酸寒，佐以甘辛，以酸瀉之，以甘緩之」[68]。

（二）少陰之復

《素問》〈至真要大論〉：
少陰之復，燠熱內作，煩燥鼽嚏，少腹絞痛，火見燔炳，嗌燥分注時止，氣動於左，上行於右，咳、皮膚痛、暴喑、心痛、鬱冒見不知人，乃灑淅惡寒振慄，譫妄，寒已而熱，渴而欲飲，少氣骨痿，隔腸不便，外為浮腫，噦噫。赤氣後化，流水不冰，熱氣大行，介蟲不復。病痱胗瘡瘍、癰疽痤痔，甚則入肺，咳而鼻淵。天府絕，死不治。[69]

---

67 同前註，頁474-475。
68 同前註，頁476。
69 同前註，頁474。

少陰為君火，少陰之復，即火氣來復，是針對涼氣、燥氣偏勝的報
復，復則內生懊熱、煩燥，火邪上逆，故見鼻塞流涕噴嚏，少陰脈絡
小腸，故見「少腹絞痛」；火氣燔灼，出現咽嗌乾燥，熱移下焦，則
見腹瀉、小便短小或癃閉。心氣動於左，肺氣行於右，熱邪熾盛，火
氣刑金，肺受邪則咳嗽、皮膚痛、暴瘖失聲，心氣實則心痛；熱擾心
神，神明不清，則「不知人」及「譫妄」。熱極生寒，則「惡寒振
栗」，但寒象過後即復熱。熱邪傷津，故「渴而欲飲」；壯火食氣，傷
及精血及腑道，則見少氣、骨痿、二便不通、浮腫、呃逆、噯氣諸
症。在大自然中，少陰熱氣來復，則見「流水不冰，熱氣大行」，熱
氣太盛，介蟲不易生存。人身應自然，形體熱氣偏盛，則見「痱胗瘡
瘍、癰疽痤痔」等皮膚病。君火嚴重，熱邪入肺經，則見咳嗽、鼻淵
等症。肺氣衰竭，一旦手少陰肺經天府穴見脈絕，表示生命不可救
治。少陰熱氣來復，其治法是「治以鹹寒，佐以苦辛，以甘瀉之，以
酸收之，辛苦發之，以鹹軟之。」[70]

（三）太陰之復

《素問》〈至真要大論〉：

太陰之復，濕變乃舉，體重中滿，食飲不化，陰氣上厥，胸中
不便，飲發於中，咳喘有聲。大雨時行，鱗見於陸。頭頂痛
重，而掉瘛尤甚，嘔而密默，唾吐清液，甚則入腎，竅瀉無
度。太溪絕，死不治。[71]

太陰之復，即濕氣來復，是針對寒氣偏勝的報復。太陰來復，濕氣偏
盛，邪氣乃起，症見肢體沉重，脘腹脹悶，「飲食不化」。陰濕之氣上

70　《素問》，卷22，頁476。

71　同前註，頁475。

逆，心胸脹滿不適；胸中飲邪犯肺，則「咳喘有聲」。在大自然中，太陰濕氣來復，大雨時作，川河暴漲而泛濫，魚兒隨水流而漂上岸陸。人身應自然，濕邪上犯，則「頭頂重痛」；濕鬱風動，則見抽搐痙攣；濕阻中焦，嘔吐而心煩，或水濕內停，嘔吐清水。濕邪嚴重，進犯陰竅，引致前竅小便短小，後竅大便水瀉無度。濕邪傷腎而致腎衰竭，一旦足太陰腎經太溪穴見脈絕，表示生命不可救治。太陰濕氣來復，其治法是「治以苦熱，佐以酸辛，以苦瀉之，燥之、泄之」[72]。

（四）少陽之復

《素問》〈至真要大論〉：

少陽之復，大熱將至，枯燥燔熱，介蟲乃耗。驚瘛咳衄，心熱煩躁，便數憎風，厥氣上行，面如浮埃，目乃瞤瘛；火氣內發，上為口麋、嘔逆、血溢、血泄，發而為瘧，惡寒鼓栗，寒極反熱，嗌絡焦槁，渴引水漿，色變黃赤，少氣脈萎，化而為水，傳為胕腫，甚則入肺，咳而血泄。尺澤絕，死不治。[73]

少陽之復，即少陽相火來復，亦即火氣來復，是針對涼氣偏勝的報復。在大自然中，火氣來復，氣候酷熱，木枯草焦，喜涼的甲蟲不能存活。人身應自然，形體受火氣來復，五臟受害，火邪犯肝，熱極動風，則見振顫抽搐；熱邪犯肺，則見咳衄；火邪擾心，則見心熱煩躁。此際表裡皆熱，故見尿頻惡風。邪犯上焦，則見面有土色，眼皮顫動。火氣內發，上行則口麋、嘔吐、咳血、衄血等。火邪移犯下焦，則見二陰出血。陰陽正邪交戰，症如瘧疾，出現寒戰，之後寒極

---

72 同前註，頁476。

73 《素問》，卷22，頁475。

反熱，出現高燒，並見咽喉乾燥，大渴引飲，小便黃赤，此皆內熱引致。內熱過久，耗氣傷陰，氣血兩虛，水飲瀦留，出現水腫。火邪嚴重時，肺部受傷，則見咳血。火邪恣虐，肺金遭殃，一旦手太陰肺經尺澤穴見脈絕，表示生命不可救治。少陰火氣來復，其治法是「治以鹹冷，佐以苦辛，以鹹軟之，以酸收之，辛苦發之；發不遠熱，無犯溫涼。少陰同法」[74]。

（五）陽明之復

《素問》〈至真要大論〉：

陽明之復，清氣大舉，森木蒼乾，毛蟲乃厲。病生胠脅，氣歸於左，善太息，甚則心痛，否滿腹脹而泄，嘔苦咳噦煩心，病在膈中，頭痛，甚則入肝，驚駭筋攣。太沖絕，死不治。[75]

陽明之復，即燥氣來復，是針對風氣偏勝的報復。在大自然中，氣溫由溫轉涼，林木乾枯，毛蟲蒙害。入身應自然，在此種氣候影響下，形體肺金尅肝木，主證在肝，病及脾土，由於金氣太過，也見肺部證候。肝病主症見胠脅脹痛，或肝氣鬱結，時時太息，木鬱則犯土，故見心痞滿腹脹、泄瀉、嘔吐苦水、乾嘔，金氣太過，故見心煩胸痛，咳噦。金主燥，燥邪在膈中，心脾所居，燥氣上逆，則見頭痛，甚則燥邪入肝，即金乘木，出現驚駭、筋攣等肝系病狀。燥邪恣虐，肝木遭殃，一旦足厥陰肝經太沖穴見脈絕，表示生命不可救治，陽明燥氣來復，其治法是「治以辛溫，佐以苦甘，以苦泄之，以苦下之，以酸補之」[76]。

---

74 同前註，頁476-477。

75 同前註，頁476。

76 同前註，頁477。

（六）太陽之復

《素問》〈至真要大論〉：

太陽之復，厥氣上行，水凝雨冰，羽蟲乃死。心胃生寒，胸膈不利，心痛否滿，頭痛善悲，時眩仆，食減，腰脽反痛，屈伸不便，地裂冰堅，陽光不治，少腹控睪引腰脊，上沖心，唾出清水，及為噦噫，甚則入心，善忘善悲。神門絕，死不治。[77]

太陽之復，即寒氣來復，是針對火氣偏勝的報復。在大自然中，太陽寒氣來復，寒氣上行，水結冰，雨成雪，羽蟲凍死。人身應自然，形體寒邪生於心胃，影響五臟，心受邪，則見胸痛，胸膈不舒；脾與胃相表裡，脾受邪，則見腹部否滿、納呆；寒邪上沖，則見頭痛；肺金受邪，則肺虛善悲，肝經受邪，則眩暈卒倒，腎經受邪，則見腰痛，屈伸不利。太陽寒氣來復，氣候嚴寒，大地凍裂，水寒結冰，人身應自然，形體腎經受寒邪所犯，則見少腹痛，並痛連睪丸及腰脊，邪犯心胃，則唾吐清水。寒邪嚴重，則見水勝乘火，心經受邪，出現善忘、善悲等傷心之症。寒邪恣虐，心火遭殃，一旦手少陰心經神門穴脈絕，表示生命不可救治。太陽寒邪來復，其治法是「治以鹹熱，佐以甘辛，以苦堅之」[78]。

勝復的病機雖然複雜，但其治療大法，仍以調和人身的陰陽寒熱虛實為原則，《素問》〈至真要大論〉指出：「治諸勝復，寒者熱之，熱者寒之，溫者清之，清者溫之，散者收之，抑者散之，燥者潤之，急者緩之，堅者軟之，脆者堅之，衰者補之，強者瀉之，各安其氣，必清必靜，則病氣衰去，歸其所宗，此治之大體也。」[79]上述各項治

---

77 《素問》，卷22，頁476。

78 同前註，頁477。

79 同前註。

法，乃治道大體，旨在恢復機體中和常態。唐王冰也指出：「更淫勝復，各有主治法則，欲令平調氣性，不違忤天地之氣，以致清靜和平也。」[80]「清靜和平」，屬中和之道的範疇。

總括而言，勝復的治療，也是一般常規治法，旨在平衡陰陽，恢復人身臟腑氣血的中和運作。

小結

勝復的出現，乃天道自然的事，「有勝則有復，有復則有勝」，有勝而不復，其害傷生，勝復不息，勝出現之時，復已萌芽，勝復的力量一般是對等的，即勝有多少，復有多少，但也有不對等的大勝其復，則成災害矣。勝復的時距，陰氣多而陽氣少，其發作的時距長，陽氣多而陰氣少，則發作的時距短。勝復的出現，無論是強或弱，其最終目的是儘快恢復中和，此乃大自然的常道。

五運勝復是大自然在五行乘侮理論下，進行自我恢復平衡的一種機制。五運各有其氣，其太過與不及都帶來不同的自然災害，人身應自然，五臟應五行，歲運的災害，人身亦應之。五運勝復是自然現象，例如：木運太過，則木氣勝，其來復者為金氣；木運不及，則金氣勝，其復者為火氣。火運太過，則火氣勝，其來復者為水氣；火氣不及，則水氣勝，其復者為土氣。土運太過，則土氣勝，其來復者為木氣；土氣不及，則木氣勝，其復者為金氣。金運太過，則金氣勝，其來復者為火氣；金運不及，則火氣勝，其來復者為水氣。水運太過，則水氣勝，其來復者為土氣；水運不及，則土氣勝，其復者為木氣。五運有勝有復，直至中和而止。

80　〈六元正紀大論〉王冰注文，見《素問》，卷21，頁417。

　　六氣之勝復，一般而言，上半歲指天氣，下半歲指地氣，上半歲氣溫有勝，則下半歲氣溫必有復，比方上半歲氣溫偏熱，則下半歲氣溫則偏寒。三陰三陽之勝，是指六氣太過，太過則有勝氣，有勝則有復，故此三陰三陽也有復。人身感受勝復所帶來的邪氣，其治療原則是「寒者熱之，熱者寒之，溫者清之，清者溫之，散者收之，抑者散之，燥者潤之，急者緩之，堅者軟之，脆者堅之，衰者補之，強者瀉之」，使形體的陰陽氣血達致中和。

第八章
結論

　　在周代之前，「中」與「和」分屬兩個哲學概念名詞。信史《尚書》雖無中和一詞，但有「克和厥中」之語，為後世中和思想的濫觴，對先秦諸子，尤其是儒道二家，有重大影響。

　　在易卦中，「中」的地位非常崇高，卦爻的第二爻及第五爻，稱中爻，易學認為「二爻多譽，五爻多功」，居中者主吉，無咎。居中無過，過則得咎，而陰陽運動，以和為貴，和則生物。故此，「中」與「和」成為萬物生化的必具條件。此外，易者變易也，易道多變，但時中不變。時中主要的意義是權衡變通，因應而行，適時執中，反對墨守成規，時中乃中和想的精髓所在。

　　春秋戰國時代，中和思想活躍於政教思潮，孔子提倡中德中行，反對太過與不及，這種執中概念，《內經》深受影響，所以在不少醫論中，時有論述太過與不及，或有餘與不足跟疾病的關係。孔子有「聖之時也」之譽，稱頌他具靈活變通的時中智慧。所謂時中，就是因時因地因人，予以變通而達到中和的目的。時中智慧在中醫診治上，是非常重要的環節。至於「和」的哲學觀，儒門弟子繼孔子後續有新意，如有子提出「和為貴」，孟子提出「天時不如地利，地利不如人和」，子思則整合前賢尚中貴和心得，著有《中庸》一書，專論中和，成為儒家中和思想的代表作。中庸之道影響中國文化深遠，對《內經》的醫論也有很大的衝激作用。

　　中和思想深植於中華文化根源，成為一種道統精神，以中和為醫論基礎的《內經》，勢難避免不受其影響。儒家重視五倫精神，即君

君臣臣父父子子，以上下尊卑維繫「和」，所以《內經》臟象學說中的臟腑功能亦以朝廷組織架構予以命名，如「心者，君主之官也，……肺者，相傅之官，……膀胱者，州都之官，……凡此十二官者，不得相失也。故主明則下安」。「相失」即失和，「下安」，即「下和」。這些君臣觀念是受儒學中和觀影響而來的。

道家代表老子，其學以自然為本，強調法於自然，和於術數。老子的道學觀蘊含深厚的中和哲理，提出「萬物負陰而抱陽，沖氣以為和」之說，「沖氣」是指陰陽二氣交融，其氣沖和。老子又強調「多言數窮，不如守中」。老子除守中外，也重視時中精神，蓋受易學影響之故。道家另一代表人物莊子，也提出中和之論，如「中和民意，以安四鄉」，「陰陽和靜，鬼神不驚」。《內經》一書，內含大量道家中和哲理，尤其是養生方面，受道家思想影響最深。

在春秋人物中，對《內經》影響至深的，管仲是一個重要的人物。管仲是春秋時代法家思想代表，其治術亦儒亦法，儒法兼行，「中和慎敬」乃其治國名言，為提出「中和」一詞的先驅者，一掃古今咸認中和一詞出於《中庸》之說。管子又首倡精氣論，為醫家重視，影響深遠。此外，其〈水地〉、〈幼官〉、〈幼官圖〉、〈四時〉、〈五行〉、〈輕重己〉、〈乘馬〉、〈勢〉、〈侈靡〉、〈揆度〉、〈禁藏〉、〈宙合〉、〈七臣七主〉諸篇，載有大量陰陽五行之說，其論見為《黃帝內經》有所吸納和發揮。

陰陽家鄒衍，出身於羲和之官，擅觀天文氣象，洞明陰陽變化之道，熟悉五行之理，創五德終始說，其學乃當日顯學之首，從之者眾，其學說對《內經》的陰陽學五行學說以及氣運學說，都有一定的影響。

此外，先秦雜家名著《呂氏春秋》，內容豐富，首載五行相勝之說，同時提出「病萬變，藥亦萬變」，甚合時中之旨，吻合《內經》

治病精神。雜家另一名著《淮南子》也強調執中含和，書中載有豐富的五行理論材料，但與《內經》比對，仍覺遜一籌，故此，可以推斷，《內經》所載的五行理論篇章，其成文該是晚於《淮南子》。

陰陽五行學說發展到漢初，已進入成熟階段，儒學巨著《春秋繁露》一書，出自儒學大師董仲舒之手，儒家又是漢室獨尊的學派，書中載有大量專題專論陰陽五行及中和哲理，其質與量更勝《中庸》，其精髓之處，已為《內經》所吸納。

天人合一是中醫文化的特色。《內經》認為人乃天地精氣所生，故此，「人與天地相參」，天有陰陽五行，人身也有陰陽五行。天人相通，「天氣通於肺，地氣通於嗌，風氣通於肝，雷氣通於心，穀氣通於脾，雨氣通於腎」。此外，人居氣交之位，上從天之六氣風寒暑濕燥火，下從地之五行木火土金水，故能持續生命。人參天地，人身「九竅、五臟、十二節，皆通乎天氣」。天人合一，也包括地人相應，地有四海十二經水，人身也有四海及十二經脈。此外，五方地域不同，民病各不同，治療也各異。人身應天地，大自然的物象結構，例如日月星辰，山川河嶽，也相應於人身的生理結構，例如「天圓地方，人頭圓足方以應之。天有日月，人有兩目……」。中醫在病因病理、診治，以及養生方面，都是以天人合一為理論基礎。

醫易同源，皆以陰陽為本，而中和則是陰陽的內核。陰陽概念源出易道，所謂無極生太極，太極生兩儀，兩儀即陰陽。陰陽變動，起著對立、互根互用、交感、此消彼長、轉化等作用。陰陽雖萬變，但變中有常，以中和為依歸。陰陽和，才可化生萬物，維持大自然的良性發展。

五行之說，首見於信史《尚書》。五行是自然界一種物質分類法，萬物分類，離不開木火土金水。五行的特色相生相勝，以維持中和發展。在五行運動中，某一行若太過或不及，則產生相乘相侮，表

現出違和現象，但乘侮過後，則重現中和，繼續運作。人身五臟也應五行，其運作亦不可太過或不及，否則屬異常狀態，引致生病。《內經》載有大量五行資料，其量之多，冠於秦漢典籍。

疾病的發生，揭示人身的陰陽氣血臟腑出現失和現象。每種病都有其病機，病機即疾病的病變機理，包括病因、病位、病性、發展及預後等。在諸古醫籍中，《內經》首載病機十九條，為後世病機理論作出指導思想。同時，《內經》也提出其病因名句：「生病起於過用。」所指的過用，包括四時六氣之過用、情志過用、飲食過用、勞逸過用及藥物過用等。

人身致病，有外因、內因及不內外因之分，以外因而言，常見於陰陽四時失和。天之陰陽為風寒暑濕燥火，稱六氣，六氣太過，則為六邪或六淫。當六氣太過，人體正氣虛弱，適應不來，就會生病；四時氣候，即春暖、夏熱、秋涼、冬冷，未能適時而至，早至或遲至，該熱而冷，該冷而熱，人體未能適應，也會致病。至於內因致病，常見於五臟六腑失和或營衛血氣津液失和。《內經》又指出，人體生命的重要物質：神、氣、血、形、志，一旦表現為有餘或不足，出現失中違和，都會使人體致病。此外，《內經》對於形氣與四海之有餘及不足、六經經氣之有餘及不足、脈象之有餘及不足都有作出精采的析論，具實踐價值。

治病乃生死之大事，上醫活命，下醫絕命，不可不察。《內經》提出治病「以平為期」，其要領是：平衡陰陽；調整血氣，瀉其有餘，補其不足；守中道治病，用藥無太過；靈活掌握時中精神，因應病情變化及時地人的不同而作出適當施治，同時也要辨清楚疾病的標本，按情治療。

養生之道，以防病為先，防病勝於治病，所謂「上工治未病，不治已病」，此為養生名言。四時氣候變幻無常，故此養生需「法於陰

陽，和於術數」，例如春令養生氣、夏令養長氣、秋令養收氣，冬令養藏氣，順應四時而養生，則合大自然中和之道。人有三寶精氣神，切不可濫耗，以免影響五臟失和。此外，五志過極都會傷及五臟，如大怒傷肝，大喜傷心，大思傷脾，大悲傷肺，大恐傷腎。《內經》的養生理念，源出道家，例如《內經》所說的「恬淡虛無，真氣從之，精神內守，……志閑而少欲，心安而不懼，形勞而不倦，……故美其食，任其服，樂其俗，高下不相慕，其民故曰樸」，都躍現道家養生精神。此外，《內經》屢次強調養生之大忌是縱慾，至於節飲食，慎起居，都是有利於養生的。

　　五運六氣的勝復，是大自然一種自我平衡機制。五運之異常，包括太過與不及，則產生勝氣，有勝則有復，直至平衡；有勝而不復，則會傷生，但復之太過，則變成另一新勝氣，再由復氣來復，勝復不斷直至平衡為止；勝復的力量是對等的，不能相多。六氣勝復有上歲半和下歲半之分，上歲半偏寒，則下歲半偏熱，此乃天道之常。人身應自然，當運氣出現勝復之際，人身適應不及，難免致病，可依常規治療。大自然的勝復規律，如能掌握其變化機制，則可趨吉避凶，減少疾病的發生。

附錄一
近二十年（1979-2008）研究《黃帝內經》與先秦子學說關係之文獻述評

提　要

　　《黃帝內經》融合了我國文化之精髓，吸納了大量的先秦學術思想，除具醫學價值外，也是一本多元文化總集，殊具研究價值。本文搜集了近二十年來國內外關於研究《黃帝內經》與先秦諸子學說關係的文獻資料，分為專書、期刊論文、碩博研究生論文三類，作出簡略述評。結論研究指出，暫未見有以《黃帝內經》與先秦諸子關係的專書面世，至於期刊論文類及碩博研究生類的論文，內容涉及儒道二家為主。道家與《黃帝內經》關係的研究偏向於養生方面，而儒家則偏向於中和觀方面。至於其餘諸子與《黃帝內經》關係的研究，其成果雖然相當貧乏，但也為我們提供了研究空間！

關鍵詞：《黃帝內經》、先秦諸子、儒家、道家

　　《黃帝內經》（以下簡稱《內經》）一書，總結了春秋戰國至秦漢時期的醫學理論及醫療經驗，是一本具有人文科學與自然科學特色的醫學著作，並自成體系，奠下中醫基礎理論規模，為我國四大醫經之首，向為醫家所宗。《內經》是一跨時代醫學巨著，非一人一時之作，其成書的年代，正值中國學術思想最發達的戰國時代，中醫學乃中國傳統文化瑰寶之一，故此，《內經》的醫論必然受到先秦哲學思想的影響，尤其是儒道二家，對《內經》都有著直接、深刻的影響。為探討近二十年（1979-2008）研究《黃帝內經》與先秦子學說關係的學術成果，按文獻資料搜集所得，予以分為專書、期刊論文、博碩研究生論文三大類，作一概略報告，以期學術界對這個領域再接再勵，取得更豐碩的研究成果。

一　專著類

　　當前研究《內經》的專著和論文雖然很多，但尚未見有研究《內經》與先秦諸子關係的專書面世。對此問題的研究，只偶見於個別《內經》專著中的某章節，如王洪圖主編的《黃帝內經研究大成》，全套書三大巨冊，凡四五一萬字，是研究《內經》具權威性的專著，但書中論述《內經》與先秦諸子關係的內容，僅得萬餘字，值得再作深入探討的空間非常之多。該書第五篇第二節〈黃帝內經與諸子〉[1]，論述了先秦儒、道、墨、法、名、陰陽、雜、兵等八家學派與《內經》的關係，其主要內容有八：一、老莊道家的道及養生觀、管子的精氣論、以表知裡診斷法、養生養心法；二、孔子的仁愛觀、養生觀、中庸觀、孟子的天人觀、五常觀，荀子的天人觀、神論、養生

1　王洪圖主編：《黃帝內經研究大成》（北京市：北京出版社，1997年）。

論；三、墨子的邏輯思維法、別異同觀；四、法家韓非子的道因論；五、名家惠施的合同觀及公孫龍子的別異同觀；六、陰陽家鄒衍的五行生勝論；七、雜家的太過論，包括五味太過、五志太過，七氣太過，以及藥物製藥論；八、兵家的用藥如用兵論。該節全文約萬餘字，內容以論道家及儒家為主，合佔該節篇幅約一半，其餘一半篇幅則分述六家哲理與《內經》關係。

張登本著的《內經的思考》，書中第八章題為〈黃帝內經理論與諸子百家〉[2]，全文約一萬八千字。文中所論述的內容重點有：道家的道氣論及辨證思維；儒家的治國方略、以和為貴、過猶不及；法家的應變觀；墨家的三表法、兼愛、尚同及實用觀；名家的合同異及離堅白說；陰陽家的陰陽五行觀；雜家《呂氏春秋》的五味觀、五氣觀、五色觀、五志觀，另一雜家《淮南子》的天人觀；兵家的孫子兵法、五行無常勝論。張氏在文中也略談到縱橫家及農家與《內經》的關係，所佔份量不多，點到即止。總觀全章內容，其所論述先秦諸子學說與《內經》關係，著墨於道家及儒家為主。

煙建華著的《醫道求真》一書，其第三章第四節也有論述《內經》與先秦諸子關係，涉及的對象有道家、儒家，兵家、墨家、農家、陰陽五行家[3]等，字數約四千餘。此命題並非全書要旨所在，有此份量也算不俗。

二　期刊論文類

近二十年來，國內學者研究《內經》的論文，其數量雖然與時俱增，但在芸芸眾多論文中，專論《內經》與先秦諸子關係的論文，涉

2　張登本：《內經的思考》（北京市：中國中醫藥出版社，2006年）。

3　煙建華：《醫道求真》（北京市：人民軍醫出版社，2007年）。

及諸子數目在四家以上的,暫未得見。學者張登本曾發表〈概論《黃帝內經》理論與諸子百家〉[4]一文,其內容也只涉及儒道法三家,已述見上,茲不贅。一般研究《內經》與先秦諸子關係的論文,其焦點以道家為主,儒家為次,至於《內經》與儒道二家一起論述的論文,相當少見。

(一)《內經》與道家

根據資料搜集所得,見於國內期刊關於《內經》與道家關係的論文,共收得十七篇,逐一簡介如下:

楊崇華〈試論黃帝內經對先秦諸子養生觀的取捨〉[5]一文,作者指出《內經》養生思想源出先秦諸子,尤偏重於老子的「恬淡無為,生死齊觀」。不過,《內經》卻擯棄莊子的導引術,否定子華子的運動主張及「壽敝天地,無有終時」的觀點。作者認為:「《內經》對諸子養生觀的選擇,是有意取靜舍動的,靜為躁君,靜則神藏,躁則消亡,只有靜,才能度百歲乃去。」此論有待進一步探討。

刁宗廣〈《黃帝內經》與先秦的道家思想〉[6]一文,作者指出古代對宇宙及生命哲學的認識,首推道家,而《內經》也是探索生命本源的一門學問,吸納了先秦道家的思維方式、宇宙觀、精氣神理論及養生觀,所以《內經》富有濃烈的道家色彩。

洪必良〈試論老子哲學觀對《素問》的影響〉[7]一文,作者認為

4　張登本、孫理軍:〈概論《黃帝內經》理論與諸子百家〉,《陝西中醫學院學報》2005年第6期,頁3-6。

5　楊崇華:〈試論《黃帝內經》對先秦諸子養生觀的取捨〉,《中醫研究》1994年第4期,頁10-11。

6　刁宗廣:〈《黃帝內經》與先秦的道家思想〉,《醫學與社會》1999年第3期,頁40-43。

7　洪必良:〈試論老子哲學觀對《素問》的影響〉,《安徽中醫學院學報》1989年第4期,頁10-12。

「《素問》之成書，是標誌著中醫理論體系的踏入成熟建構。其特點是以醫映哲，以哲貫醫，達到醫哲結合，後人對其哲學母體的思辨，往往偏重儒家而勿略道家。醫道關係的進一步揭示，將會有助於中醫研究的深化」。作者從老子的自然觀、陰陽觀、發展觀、養生觀、社會觀等多角度去探討《內經》的影響。

邢玉瑞〈道家思想與內經理論建構〉[8]一文，作者分別論述了道家的道氣論、無為論及辨證觀與《內經》的關係，並認為道氣論為《內經》的氣一元論奠定了基礎，無為論促進了《內經》治法與養生理論的形成，辨證觀對《內經》病機、診法、治則等理論均有很大的影響。

臧笑薇〈道家思想對中醫學理論發展的影響源流考〉[9]一文，作者認為老子一書問世後，道家思想得到發展，相繼傳承於莊子、列子，管子、淮南子等，予以發揚光大，強調道家「道常無為，無所不為」、「道法自然」、「天地萬物生於有，有生於氣」等思想，直接影響了《內經》的中醫學理論。

孫松輝〈論老莊道家形神觀對《內經》的影響〉[10]一文，作者指出老莊思想對《內經》理論的形成有著重要的影響，並以形神觀作對比，得知《內經》形神觀源出老莊。不過老莊的形神觀既有唯物論，也有唯心論，而《內經》以吸收唯物論居多。

臧守虎〈道家思想文化背景下對「正道在微……以傳保焉」的詮釋〉[11]一文，作者就《素問》〈靈蘭秘典論〉所載的「正道在微，變化

8　邢玉瑞：〈道家思想與內經理論建構〉，《陝西中醫學院學報》1999年第5期，頁3-5。

9　臧笑薇、孫廣仁：〈道家思想對中醫學理論發展的影響源流考〉，《中醫藥學刊》2004年第8期，頁1497-1498。

10　孫松輝：〈論老莊道家形神觀對《內經》的影響〉，《遼寧中醫學院學報》1999年第1期，頁5-6。

11　臧守虎：〈道家思想文化背景下對「正道在微……以傳保焉」的詮釋〉，《中醫研究》2006年第10期，頁59-62。

無窮，孰知其原？窅乎哉！消者瞿瞿，孰知其要？閔閔之當，孰知其良」一段文字進行詮釋，指出《內經》無論在遣詞造句或意義上皆與《老子》有頗多共通點，這顯示出《內經》的醫學理論，蘊含著豐富的道家思想。

劉承才〈先秦哲學氣範疇和《黃帝內經》的氣學理論〉[12]一文，作者指出道家論氣側重於天地自然之氣，把氣作為道，道為生萬物之源；儒家論氣，著重其變化，包括人性修養、倫理道德及治國理民等方面；《內經》論氣，其概念有天地自然之氣、人體生理之氣、致病邪氣及藥物之氣。作者又指出中國古代哲學的氣學範疇與《內經》的氣學理論，二者關係密切。故此，研究中國古代哲學的氣學範疇對繼承和發揚中醫學理論，有莫大裨益。

衛雲英〈試論管子精氣理論及其對《黃帝內經》的影響〉[13]一文，作者認為管子的精氣學說源出於道，所謂道者，精氣也。精氣的概念是其大無外，其小無內，能產生宇宙萬物，乃至人的思維和智慧。精氣學說是中醫哲學的基礎，而《內經》所載的精氣理論，尤其是養生理論更受到管子的精氣學說的影響，如《內經》強調「法於陰陽，和於術數，食飲有節，起居有常，不妄作勞，故能形與神俱，而盡終其天年」，這與管子的慎喜怒、調飲食、養精氣的養生觀是一致的。

史向前〈老子氣論及其對內經醫學的影響〉[14]一文，作者認為老子的氣一元論即道也，萬物皆源出於道。《道德經》云：「道生一，一生二，二生三，三生萬物，萬物負陰抱陽，沖氣以為和。」作者認為

---

12 劉承才：〈先秦哲學氣範疇和《黃帝內經》的氣學理論〉，《中國醫藥學報》1993年第1期，頁7-10。

13 衛雲英：〈試論管子精氣理論及其對《黃帝內經》的影響〉，《中國醫藥學報》2003年第2期，頁73-76。

14 史向前：〈老子氣論及其對內經醫學的影響〉，《錦州醫學院學報》（社會科學版）2004年第4期，頁31-33。

老子的氣、精、神是萬物變化及生命運動的內在動力，而陰陽互根及陰陽平衡等觀念完全被《內經》吸納，成為了中醫學基本理論。

　　傅曉晴〈試論老子《道德經》對《內經》養生學的影響〉[15]一文，作者指出《內經》吸納了老子思想，建構了養生學的理論及其實踐方法，影響後世深遠。《內經》養生學的經文，有直接引用《道德經》原文，或據《道德經》原意而闡發，無不體現老子《道德經》的精髓。《道德經》與《內經》關係密切，尤其在養生學方面的體會，最為明顯。

　　尹亞東、劉書紅〈《黃帝內經》與《道德經》養生思想初探〉[16]一文，作者探討了《道德經》和《內經》的共通處，指出《內經》的天人相應、順應自然、養神養氣等方面的思想，都是源出老子《道德經》。《道德經》的「人法地，地法天，天法道，道法自然」等養生理念完全被《內經》吸納，故此《內經》在養生學上也強調「法於陰陽，和於術數」。

　　郭華、蘇晶〈陰陽者天地之大理也──管子的陰陽思想對《內經》陰陽理論的影響〉[17]一文，作者從四個方面探討管子的陰陽思想對《內經》的影響：一、陰陽者天地之大理與陰陽者天地之道；二、四時者陰陽之大經與四時者五臟陰陽；三、務時寄政與審時施治、順時養生；四、崇尚陽道與陰陽之要，陽密乃固。作者又指出《內經》完全吸收了管子的哲學思想，將管子的四時陰陽理論及尚陽思想，結合人體的生理病理，建構了四時五臟陰陽理論體系，並以此指導臨床治療及養生。

15　傅曉晴：〈試論老子《道德經》對《內經》養生學的影響〉，《河北中醫學報》2001年第2期，頁8-12。

16　尹亞東、劉書紅：〈《黃帝內經》與《道德經》養生思想初探〉，《河南中醫》2002年第3期，頁71-72。

17　郭華、蘇晶：〈陰陽者天地之大理也──管子的陰陽思想對《內經》陰陽理論的影響〉，《中國中醫基礎醫學雜誌》2000年第4期，頁11-13。

　　任秀玲〈稷下爭鳴與《黃帝內經》〉[18]一文，作者指出稷下學宮乃齊國的學術殿堂，此處相容諸家學說，黃老道家亦在其中。黃老道家強調天地人一體觀，推天道以明人事，如《黃帝四經》〈十大經〉說：「王者不以幸治國，治國固有前道，上知天時，下知地利，中知人事。」又《管子》〈宙合〉說：「天不一時，地不一利，人不一事，是以著業不得不多，名位不得不殊方。」代表儒家的孟子及荀子也曾遊學稷下學宮，對於天地人一體觀的信念，也受到黃老道家影響。如《孟子》〈公孫丑下〉說：「天時不如地利，地利不如人和。」又《荀子》〈天論〉說：「天有其時，地有其材，人有其治，夫是之謂能參。」這些天地人一體觀的論點，完全吻合了《素問》〈著至教論〉所說的「子知醫之道乎……而道上知天文，下知地理，中知人事，可以長久」。可見《內經》與稷下學宮諸子及黃老道家關係密切。

　　范磊、張成博〈先秦稷下學宮黃老思想與中醫理論形成的相關性探討〉[19]一文，作者論述了黃老之學的理論核心，認為《管子》中的〈內業〉、〈白心〉、〈心術上〉、〈心術下〉四篇對《內經》有極其重要的影響，並從精氣學說、無為思想和辨證思維等方面，探討黃老思想的氣一元論、攝生思想、整體觀及辨證思想的形成和原因。文中除引用管子四篇為主要論證材料外，還指出《內經》的醫學理論受荀子影響甚多。

　　邱鴻鐘〈中醫養生觀與諸子思想關係比較〉[20]一文，作者指出《內經》的養生觀源出先秦諸子，道家提出「寡欲」、「去欲」、「見素

---

18 任秀玲：〈稷下爭鳴與《黃帝內經》〉，《北京中醫藥大學學報》2006年第4期，頁243-245。
19 范磊、張成博：〈先秦稷下學宮黃老思想與中醫理論形成的相關性探討〉，《醫學與哲學》（人文社會科學版）2006年第5期，頁63-64。
20 邱鴻鐘：〈中醫養生觀與諸子思想關係比較〉，《中醫研究》1993年第2期，頁3-5。

抱樸，少私寡欲」等概念，全被《內經》吸納，故《內經》有「志閑而少欲」之說。《內經》對「欲」的處理，強調節制而行，不能太過，如「慎其大喜欲情於中」、「慎勿大怒」、「勿大醉歌樂」、「喜怒不節則傷臟」。可見中醫的養生觀受啟於諸子，又高於諸子，既有繼承又有改造和發展。

羅光第〈《內經》養生觀和《道德經》的共通處〉[21]一文，作者指出《內經》與老子《道德經》的養生觀有九共通點，包括：陰陽觀、天人合一思想、損有餘補不足、治未病、堅持養生練功、吐納導引、保養真氣、內守精氣神、修養情志無過等。羅氏文章結論指出，《內經》的養生觀深受老子《道德經》影響，並且在此基礎上，更進一步有所發展。

（二）《內經》與儒家

根據資料搜集所得，見於國內期刊關於《內經》與儒家關係的論文，共收得七篇，逐一簡介如下：

馮兆平〈《周禮》與《黃帝內經》對比研究〉[22]一文，文章要點著重於季節與疾病關係、四時五味、醫事行政、臟腑與五味、五氣五聲五色與生死等方面。作者將儒家經典《周禮》及醫學經典《黃帝內經》二書作出比較，得知儒家學說對《內經》曾作出重要的影響。如《周禮》〈食醫〉載：「凡和，春多酸，夏多苦，秋多辛，冬多鹹，調以滑甘。」《素問》〈金匱真言論〉予以發揮說：「東方味酸，生於春；南方味苦，生於夏；中央味甘，生於長夏；西方味辛，生於秋；

21　羅光第：〈《內經》養生觀和《道德經》的共通處〉，《按摩與導引》1988年第1期，頁9-11。

22　馮兆平：〈《周禮》與《黃帝內經》對比研究〉，《醫古文知識》2003年第4期，頁18-19。

北方味鹹，生於冬。」前者論四季與五味，後者則論五方與五味，可
見《周禮》對《內經》及對中醫理論的發展起著積極的促進作用。

　　景浩〈《黃帝內經》與儒家致中和思想〉[23]一文，作者指出儒家的
核心精神是致中和，所謂中和就是不亢不卑，不偏不倚，不多不減，
長期平衡。作者認為「致中和，天地位焉」，宇宙萬物便達到一種最
佳狀態，就是中和平衡狀態。這種學說精神，影響中醫學的日後發展
至深且遠。《內經》是我國現存最早的醫學巨著，具有突出的民族特
色，根植於儒學沃土上，故此其醫學理論，包括生理、病理，診斷、
治療、養生諸基礎理論，都蘊含著儒家致中和的精神。

　　譚瑛〈略論《內經》與儒家思想觀念〉[24]一文，作者指出儒家的
自強不息觀、君主至尊的三綱倫理觀、仁義道德觀、天命觀，對《內
經》有深刻的影響。《內經》在生理、病理、辨證論治和醫德等方面，
都吸納了儒家思想。譚氏又認為研究《內經》以及中醫學，需要連同
儒家文化一併研究，並吸收其精華，去其糟粕，有助提高中醫水準。

　　張巧霞〈《黃帝內經》的中和觀〉[25]一文，作者指出中和觀是儒家
的核心思想，而陰陽中和也是《黃帝內經》的基本觀點，可在生理
學、病理學、治療方法和養生等方面都有所體現。《內經》所提出的
「陰平陽秘」，乃人體生理最佳狀態。人體致病的根源是陰陽失和，
協調陰陽是治療原則，至於養生之道，以調合陰陽，順應自然為原
則。《內經》的中醫基礎理論，與儒家的中和觀有著密切聯繫。

　　楊柱、蔣建勇〈中庸思想對《黃帝內經》病因病機學說的滲透和

---

23 景浩：〈《黃帝內經》與儒家致中和思想〉，《中醫藥學刊》2003年第3期，頁481-482。

24 譚瑛：〈略論《內經》與儒家思想觀念〉，《安徽中醫學院學報》1992年第1期，頁9-
10。

25 張巧霞：〈《黃帝內經》的中和觀〉，《河北學刊》2008年第1期，頁238-241。

影響〉[26]一文，作者指出中庸思想源出西周以前的尚中思想，其核心理念為：執中、適中、中和、不偏不倚、無過不及、權以用中。作者又考察了儒家中庸思想與《黃帝內經》兩者的形成時間和發展脈絡，指出了二者之間的哲學淵源，肯定了中庸思想對《黃帝內經》病因病機學說的理論建構，起著巨大的滲透與影響作用。

容景瑜、黃光輝、張慧、吳彌漫〈《黃帝內經》和諧思想探析〉[27]一文，作者試從哲學淵源、天人關係和陰陽平衡等方面去探討《內經》所體現的「和諧」思想。文章又指出《內經》吸納當時先進的哲學思想，以天人相應，內外和諧、身心合一，形神和諧、陰陽平衡為中醫臨床的指導原則。《內經》所蘊涵的和諧思想仍有待發掘。

董少萍、羅曼〈中和觀對中醫學的影響〉[28]一文，作者指出中和觀是古代哲學思想之一，祖國醫學予以吸納，貫串於整個中醫基本理論體系，在生理、病理、診斷、辨證、治療等各方面都體現了中和觀的哲理。文中舉《內經》養生名言「其知道者，法於陰陽，和於術數，飲食有節，起居有常，不妄作勞，故能形與神俱，而盡其天年，度百歲乃去」作為全文總結，認為「此為傳統中和觀在祖國醫學中的最好體現」。

論述《內經》與其他諸子關係的文章篇數非常少，現能查到的如歐陽澤祥〈兵家思想在治則理論中的模擬作用〉[29]一文，文中以《孫

---

26 楊柱、蔣建勇：〈中庸思想對《黃帝內經》病因病機學說的滲透和影響〉，《中華中醫藥學刊》2007年第7期，頁1486-1488。

27 容景瑜、黃光輝、張慧、吳彌漫：〈《黃帝內經》和諧思想探析〉，《中華中醫藥學刊》2007年第12期，頁2620-2621。

28 董少萍、羅曼：〈中和觀對中醫學的影響〉，《浙江中醫學院學報》1997年第5期，頁7-8。

29 歐陽澤祥：〈兵家思想在治則理論中的模擬作用〉，《浙江中醫雜誌》2003年第12期，頁527-528。

子兵法》與《內經》作出對比，指出古人有臨證如臨陣、用藥如用兵之語，如「慎戰」與「慎藥」、求「全」與求「平」、用藥用兵皆貴在權變等，都可證明《內經》在治則上受到《孫子兵法》一定的影響。

　　此外，還有些論文，其部份內容涉及《內經》與先秦諸子的關係研究，如崔以泰、馬志遠〈先秦時期的文化與醫學——《內經》理論體系主要學說溯源〉[30]一文，作者認為：「《易傳》破天荒的提出「精氣為物」，但從未有人將此與《內經》之精氣論相聯繫。」此論有待發揮。趙家新〈黃帝內經比喻的文化內涵〉[31]一文指出：「《內經》在古代一直為農家、醫家、兵家、陰陽家、天文家、曆法家乃至江湖術士所通用，其中所蘊含的內容浩瀚無邊。」文章又指出「《內經》吸收了諸子的學說，尤其是儒家的哲學思想，把治身與治國更緊密地聯繫起來。」付詩濟〈中國文化的結構特徵與中醫理論模式〉[32]一文，作者指出：「以《黃帝內經》為標誌的中醫理論體系，正是於戰國秦漢之際，伴隨著先秦諸子學說的逐步融合、中國文化多元互補格局的確立而形成的。」上述這三篇文章，雖然僅部分內容涉《內經》與先秦諸子思想關係的研究，亦具可讀性。

三　碩博研究生論文類

　　關於近二十年關於研究《內經》與先秦諸子學說關係的碩博生論文，包括港澳臺在內，共收得論文五篇，其中四篇以道家為研究主

30 崔以泰、馬志遠：〈先秦時期的文化與醫學——《內經》理論體系主要學說溯源〉，《天津醫學院學報》第14卷第2期（1990年），頁70-73。

31 趙家新：〈《黃帝內經》比喻的文化內涵〉，《畢節學院學報》1997年第3期，頁31-37。

32 付詩濟：〈中國文化的結構特徵與中醫理論模式〉，《醫學與哲學》1999年第8期，頁32-33。

題，另一篇題為〈先秦諸子與《黃帝內經》神氣術語的研究〉，逐一簡介如下：

戰佳陽〈《黃帝四經》對《黃帝內經》的影響〉[33]一文，此篇為碩士學位論文。文中探索《黃帝四經》及《黃帝內經》二書在「道」、「陰陽」、「順道」、「三才」等哲學命題上的共通之處。《黃帝四經》乃出土典籍，是黃老道家的代表作。作者通過對照二書原文，論證《內經》大部份篇章，成書於戰國秦漢年間，其思想受黃老道家影響很大，故此，《內經》一書，有不少內容可以察見《黃帝四經》的痕跡。

范磊〈稷下學宮黃老、陰陽家思想與中醫理論體系形成的相關性研究〉[34]一文，此篇為碩士學位論文。文中以先秦文化史、學術史以及醫學史料為依據，結合中醫理論的核心思想，認為中國古代的哲學思想：精氣學說和陰陽五行學說對中醫理論有很大的影響。文中從稷下黃老思想及陰陽家思想入手，分析其哲學內涵，以反映中醫理論體系的形成脈絡。研究結果指出，黃老思想及陰陽家思想為中醫基礎理論提供了指導原則，尤其是精氣學說、陰陽五行學說、天人感應等思想，奠定了中醫「氣一元論」的基礎，形成中醫的「天人相應」的整體觀念，確立了藏象、經絡，中藥四氣五味的模型，促進了中醫體系的形成。

張建東〈先秦道家思想與《黃帝內經》〉[35]一文，此篇為碩士學位論文。文中考證《內經》的成書年代，指出《內經》是戰國秦漢甚至魏晉許多醫家共同創作的結晶。文中論老子的「德」、「攝生」等觀點

---

33 戰佳陽：〈《黃帝四經》對《黃帝內經》的影響〉（遼寧省：遼寧中醫學院碩士學位論文），2001年。

34 范磊：〈稷下學宮黃老、陰陽家思想與中醫理論體系形成的相關性研究〉（濟南市：山東中醫藥大學碩士學位論文，2006年）。

35 張建東：〈先秦道家思想與《黃帝內經》〉（鄭州市：河南大學碩士學位論文，2005年）。

及辨證思想對《內經》的影響，同時又論莊子的「重生思想」、「齊物思想」、「由意達物的思維方式」等對《內經》的影響，還論述了《黃帝四經》及《管子》四篇對《內經》的影響。

呂懋枝〈先秦道家與《黃帝內經》兩者相關養生思想之研究〉[36]一文，此篇為碩士學位論文。文中指出先秦道家與《黃帝內經》的養生原理，如順應自然、天人合一、法於陰陽、和於術數、形神合一、神重於形、致虛極、守靜篤、平易恬淡、無所欲求、防病、及不治已病治未病等觀念，都可見二者關係密切。文章又指出，養生方法，如清靜養神、恬淡樂觀、少私寡欲、心安不懼、道德修養、忌偏食偏嗜、起居有常、勞逸適度、節欲保精以及運動養生等，道家與《黃帝內經》都是持一致觀念的。

金麗〈先秦諸子與《黃帝內經》神氣術語的研究〉[37]一文，此篇為博士學位論文。文中指出「神氣」一詞，不單是中國傳統文化魅力的展現點，也是中國古代哲學、醫學、心理學的重要組成部份。文章又闡釋了先秦諸子與《黃帝內經》關於「神氣」及其相關術語的具體意義，並指出「神氣」一詞，應用廣泛，不同的應用，具不同的意義，如心氣、意氣，志氣、血氣、靈氣、精氣、民氣、人氣等等，各有所指，各有寓意，各有特定用法，是中國傳統文化中，最富特色的術語之一。

---

36 呂懋枝：〈先秦道家與《黃帝內經》兩者相關養生思想之研究〉（臺北市：中國醫藥學院中國醫學研究所，2002年）。

37 金麗：〈先秦諸子與《黃帝內經》神氣術語的研究〉（北京市：北京中醫藥大學博士學位論文，2006年）。

四　小結

　　據以上文獻資料顯示，在專著類，當前並無專書研究《黃帝內經》與先秦諸子關係的書籍，委實令人驚訝及可惜！至於期刊論文類，文題涉及《黃帝內經》與先秦諸子關係的文章，全數不足三十篇，在量方面仍有待提升，大部份研究焦點均集中在道家與儒家身上，其餘諸子都被忽略，偶有論述，只是一鱗半爪，明顯是一個缺漏，給學者留下了大量的研究空間。

　　在碩博研究生論文類，僅得五篇涉及《黃帝內經》與先秦諸子關係，其他諸子如儒家、法家，墨家、陰陽家、名家、兵家等都並無相關專題論文出現，這有待日後有心者填補。

　　隨著時代的不斷進步，應用電腦搜集古醫文獻資料容易，加上學術研究方法不斷更新，對於《黃帝內經》與先秦諸子關係的研究，帶來很大的方便，相信日後必更有豐碩的研究成果出現，這是可預見的。

　　──本文原刊於《北京化工大學學報》（社會科學版）2009年第4期

附錄二
《黃帝內經》之望診探要

提 要

　　望診為四診之首，望診以望神為先，神者，正氣也，得神者昌，失神者亡。人的健康狀況，可通過觀察面目神色，得知病情深淺、病位，以判別生死吉凶，色澤明潤者為吉，暗啞無神者為凶。

　　望形態，可知形體強弱，氣血盛衰，如見「大骨枯槁，大肉陷下」或「形肉已脫」，顯示病情嚴重，預後不良。目色顯示病在何臟，赤色者病在心，白在肺，青在肝，黃在脾，黑在腎，黃色不可名者，病在胸中。在舌診中，如見「舌本爛」、「舌卷」、「舌本強」、「舌萎」，俱屬病情嚴重；「舌縱涎下」、「舌上黃」、「舌乾」，乃熱盛津傷之証。脈絡色澤，反映病況，其色多青則痛，多黑則痺，黃赤則熱，多白則寒，五色皆見，則寒熱也。

關鍵詞：望神、望形態、面目五色、望舌、望脈絡

一 緒言

　　望診為四診之首,見微知著,有諸外而形於內,《靈樞》〈本藏〉說:「視其外應,以知其內藏,則知所病矣。」[1]五臟有病,反映於外,可察而知病之所在。《靈樞》〈外揣〉說:「五音不彰,五色不明,五臟波蕩,若是則內外相襲,若鼓之應桴,響之應聲,影之似形。故遠者,司外揣內,近者,司內揣外。」[2]人身五臟不和,反映於外在表現的五音及五色。病生於內而形於外,有如以桴擊鼓,產生應聲,也如影隨形,有形則有影。所謂「遠」,是指從外在的形態變化,可揣測內臟的疾病,所謂「近」,是指從內臟疾病情況,可推測人身外在的症候表現。《靈樞》〈邪氣藏府病形〉又說:「夫色脈與尺之相應也,如桴鼓影響之相應也,此亦本末根葉之出候也。故根死則葉枯矣。色脈形肉,不得相失也。」[3]根死則葉枯,臟敗則色脈也敗。《素問》〈陰陽應象大論〉說:「以我知彼,以表知裏,以觀過與不及之理,見微得過,用之不殆。」[4]「以表知裏」,「見微得過」,「司外揣內」,「司內揣外」,此為中醫望診辨證的特色。《內經》記載望診的材料相當豐富,本文僅就望神、望型態、望面目五色、望舌,望絡脈等方面,作出探討如下:

1　虞舜、于莉英點校:《四庫全書‧黃帝內經》(南京市:江蘇科學技術出版社,2008年1月),《靈樞》,卷7,頁105。

2　《靈樞》,卷7,頁99。

3　《靈樞》,卷1,頁13。

4　虞舜、于莉英點校:《四庫全書‧黃帝內經》(南京市:江蘇科學技術出版社,2008年1月),《素問》,卷2,頁40。

二　望神

　　神有廣義與狹義之分，廣義是指生命活動的外在表現，例如肢體活動，面目語言聲色以及表情反應，狹義是指精神意識及思維的活動表現，例如魂、魄、意、志、思、慮、智及七情五志的變化表現。神的生成來源於精，《靈樞》〈本神〉指出：「故生之來謂之精，兩精相搏謂之神。」[5]《靈樞》〈天年〉又說：「血氣已和，榮衛已通，五臟已成，神氣舍心，魂魄畢具，乃成為人。」[6]此言生命的基本條件。《靈樞》〈本神〉指出：「血、脈、營、氣、精、神，此五臟之所藏也。」[7]又說：「肝藏血，血舍魂」，「脾藏營，營舍意」，「心藏脈，脈舍神」，「肺藏氣，氣舍魄」，「腎藏精，精舍志」[8]。《素問》〈宣明五氣〉也說：「五臟所藏，心藏神，肺藏魄，肝藏魂，脾藏意，腎藏志。」[9]神、魂、魄、意、志，稱五神。五神應五臟，為生命之本。

　　五臟以心為大主，統御其他各臟腑，《靈樞》〈邪客〉說：「心者，五臟六腑之大主也，精神之所舍也。其臟堅固，邪弗能容也。容之則心傷，心傷則神去，神去則死。」[10]心傷則神傷，神去則人亡。《素問》〈靈蘭秘典論〉也說：「心者，君主之官也，神明出焉。……主不明則十二官危，使道閉塞而不通，形乃大傷。」[11]《靈樞》〈口問〉也說：「悲哀憂愁則心動，心動則五臟六腑皆搖。」神乃生命之

5　《靈樞》，卷2，頁26。
6　《靈樞》，卷8，頁115-116。
7　《靈樞》，卷2，頁27。
8　同前註。
9　《素問》，卷7，頁138。
10　《靈樞》，卷10，頁142。
11　《素問》，卷3，頁51。

主，神在人在，神亡人亦亡，故此，神的流露表現，揭示身體健康狀況及疾病的深淺吉凶。

神源於先天兩精相搏，又賴後天食物（水穀）補給，才能持續生命，《靈樞》〈平人絕穀〉：「五臟安定，血脈和利，精神乃居。故神者，水穀之精氣也。」[12]《素問》〈六節藏象論〉又說：「五味入口，藏於腸胃，味有所藏，以養五氣，氣和而生，津液相成，神乃自生。」[13]五味養五臟，五臟養五氣，繼而津成神生，故此《素問》〈八正神明論〉說：「血氣者，人之神，不可不謹養。」[14]

通過望神可知五臟虛實及氣血盛衰，《靈樞》〈營衛生會〉說：「血者，神氣也。」[15]神，又代表正氣，《靈樞》〈小針解〉說：「神者，正氣也。」[16]正氣與邪氣相對，正氣強，則邪不可侵犯人體。《靈樞》〈本藏〉說：「志意和則精神專直，魂魄不散，悔怒不起，五臟不受邪矣。」[17]此言志意和調，五臟堅固不受邪，但假若情志失常，傷及五臟，臟傷則神傷，《靈樞》〈本神〉指出：

> 心，怵惕思慮則傷神，神傷則恐懼自失，破（䐃）（另見一作「鐮」）脫肉，毛悴色夭，死於冬。脾，愁憂而不解則傷意，意傷則悗亂，四肢不舉，毛悴色夭，死於春。肝，悲哀動中則傷魂，魂傷則狂忘不精，不精則不正，當人陰縮而攣筋，兩脅骨不舉，毛悴色夭，死於秋。肺，喜樂無極則傷魄，魄傷則

---

12 《靈樞》，卷6，頁82。
13 《素問》，卷3，頁60。
14 《素問》，卷8，頁151。
15 《靈樞》，卷4，頁58。
16 《靈樞》，卷1，頁9。
17 《靈樞》，卷7，頁102。

> 狂，狂者意不存人，皮革焦，毛悴色夭，死於夏。腎，盛怒而
> 不止則傷志，志傷則喜忘其前言，腰脊不可以俯仰屈伸，毛悴
> 色夭，死於季夏。恐懼而不解則傷精，精傷則骨酸痿厥，精時
> 自下。[18]

上引文指出五志太過則傷五神，五神應五臟，即心傷神，脾傷意，肝
傷魂，肺傷魄，腎傷志。病情見「色夭」，顯示臟傷神傷嚴重，預後
不良，根據五行生剋理論，五臟受傷，有其預後結果，例如心屬火，
冬屬水，心傷死於冬；肝屬木，秋屬金，肝傷死於秋；脾屬土，春屬
木，脾傷死於春；肺屬金，夏屬火，肺傷死於夏。

　　通過望神，可決斷形體生死，《素問》〈移精變氣論〉篇說：「得
神者昌，失神者亡。」[19]《靈樞》〈天年〉也說：「失神者死，得神者
生。」[20]何謂得神與失神，明張景岳〈神氣存亡論〉闡釋其義說：

> 以形證言之，則目光精彩，言語清亮，神思不亂，肌肉不削，
> 氣息如常，大小便不脫，若此者，雖其脈有可疑，尚無足慮，
> 以其形之神在也。[21]

得神之患者，其目光、言語、神思，肌肉、氣息、二便俱屬正常，
「雖其脈有可疑，尚無足慮」，因神在其形，無損生命，預後良好。
張氏又闡釋失神之義說：

18　《靈樞》，卷2，頁27。
19　《素問》，卷4，頁77。
20　《靈樞》，卷8，頁115。
21　〔明〕張景岳：〈神氣存亡論〉，見梁寶祥等校注：《景岳全書》（太原市：山西科學
　　技術出版社，2006年12月），頁17。

若目暗睛迷，形羸色敗，喘急異常，泄瀉不止，或通身大肉已
脫，或兩手尋衣摸床，或無邪而言語失倫，或無病而虛空見
鬼，或病脹滿而補瀉皆不可施，或病寒熱而溫涼皆不可用，或
忽然暴病，即沉迷煩躁，昏不知人，或一時卒倒，即眼閉口
開，手撒遺尿，若此者，雖其脈無凶候，必死無疑，以其形之
神去也。[22]

上述各項臨證表現，形神重創，乃危候之證，一旦神去，「必死無
疑」。此外，《內經》對於神亂的具體表現，也有扼要記述，《素問》
〈脈要精微論〉說：「衣被不斂，言語善惡，不避親疏者，此神明之
亂也。」[23]神明有亂則行為失常。

在望診中，望神宜與其他四診結合診斷，才能準確無誤，《難
經》嘗言：「望而知之謂之神，聞而知之謂之聖，問而知之謂之工，
切而知之謂之巧。」[24]神、聖、工、巧乃中醫四診最高指標。

三　望形態

《黃帝內經》以陰陽太少，將人歸類為「太陰之人、少陰之人、
太陽之人、少陽之人、陰陽之人、陰陽和平之人」，每類之人，「筋骨
氣血不等」，人格品行也各異，《靈樞》〈通天〉指出：

太陰之人，貪而不仁，下齊湛湛，好內而惡出，心和而不發，

---

22 〔明〕張景岳：〈神氣存亡論〉，《景岳全書》，頁17-18。
23 《素問》，卷5，頁77。
24 〔明〕王九思：《難經集註》（上海市：商務印書館，1929年《四部叢刊初編》影印
　　《佚存叢書》本），卷4，頁39b。

不務於時，動而後之。此太陰之人也。少陰之人，小貪而賊心，見人有亡，常若有得，好傷好害，見人有榮，乃反慍怒，心疾而無恩。此少陰之人也。太陽之人，居處于于，好言大事，無能而虛說，志發於四野，舉措不顧是非，為事如常自用，事雖敗而常無悔。此太陽之人也。少陽之人，諟諦好自貴，有小小官，則高自宜，好為外交而不內附。此少陽之人也。陰陽和平之人，居處安靜，無為懼懼，無為欣欣，婉然從物，或與不爭，與時變化，尊則謙謙，譚而不治，是謂至治。[25]

上述「陰陽和平」之人，行誼端正中和，可稱君子，其餘四類，皆為奸邪之徒，此種分類法，乃古人思維，聊供參考。

　　《靈樞》〈陰陽二十五人〉又將人的分類代入五行，每行的人，其形態、行為舉止、品性、時令適應力等方面，都各具特徵，例如：木形之人，「其為人蒼色，小頭，長面，大肩背，直身，小手足，好有才，勞心，少力，多憂勞於事。能春夏不能秋冬，感而病生，足厥陰佗佗然，……」；火形之人，「其為人赤色，廣（䯏），銳面小頭，好肩背髀腹，小手足，行安地，疾心行搖，肩背肉滿，有氣輕財，少信多慮，見事明，好顏，急心，不壽暴死。能春夏不能秋冬，秋冬感而病生，手少陰核核然，……」；土形之人，「其為人黃色，圓面，大頭，美肩背，大腹，美股脛，小手足，多肉，上下相稱，行安地，舉足浮，安心，好利人，不喜權勢，善附人也。能秋冬不能春夏，春夏感而病生，足太陰敦敦然，……」；金形之人，「其為人方面，白色，小頭，小肩背，小腹，小手足，如骨發踵外，骨輕，身清廉，急心，靜悍，善為吏。能秋冬不能春夏，春夏感而病生，手太陰敦敦然，……」；

---

25 《靈樞》，卷10，頁144-145。

水形之人，「其為人黑色，面不平，大頭，廉頤，小肩，大腹，動手
足，發行搖身，下尻長，背延延然，不敬畏，善欺紿人，戮死。能秋
冬不能春夏，春夏感而病生，足少陰汗汗然，……」[26]。五行之人，
各有體徵及品行，體徵可予接納，品行不合實情，不必深究。

　　此外，《靈樞》〈逆順肥瘦〉則載人有「白黑、肥瘦、小長」之
別，將人分為肥人、壯人、瘦人、常人、壯士、嬰兒六類，每類人的
皮肉筋骨血氣各異，例如：

> 肥人：年質壯大，血氣充盈，膚革堅固，因加以邪，刺此者，
> 　　　深而留之。
> 壯人：廣肩腋，項肉薄，厚皮而黑色，唇臨臨然，其血黑以
> 　　　濁，其氣澀以遲，其為人也，貪於取與。
> 瘦人：皮薄色少，肉廉廉然，薄唇輕言，其血清氣滑，易脫於
> 　　　氣，易損於血。
> 常人：視其白黑，各為調之，其端正敦厚者，其血氣和調。
> 壯士：真骨，堅肉緩節監監然，……勁則氣滑血清。
> 嬰兒：其肉脆，血少氣弱。[27]

《靈樞》〈衛氣失常〉又指出，人有「肥瘦、大小、寒溫，有老、
壯、少、小」之分，其「人年五十五十已上為老，二十已上為壯，十
八以上為少，六歲已上為小」，並按體型分為肥者、膏者、肉者三
類。肥者「䐃肉堅，皮滿」，「其身收小」，「其肉堅，細理者熱，粗理
者寒」；膏者「䐃肉不堅，皮緩」，「其肉淖，而粗理者身寒，細理者

---

26 《靈樞》，卷9，，頁129-130。
27 粹自《靈樞》，卷6，頁89。

身熱」、「多氣而皮縱」；肉者「皮肉不相離」、「身體容大」、「多血則充形，充形則平」。²⁸

望人之外形，可知其內在的血氣盛衰，《靈樞》〈陰陽二十五人〉說：「人之形，血氣之所生，別而以候，從外知內。」²⁹望外形也可知病的虛實，《素問》〈經脈別論〉又說：「診病之道，觀人勇怯，骨肉，皮膚，能知其虛實，以為診法。」³⁰人身的形氣表現，也反映病理現象，《素問》〈刺志論〉說：「氣實形實，氣虛形虛，此其常也，反此者病。」³¹形氣相應為正常病理，有病易治，形氣不相應，則為異常病理，有病難治，例如氣實形虛，或氣虛形實，皆為難治。《素問》〈玉機真臟論〉說：「形氣相得，謂之可治；……形氣相失，謂之難治。」³²《素問》〈三部九候論〉又說「形氣相得者生」、「形肉已脫，九候雖調者猶死」³³。《素問》〈玉機真臟論〉又說：「大骨枯槁，大肉陷下，胸中氣滿，喘息不便，其氣動形，期六月死，真臟脈見，乃予之期日。」³⁴如見「大骨枯槁，大肉陷下」及脈見真臟，顯示危候，為不可治。

《黃帝內經》又以「得強」或「失強」判生死，《素問》〈脈要精微論〉指出：

> 夫五臟者，身之強也。頭者，精明之府，頭傾視深，精神將奪矣；背者，胸中之府，背曲肩隨，府將壞矣；腰者，腎之府，

28　《靈樞》，卷9，頁121。

29　《靈樞》，卷9，頁128。

30　《素問》，卷7，頁125。

31　《素問》，卷14，頁258。

32　《素問》，卷6，頁116。

33　《素問》，卷6，頁120、123。

34　《素問》，卷6，頁113。

轉搖不能，腎將憊矣；膝者，筋之府，屈伸不能，行則僂附，
筋將憊矣；骨者，髓之府，不能久立，行則振掉，骨將憊矣。
得強則生，失強則死。[35]

病家如見「精神將奪」、「府將壞」、「腎將憊」、「骨將憊」，此雖屬危
候，但臟氣「得強」則生，臟氣衰敗「失強」，則必死無疑。

　　人身有十二經脈，是血氣運行主要的通道。經脈內入臟腑，外達
肌表，溝通表裡，網絡全身，周而復始，如環無端，是人體經絡系統
的主體。通過望診，可從人身病變部位的顯示，察知病變屬哪一經
脈，經脈連臟腑，可得知臟腑病變情況，尤其是對危疾之證，更可判
別其生死，《素問》〈診要經終論〉指出：

太陽之脈，其終也，戴眼，反折，瘛瘲，其色白，絕汗乃出，
出則死矣。少陽終者，耳聾，百節皆縱，目睘絕系，絕系一日
半死，其死也，色先青白，乃死矣。陽明終者，口目動作，善
驚，妄言，色黃，其上下經盛，不仁，則終矣。少陰終者，面
黑，齒長而垢，腹脹閉，上下不通而終矣。太陰終者，腹脹
閉，不得息，善噫，善嘔，嘔則逆，逆則面赤，不逆則上下不
通，不通則面黑，皮毛焦而終矣。厥陰終者，中熱嗌乾，善
溺，心煩，甚則舌卷，卵上縮而終矣。此十二經之所敗也。[36]

上述各病狀表現，常見於人體生命結束之際，十二經脈衰敗，臟腑衰
竭，其症狀表現，揭示敗在何經。

---

35 《素問》，卷5，頁91。
36 《素問》，卷4，頁86-88。

四　望面目五色

　　面相五官的色澤反映人身健康狀況，《靈樞》〈邪氣藏府病形〉說：「十二經脈，三百六十五絡，其血氣皆上於面而走空竅。」[37]這兒的「空竅」，是指五官的眼、耳、口、鼻，血氣上走空竅，其色澤浮露，揭示人體健康情況。《靈樞》〈五閱五使〉說：「鼻者，肺之官也；目者，肝之官也；口唇者，脾之官也；舌者，心之官也；耳者，腎之官也。……肺病者喘息鼻張，肝病者眥青，脾病者唇黃，心病者舌捲短，顴赤，腎病者顴與顏黑。」[38]此言五官浮露的五色可候五臟。此外，望五官也可「知皮肉、氣血、筋骨之病」，《靈樞》〈衛氣失常〉指出：「色起兩眉薄澤者，病在皮；唇色青黃赤白黑者，病在肌肉；營氣濡然者，病在血氣；目色青黃赤白黑者，病在筋；耳焦枯受塵垢，病在骨。」[39]病在五體，應五臟有疾，如「病在皮」，肺有疾；「病在肌肉」，脾有疾；「病在血氣」，心有疾；「病在筋」，肝有疾；「病在骨」，腎有疾。

　　眼睛是靈魂之窗，為五臟六腑精氣流露之處，《靈樞》〈大惑論〉說：「五臟六腑之精氣皆上注於目而為之精。精之窠為眼，骨之精為瞳子，筋之精為黑眼，血之精為絡，其窠氣之精為白眼，肌肉之精為約束，裹擷筋骨血氣之精，而與脈并為系，上屬於腦，後出於項中。」[40]五臟精氣，上應於目，瞳子應腎，黑眼應肝，絡應心，白眼應肺，約束（眼胞）應脾。

　　目之五色應五臟，《靈樞》〈論疾診尺〉說：「目赤色者病在心，

37　《靈樞》，卷1，頁13。
38　《靈樞》，卷6，頁88。
39　《靈樞》，卷9，頁121。
40　《靈樞》，卷12，頁170。

白在肺，青在肝，黃在脾，黑在腎，黃色不可名者，病在胸中。診目痛，赤脈從上下者太陽病，從下上者陽明病，從外走內者少陽病。」[41] 從目色中，可測知病在何臟何經，並從其赤脈走向，可知屬何病。

人身五臟精氣充沛，流露於眼神，《素問》〈脈要精微論〉說：「精明五色者，氣之華也。」又說：「精明者，所以視萬物，別白黑，審短長，以長為短，以白為黑。如是則精衰矣。」[42]目氣精明，則能察萬物，辨黑白，知長短，若不能辨長短黑白，乃精氣衰微的表現。

人面部位的分佈，反映人身的五臟六腑及肢節，《靈樞》〈五色〉指出：

> 庭者，首面也；闕上者，咽喉也；闕中者，肺也；下極者，心也；直下者，肝也；肝左者，膽也；下者，脾也；方上者，胃也；中央者，大腸也；挾大腸者，腎也；當腎者，臍也；面王以上者，小腸也；面王以下者，膀胱、子處也；顴者，肩也；顴後者，臂也；臂下者，手也；目內眥上者，膺乳也；挾繩而上者，背也；循牙車以下者，股也；中央者，膝也；膝以下者，脛也；當脛以下者，足也；巨分者，股裡也；巨屈者，膝臏也。此五臟六腑肢節之部也。

通過觀察面部的氣色變化，可得知臟腑及肢節健康情況，有利於「治未病」。《素問》〈刺熱〉指出：「肝熱病者，左頰先赤；心熱病者，顏先赤；脾熱病者，鼻先赤；肺熱病者，右頰先赤；腎熱病者，頤先

---

41 《靈樞》，卷11，頁150。
42 《素問》，卷5，頁90。

赤。病雖未發，見赤色者刺之，名曰治未病。」[43]「治未病」乃醫家最高的醫術境界，可稱上工。

面部五色應五臟五體，例如「青為肝，赤為心，白為肺，黃為脾，黑為腎。肝合筋，心合脈，肺合皮，脾合肉，腎合骨」。浮現面部的色澤，揭示疾病的病因病機，《靈樞》〈五色〉說：「黃赤為風，青黑為痛，白為寒，黃而膏潤為膿，赤甚者為血痛，甚為攣，寒甚為皮不仁。」[44]而且，可從色澤的浮沉、澤夭、散搏，測知病情深淺、新舊及預後，《靈樞》〈五色〉說：「五色各見其部，察其浮沉，以知淺深；察其澤夭，以觀成敗；察其散搏，以知遠近；視色上下，以知病處。……乃知新故。色明不粗，沉夭為甚，不明不澤，其病不甚。其色散，駒駒然未有聚，其病散而氣痛，聚未成也。」[45]望五色除可知病情的預後外，還可判生死吉凶，《素問》〈五臟生成〉說：「青如草茲者死，黃如枳實者死，赤如衃血者死，白如枯骨者死，此五色之見於死也。青如翠羽者生，赤如雞冠者生，黃如蟹腹者生，白如豕膏者生，黑如烏羽者生。」[46]《素問》〈脈要精微論〉也說：「赤欲白裹朱，不欲如赭；白欲如鵝羽，不欲如鹽；青欲如蒼璧之澤，不欲如藍；黃欲如羅裹雄黃，不欲如黃土；黑欲如重漆色，不欲如地蒼。」[47]從上述引文中，可得知五色以明潤光澤為吉兆，暗啞無神，預後不良。

五　望舌

舌乃心之苗，臟腑有病，觀舌可知，《內經》記載頗多，例如：

---

43 《素問》，卷9，頁169-170。
44 《靈樞》，卷8，頁110。
45 同前註。
46 《素問》，卷3，頁64。
47 《素問》，卷5，頁90。

《靈樞》〈寒熱病〉：舌縱涎下，煩悗，取足少陰。[48]

《素問》〈刺熱〉：肺熱病者，⋯⋯舌上黃。[49]

《靈樞》〈邪客〉：心者，五臟六腑之大主也，⋯⋯熱傷津液則口燥舌乾。[50]

《靈樞》〈經脈〉：腎所生病者，口熱舌乾。[51]

《靈樞》〈刺節真邪〉：汗不出，舌焦，唇槁，臘乾嗌燥。[52]

在舌診中，「舌縱涎下」、「舌上黃」、「口燥舌乾」、「口熱舌乾」、「舌焦唇槁」，都是熱盛津傷之證。《內經》又載：

《靈樞》〈熱病〉：舌本爛，熱不已者死。[53]

《素問》〈脈要精微論〉：心脈搏堅而長，當病舌卷不能言。[54]

《靈樞》〈終始〉：厥陰終者⋯⋯甚則舌卷卵上縮。[55]

---

48 《靈樞》，卷5，頁63。
49 《素問》，卷9，頁170。
50 《靈樞》，卷10，頁142。
51 《靈樞》，卷3，頁37。
52 《靈樞》，卷11，頁153。
53 《靈樞》，卷5，頁68。
54 《素問》，卷5，頁94。
55 《靈樞》，卷2，頁32。

　　《靈樞》〈經脈〉：是動則病舌本強。[56]

　　《靈樞》〈經脈〉：足太陰氣絕者，則脈不榮肌肉，唇舌者，肌
　　肉之本也。脈不榮則肌肉軟，肌肉軟則舌萎；人中滿，人中滿
　　則唇反，唇反者，肉先死。[57]

舌診如見「舌本爛」、「舌卷」、「舌本強」、「舌萎」，「唇反」，俱屬病
情嚴重。

六　望脈絡

　　五色應五臟，觀察脈絡色澤，可知病在何臟，《素問》〈經絡論〉
說：「心赤、肺白、肝青、脾黃、腎黑，皆亦應其經脈之色也。」又
說：「陰絡之色應其經，陽絡之色變無常，隨四時而行也。寒多則凝
泣，凝泣則青黑，熱多則淖澤，淖澤則黃赤，此皆常色，謂之無病。
五色俱見者，謂之寒熱。」[58]人身脈絡，順應四時反映，「寒多則凝
泣」，「熱多則淖澤」，屬於「常色」；如脈見五色，為往來寒熱之病。
《素問》〈皮部論〉也說：「其色多青則痛，多黑則痹，黃赤則熱，多
白則寒，五色皆見，則寒熱也。」[59]其色「青」多為痛、「黑」多為
痹、「黃赤」為熱、「白」多為寒，如五色皆見，為往來寒熱之病。
《靈樞》〈經脈〉也說：「凡診絡脈，脈色青則寒且痛，赤則有熱。」
又說：「胃中寒，手魚之絡多青矣；胃中有熱，魚際絡赤；其暴黑

56　《靈樞》，卷2，頁35。
57　《靈樞》，卷3，頁39-40。
58　《素問》，卷15，頁268。
59　《素問》，卷15，頁266。

者，留久痺也；其有赤有黑有青者，寒熱氣也；其青短者，少氣也。」[60]魚絡色澤，顯示胃病的寒熱及形體的痺症，胃寒多青，胃熱多赤；暴黑為久痺。至於魚絡時赤時黑時青，則為寒熱交錯，如青色而短小，乃氣虛的表現。

七 小結

在四診中，望診居首，所謂有諸內，形諸外，內外相應，通過司外揣內，或司內揣外，可得知病情深淺、進退、吉凶、預後。望診雖居先，但仍需四診合一，確保診斷準確，正如《靈樞》〈邪氣藏府病形〉所言：「能參合而行之者，可以為上工。」此外，隨著時代的進步發展，傳統的診斷法，宜與現代科學技術結合，進一步充實中醫診斷學的內容，以有利於對疾病的診治，造福人群。

望神為望診之首，神者，正氣也，為生命之主，得神者昌，失神者亡。得神者，其人目光精明，言語清亮，神思不亂，肌肉不削，氣息如常，大小便不脫等。失神者，其人目暗睛迷，形羸色敗，大肉已脫，頭傾視深，尋衣摸床，言語失倫，昏不知人等。在臨床上，病情千變萬化，特別要警惕回光返照的假神、或真熱假寒，真寒假熱的假象，偶一不慎，或疏忽草率，不辨寒熱虛實，不察病機，就會誤判病情，輕者延誤治療，甚者傷害人命。

人的體質有先後天的差異，可概分為肥人、壯人、瘦人、常人、壯士、嬰兒六類，每類人的筋骨血氣各不相同。六類人中，體質最強者為壯士，其人堅肉緩節，氣滑血清；體質最弱者為嬰兒，嬰兒「其肉脆，血少氣弱」。兒科有啞科之稱，故此，對於兒科的診治，宜格

---

60 《靈樞》，卷3，頁41。

外留心。人的體質各異，望其外型，可知其氣血盛衰。形氣相應者為正常病理，有病易治，形氣不相應者，則為異常病理，有病難治，例如氣實形虛，或氣虛形實，皆為難治。望形態可知其病機，也可知其血氣盛衰及病情深淺吉凶，如見大骨枯槁，大肉陷下，或見真臟脈，皆為危候，預後不良，尤其是「形肉已脫，九候雖調者猶死」。

人身的「十二經脈，三百六十五絡，其血氣皆上於面而走空竅」，故察面相五官的色澤，可知五臟盛衰及病情深淺及預後。五臟應五官，即「鼻者，肺之官也；目者，肝之官也；口唇者，脾之官也；舌者，心之官也；耳者，腎之官也」。五官所浮露的色澤，揭示五臟健康情況，「肺病者喘息鼻張，肝病者眥青，脾病者唇黃，心病者舌卷短，顴赤，腎病者顴與顏黑」。

五臟精氣皆上注於目，目氣精明，則能察萬物，辨黑白，知長短，若不能辨長短黑白，乃精氣衰微的表現。目之五色應五臟，「目赤色者病在心，白在肺，青在肝，黃在脾，黑在腎，黃色不可名者，病在胸中」。面部的氣色變化，也反映五臟病況，「肝熱病者，左頰先赤；心熱病者，顏先赤；脾熱病者，鼻先赤；肺熱病者，右頰先赤；腎熱病者，頤先赤。病雖未發，見赤色者刺之，名曰治未病」，能治未病，有利於養生。

舌診是中醫診斷一個重面環節，其重點在觀察舌神、舌形、舌質，舌苔的表現，如見「舌本爛」、「舌卷」、「舌本強」、「舌萎」，俱屬病情嚴重；「舌縱涎下」、「舌上黃」、「舌乾」，乃熱盛津傷之證。此外，觀察脈絡色澤，可辨痛、痺、寒、熱，色「多青則痛，多黑則痺，黃赤則熱，多白則寒，五色皆見，則寒熱也」。

附錄三
《鬼谷子》捭闔觀與《黃帝內經》陰陽觀之探析

提 要

　　《鬼谷子》捭闔觀蘊含豐富的陰陽理論。所謂捭者，開也，闔者，閉也，其意義與陰陽同。《鬼谷子》〈捭闔〉篇載：「捭闔者，天地之道，捭闔者，以變動陰陽，四時開閉，以化萬物縱橫，反出反覆反忤，必由此矣。」《鬼谷子》〈捭闔〉篇又說：「奧若稽古聖人之在天地間也，為眾生之先，觀陰陽之開闔以名命物；知存亡之門戶，籌策萬類之終始，達人心之理，見變化之朕焉，而守司其門戶。」此種陰陽概念，類同《黃帝內經》所說的「陰陽者，天地之道也，萬物之綱紀，變化之父母，生殺之本始，神明之府也。」對於辨人何者為陽，何者為陰，《鬼谷子》強調以「陰陽試之」，意即以捭闔術試之，辨人如辨證，《黃帝內經》亦指出「察色按脈」、「凡刺之方」、「調氣之方」、以及辨「標本虛實」之際，也要判「別陰陽」為先。

　　《鬼谷子》與《黃帝內經》二書都有記載關於陰陽的基本內容，如陰陽對立、陰陽依存互用、陰陽消長轉化、陰陽和，以及文法修辭都有共通處。

關鍵詞：捭闔、陰陽、鬼谷子、黃帝內經

一 緒言

　　將《鬼谷子》與《黃帝內經》拉上關係，首推清代名學者祝文彥，其《慶符堂集》載：「內經一書，闡氣堅削，如先秦諸子，而言理該（賅）博，絕似管荀，造詞質奧，又類鬼谷。」[1]《鬼谷子》全書共有上中下三卷，凡十七篇，上卷有四篇：〈捭闔〉、〈反映〉、〈內揵〉、〈抵巇〉；中卷有八篇，其中末兩篇已佚：〈飛箝〉、〈忤合〉、〈揣篇〉、〈摩篇〉、〈權篇〉、〈決篇〉、〈符言〉、〈轉丸〉（佚）、〈卻亂〉（佚）；下卷有三篇：〈本經陰符七術〉、〈持樞〉、〈中經〉。上述各篇與本文題旨有關的則是〈捭闔〉篇。《鬼谷子》一書，文辭簡練，內容雖以辯說為主，但其哲理豐富，可廣泛應用於外交、兵學、政治、經濟和醫學等，饒有實用價值，是先秦時代一本奇書，其成書年代與《黃帝內經》相約。

　　鬼谷子（生卒不詳）戰國中期時代人，活動於齊，號鬼谷先生，嘗「隱居鬼谷，因為其號。先生姓王名詡，亦居清溪山中」[2]。「鬼谷」，古地名，在穎川陽城（今河南省登封縣東）。鬼谷子為縱橫家之祖，蘇秦（？-B.C.284）及張儀（？-B.C.310）從遊其學[3]。西漢揚雄（B.C.53-A.D.18），在《法言》〈淵騫〉亦載鬼谷子師徒事：「儀、秦學乎鬼谷術，而習乎縱橫言」[4]。戰國末，縱橫家者，「明辯說，善辭

1　〔日〕丹波元胤：《中國醫籍考》，第二版（北京市：人民衛生出版社，1983年），頁9。

2　〔宋〕李昉：《太平廣記》（北京市：中華書局，1961年），第1冊，頁25。

3　見《史記》〈蘇秦列傳〉及〈張儀列傳〉，〔漢〕司馬遷：《史記》（北京市：中華書局，1982年），頁2241、頁2799。

4　〔清〕汪榮寶著，陳仲夫點校：《法言義疏》（北京市：中華書局，1987年），下冊，頁442。

令，以通天下之志也。」[5]史載蘇秦單人匹馬，憑三寸不爛之舌，倡合縱之論，遊說六國時君聯手抗秦，其策獲用，獲六國封相，顯赫一時，而張儀亦不甘落後，憑其遊說技巧，力主六國連橫向秦，終破合縱，為秦立下不朽功業。

　　蘇張二人的政治成就，凸顯縱橫家學說的成就與地位。作為縱橫家之祖的鬼谷子，其言論更備受矚目。漢初，成帝時，名學者劉向（B.C.77-B.C.6）整理宮廷圖籍，有機會博覽群書，其《說苑》〈善說〉篇曾引錄《鬼谷子》善說之道：

　　　　鬼谷子曰：「人之不善而能矯之者難矣。說之不行，言之不從者，其辯之不明也；既明而不行者，持之不固也；既固而不行者，未中其心之所善也。辯之明之，持之固之，又中其人之所善，其言神而珍，白而分，能入於人之心，如此而說不行者，天下未嘗聞也。此之謂善說。」[6]

上述引文錄載於劉向《說苑》，可證明鬼谷子確有其人其書，而其思想言論受到學者重視，也是事實。但可惜，今本《鬼谷子》未見上述引文，大概是失傳之故。

　　《鬼谷子》一書，是否偽書，歷代都有爭議，近人臺灣學者方鵬程為此作出詳細考證，網羅大量史料予以分析，結論指出「顯示劉向應已看過宮廷藏書中有鬼谷子的言論著述，只是未指出書名」[7]。方

5　《隋書》〈經籍志〉文，見〔唐〕魏徵等：《隋書》（北京市：中華書局，1977年），第4冊，頁2005。

6　〔漢〕劉向：《說苑》，收入《四部叢刊》初編（臺北市：臺灣商務印書館，1965年），第19冊，頁50。

7　方鵬程：《鬼谷子：成功的發展藝術》（臺北市：臺灣商務印書館，2006年），頁17。

氏的考證，可為《鬼谷子》畫上非偽書的句號。近代學者李學勤通過出土簡帛的研究，亦證實《鬼谷子》是先秦作品[8]。故此，疑《鬼谷子》是偽書之說，大可一掃而空。

鬼谷子的應世哲學，一向為部分道學家非議。其實，鬼谷子學問高深，謀事「陰道而陽取」，用人「可知者，可用也，不可知者，謀者所不用也」，又說：「聖人之制道，在隱與匿，非獨忠信仁義也，中正而已矣。」（見《鬼谷子》〈謀篇〉）「中正」乃中和思想的範疇，如此看來，鬼谷子也是中和思想的傳承者。宋代學者高似孫（1158－1231）稱頌他為「一代之雄」，其書《子略》載：「其智謀、其數術、其變譎、其辭談，概出戰國諸人之表。」[9]鬼谷子的學問源出老莊，並兼儒墨，諳醫術，擅養生，其〈本經陰符七術〉載有養生之論。所以，《鬼谷子》一書，頗多陰陽理論及養生理論的記載。

《鬼谷子》〈捭闔〉篇，內含豐富的陰陽理論，如陰陽概念、陰陽屬性分類、陰陽對立、陰陽依存互用、陰陽消長轉化、陰陽自和等。這些陰陽觀，在《黃帝內經》也可見到。本文僅就《鬼谷子》捭闔觀與《黃帝內經》陰陽觀的關係作出探析。

二 捭闔觀與陰陽觀

鬼谷子以「捭闔」理論為其思想代表作，其書《鬼谷子》開宗明義第一篇即大談「捭闔」，而《黃帝內經》也有〈陰陽離合論〉之載，專論陰陽離合。《黃帝內經》是一本以陰陽學說為主體的醫典，書中陰陽理論糅合古哲諸家之說，並集其大成。故此，作為思想界翹楚的

8　李學勤：〈《鬼谷子・符言篇》研究〉，《中國史研究》1994年第4期。

9　見〔明〕唐順之編：《荊川稗編》，收入《四庫全書》（上海市：上海古籍出版社，1987年），第954冊，頁29。

鬼谷子，其思維意識曾對《黃帝內經》作出過衝激，不足為奇。〈捭闔〉篇與〈陰陽離合論〉二文，論述內容雖異，但其思想源頭則一，都離不開陰陽之道，這可表明鬼谷子的捭闔理論與醫論關係密切。

先秦時期，諸子百家爭鳴，陰陽理論是諸子主要的探討命題。陰陽概念源於《易》，《周易》〈繫辭〉說：「一陰一陽之謂道。」[10]老子《道德經》也說：「道生一，一生二，二生三，三生萬物。萬物負陰而抱陽，沖氣以為和。」[11]鬼谷子的陰陽觀，雖受易、老影響，但卻能另闢蹊徑，自成一家。他說：「道者，天地之始，一其紀也。」[12]又認為「道」的「變化無窮，各有所歸，或陰或陽，或柔或剛，或開或閉，或弛或張」[13]，無有定體。陰陽無形無體，只是一個概念，《黃帝內經》指出：「且夫陰陽者，有名而無形。故數之可十，推之可百，數之可千，推之可萬，此之謂也。」[14]鬼谷子的學說代表作「捭闔」觀蛻變於陰陽。〈捭闔〉篇說：「捭之者，開也、言也、陽也；闔之者，閉也、默也、陰也。」[15]捭為開屬陽，闔為閉屬陰。對於捭闔與天地的關係，《鬼谷子》〈捭闔〉篇說：「捭闔者，天地之道。」又說：「捭闔者，以變動陰陽，四時開閉，以化萬物，縱橫反出，反覆反忤，必由此矣。」[16]天地之道，以變動陰陽，順四時始末，化生萬物為規律。萬物變化多樣，無論縱與橫，來與去，矛盾衝突持續，必通過「捭闔」過程來實現。鬼谷子以「捭闔」論天地之道，黃帝內經

---

10 陳鼓應、趙建偉：《周易今注今譯》（北京市：商務印書館，2005年），頁598。

11 《老子》，收入《四庫全書》（上海市：上海古籍出版社，1987年），第1055冊，頁63。

12 〈本經陰符七篇〉文，見《鬼谷子》，收入《四庫全書》（上海市：上海古籍出版社，1987年），第848冊，頁266。

13 〈捭闔〉文，同前註，頁258。

14 〔清〕張隱庵：《黃帝內經靈樞集注》（上海市：上海衛生出版社，1957年），頁257。

15 《鬼谷子》，頁257。

16 同前註。

則以「陰陽」論天地之道,二者概念相若。《素問》〈陰陽應象大論〉說:「陰陽者,天地之道也,萬物之綱紀,變化之父母,生殺之本始,神明之府也。」[17]《素問》〈天元紀大論〉又說:「夫五運陰陽者,天地之道也,萬物之綱紀,變化之父母,生殺之本始,神明之府也,可不通乎!故物生謂之化,物極謂之變,陰陽不測謂之神,神用無方謂之聖。」物生則化,物極則變,陰陽變化莫測,故稱神,其應用價值無窮,故稱聖。

鬼谷子認為聖人為「天地之使」(見〈抵巇〉),乃萬物的先知先覺者,其術學究天人,洞明陰陽變化之理,其〈捭闔〉篇說:

> 奧若稽古聖人之在天地間也,為眾生之先,觀陰陽之開闔以名命物;知存亡之門戶,籌策萬類之終始,達人心之理,見變化之朕焉,而守司其門戶。[18]

鬼谷子認為聖人為「眾生之先」,通曉萬物之命名、存亡、終始、人之心理、變化徵兆及變化關鍵。《素問》〈疏五過論〉也指出聖人「必知天地陰陽,四時經紀,五藏六府,雌雄表裡」[19]。聖人受命於天,其行為舉措,順天應人,《靈樞》〈逆順肥瘦〉說:「聖人之為道者,上合於天,下合於地,中合於人事,必有明法,以起度數,法式檢押,乃後可傳。」[20]聖人為道,天人合一,並有法式傳後。

---

17 〔明〕馬蒔:《黃帝內經素問注證發微》(北京市:人民衛生出版社,1998年),頁56。

18 《鬼谷子》,頁257。

19 虞舜、于莉英點校:《四庫全書·黃帝內經》(南京市:江蘇科學技術出版社,2008年1月),《素問》,卷23,頁508。

20 虞舜、于莉英點校:《四庫全書·黃帝內經》(南京市:江蘇科學技術出版社,2008年1月),《靈樞》,卷6,頁243。

　　鬼谷子強調萬物之變化，有其徵「朕」，「朕」即兆，從「朕」知病的文獻資料，《黃帝內經》載錄豐富，例如《素問》〈刺熱〉指出：「肝熱病者，左頰先赤；心熱病者，顏先赤；脾熱病者，鼻先赤；肺熱病者，右頰先赤；腎熱病者，頤先赤。病雖未發，見赤色者刺之，名曰治未病。」[21]五臟有病，必有兆色見於面，例如五臟有熱，赤色見於面，刺之可收治未病之功。《靈樞》〈五色〉又說：「五色各見其部，察其浮沉，以知淺深；察其澤夭，以觀成敗；察其散摶，以知遠近；視色上下，以知病處。……乃知新故。色明不粗，沉夭為甚，不明不澤，其病不甚。其色散，駒駒然未有聚，其病散而氣痛，聚未成也。」[22]從色澤的浮沉、澤夭、散摶等徵兆，也可測知病情深淺、新舊及預後。從病色的徵兆，也可測知病人預後的生死，《素問》〈五臟生成〉說：「青如草茲者死，黃如枳實者死，赤如衃血者死，白如枯骨者死，此五色之見於死也。青如翠羽者生，赤如雞冠者生，黃如蟹腹者生，白如豕膏者生，黑如烏羽者生。」[23]五色枯槁無生氣者死，五色鮮麗有生氣者生。

三　陰陽屬性分類

　　對於何物可辨陰陽，鬼谷子認為萬物皆可，包括個人的「益損、去就、倍反，皆以陰陽御其事」（見〈捭闔〉篇），鬼谷子又以人生遭遇的得失分陰陽，〈捭闔〉篇說：

　　　　長生、安樂、富貴、尊榮、顯名、愛好、財利、得意、喜欲，

21　《素問》，卷9，頁169-170。

22　《靈樞》，卷8，頁110。

23　《素問》，卷3，頁64。

為陽，曰始；……死亡、憂患、貧賤、苦辱、棄損、亡利、失意、有害、刑戮、誅罰，為陰，曰終。[24]

人的生命多變，其歷程所遭遇的生死、榮辱、得失等等，其正面遭遇者為陽，負面遭遇者為陰。

《黃帝內經》也認為萬物皆有陰陽，其例子多不勝數，以自然現象為例，《素問》〈六節藏象論〉指出：「天為陽，地為陰；日為陽，月為陰。」[25]《靈樞》〈刺節真邪論〉又說：「陰陽者，寒暑也。」[26]《素問》〈陰陽應象大論〉又指出：「水為陰，火為陽；陽為氣，陰為味。……陰味出下竅；陽氣出上竅。……天地者，萬物之上下也，陰陽者，血氣之男女也，左右者，陰陽之道路也；水火者，陰陽之徵兆也。」[27]以五味作用為例，《素問》〈至真要大論〉說：「五味陰陽之用……辛甘發散為陽，酸苦湧泄為陰，鹹味湧泄為陰，淡味滲泄為陽。」[28]以五味厚薄為例，《素問》〈陰陽應象大論〉說：「味厚者為陰，薄為陰之陽。氣厚者為陽，薄為陽之陰。」[29]以陰陽來去動靜及遲數為例，《素問》〈陰陽別論〉說：「陰陽者，去者為陰，至者為陽，靜者為陰，動者為陽，遲者為陰，數者為陽。」[30]

鬼谷子以捭闔之道作為遊說技巧，〈捭闔〉篇說：「捭之者，開也、言也、陽也；闔之者，閉也、默也、陰也。陰陽其和，終始其義。」末二句「陰陽其和，終始其義」，其意思指遊說對方開闔有

---

24 《鬼谷子》，頁258。
25 《素問》，卷3，頁54。
26 《靈樞》，卷2，頁154。
27 《素問》，卷2，頁29-36。
28 《素問》，卷22，頁492。
29 《素問》，卷2，頁30。
30 《素問》，卷2，頁46。

節，該陽則陽，該陰則陰，自始至終保持陰陽和合。此外，遊說需針
對對方陰陽屬性，〈捭闔〉篇說：「捭闔之道，以陰陽試之，故與陽言
者，依崇高，與陰言者，依卑小。」通過「以陰陽試之」，認清其屬
性，屬陽者，動之以陽，屬陰者，動之以陰，然後才可以對證下藥，
投其所需，投其所好，按情遊說，一舉而成。在辨證上，辨人如辨
證，都需要「先別陰陽」，《素問》〈陰陽應象大論〉說「：善診者，
察色按脈，先別陰陽。」[31]在論治上，也要「別陰陽」，例如：

> 《素問》〈標本病傳論〉：凡刺之方，必別陰陽，前後相應。[32]

> 《素問》〈至真要大論〉：調氣之方，必別陰陽，定其中外，各
> 守其鄉。[33]

> 《靈樞》〈衛氣〉：然其分別陰陽，皆有標本虛實所離之處。能
> 別陰陽十二經者，知病之所生。[34]

> 《素問》〈著至教論〉：且以知天下，何以別陰陽，應四時，合
> 之五行。[35]

《黃帝內經》提出辨證論治，首辨陰陽，故此「察色按脈」、「凡刺之
方」、「調氣之方」、「標本虛實」等，都以「別陰陽」為先，同時亦要
配合四時五行進行診治。

31　〔明〕馬蒔：《黃帝內經素問注證發微》，頁56。
32　同前註，頁406。
33　同前註，頁639。
34　《靈樞》，卷8，頁113。
35　《黃帝內經素問注證發微》，頁641。

四　陰陽變動

　　《鬼谷子》〈捭闔〉篇載的陰陽變動理論，如陰陽對立、陰陽依存互用、陰陽消長轉化、陰陽自和等，也可見於《黃帝內經》，二者概念相近，茲分錄原文，可資比照：

（一）陰陽對立

　　陰陽既對立又統一，統一是對立的結果。動者為陽，靜者為陰，大者為陽，小者為陰，《鬼谷子》及《黃帝內經》二書都有載錄此種陰陽對立概念，如：

　　　　〈捭闔〉篇：陽動而行，陰止而藏。[36]

　　「動」與「行」屬陽，「止」與「藏」屬陰，動者為陽，靜者為陰，《黃帝內經》也有類似的記載，例如：

　　　　《素問》〈陰陽別論〉：去者為陰，至者為陽；靜者為陰，動者為陽。[37]

　　　　《素問》〈陰陽應象大論〉：陰靜陽燥。[38]

以上二則引文，指出「去」為陰，「至」為陽；「靜」為陰，「動」為陽；「靜」為陰，「燥」為陽，其陰陽概念與《鬼谷子》同。

36　《鬼谷子》，頁258。
37　〔明〕馬蒔：《黃帝內經素問注證發微》頁65。
38　同前註，頁36。

大屬陽，小屬陰，大與小，互為對立。何謂「大」，何謂「小」，是先秦諸子探討的重要命題。惠施說：「至大無外，謂之大一；至小無內，謂之小一。」（見《莊子集釋》〈天下〉篇）《鬼谷子》〈捭闔〉篇則說：

為小無內，為大無外。[39]

惠施與鬼谷子對於「大小」問題的概念是一致的。「大小」的概念被醫家應用到醫論上，《黃帝內經》說：

《靈樞》〈外揣〉：夫九針者，小之則無內，大之則無外，深不可為下，高不可為蓋，恍惚無窮，流溢無極，余知其合於天道、人事、四時之變也。[40]

《靈樞》〈禁服〉：夫大則無外，小則無內，大小無極，高下無度，束之奈何？[41]

從上引文中，可知《靈樞》所說的「大小」概念是「小之則無內，大之則無外」、「大則無外，小則無內」，此概念與《鬼谷子》所說的「為小無內，為大無外」不謀而合。

（二）陰陽依存互用

孤陰不生，獨陽不長，必須相互依存，否則陰陽離決，不可存

39　《鬼谷子》，頁258。

40　《靈樞》，卷7，頁98。

41　《靈樞》，卷8，頁106。

活。《鬼谷子》〈捭闔〉篇載：

> 陽動而出，陰隨而入。[42]

又說：

> 以陽求陰，苞以德也；以陰結陽，施以力也；陰陽相求，由捭
> 闔也。[43]

「陽動」、「陰隨」、「以陽求陰」、「以陰結陽」、「陰陽相求」等陰陽依
存互用概念，《黃帝內經》予以演繹其義說：

> 《素問》〈生氣通天論〉：陽生陰長，陽殺陰藏，……陰者，藏
> 精而起亟也；陽者，衛外而為固也。……陰陽離決，精神乃
> 絕。[44]

> 《素問》〈陰陽應象大論〉：陰在內，陽之守也，陽在外，陰之
> 使也。[45]

> 《素問》〈標本病傳論〉：動靜相召，上下相臨，陰陽相錯，而
> 變由生也。[46]

---

42 《鬼谷子》，頁258。
43 同前註。
44 〔明〕馬蒔：《黃帝內經素問注證發微》，頁23。
45 同前註，頁36。
46 同前註，頁423。

《素問》〈金匱真言論〉：陽中有陰，陰中有陽。[47]

《素問》〈陰陽應象大論〉：陽病治陰，陰病治陽。[48]

明張介賓研究《黃帝內經》最力，對「以陽求陰」之論，予以闡釋說：「此又陰陽相濟之妙用也。故善補陽者，必於陰中求陽，則陽得陰助，而生化無窮；善補陰者，必於陽中求陰，則陰得陽升，而源泉不竭。」[49]

（三）陰陽消長轉化

陰陽不斷變動，迴還不息，周而復始，期間過程，此消彼長，盛極必衰，《鬼谷子》〈捭闔〉篇說：

陽還終始，陰極反陽。[50]

此言陰陽互轉不息，周而復始，陰極陽始，陽極陰始，《黃帝內經》關於此類陰陽窮極則變的記載甚多，例如：

《素問》〈陰陽應象大論〉：寒極生熱，熱極生寒。[51]

47　同前註，頁30。

48　同前註，頁58。

49　〔明〕張介賓著，夏之秋等校注：《景岳全書》（北京市：中醫藥出版社，1994年），頁671。

50　《鬼谷子》，頁258。

51　〔明〕馬蒔：《黃帝內經素問注證發微》，頁36。

《素問》〈脈要精微〉：陽氣微上，陰氣微下……陰氣微上，陽氣微下。[52]

《素問》〈脈解〉：陽盡而陰盛。[53]

《素問》〈六元正紀大論〉：動復則靜，陽極反陰。[54]

《靈樞》〈營衛生會〉：陰陽相貫，如環無端。……夜半為陰隴，夜半後而為陰衰，平旦陰盡而陽受氣矣。日中為陽隴，日西而陽衰，日入陽盡而陰受氣矣。[55]

《靈樞》〈論疾診尺〉：四時之變，寒暑之勝，重陰必陽，重陽必陰，故陰主寒，陽主熱，故寒甚則熱，熱甚則寒，故曰：寒生熱，熱生寒，此陰陽之變也。[56]

（四）陰陽和

陰陽自和，無過猶不及，平衡發展，則可化育萬物，若失「和」，則百害迭至，《鬼谷子》〈捭闔〉篇強調陰陽和，其文說：

陰陽其和，終始其義。[57]

---

52 同前註，頁123。
53 同前註，頁317。
54 同前註，頁578。
55 《靈樞》，卷4，頁57。
56 《靈樞》，卷11，頁151。
57 《鬼谷子》，頁258。

《黃帝內經》對於陰陽和的論見也很多，例如：

> 《素問》〈生氣通天論〉：凡陰陽之要，陽密乃固，兩者不和，若春無秋，若冬無夏，因而和之，是謂聖度。故陽強不能密，陰氣乃絕，陰平陽秘，精神乃治，陰陽離決，精氣乃絕。[58]

> 《素問》〈五常政大論〉：陽和布化，陰氣乃隨，生氣淳化，萬物以榮。[59]

> 《靈樞》〈五色〉：用陰和陽，用陽和陰，當明部分，萬舉萬當。[60]

> 《靈樞》〈行針〉：陰陽和調，而血氣淖澤滑利。[61]

> 《靈樞》〈刺節真邪〉：解惑者，盡知調陰陽，補瀉有餘不足，相傾移也。[62]

陰陽和為萬物生化及存活之本，上述資料，可見一斑。

58　〔明〕馬蒔：《黃帝內經素問注證發微》，頁24。
59　同前註，頁504。
60　《靈樞》，卷8，頁110。
61　《靈樞》，卷10，頁138。
62　《靈樞》，卷11，頁152。

五　小結

　　清祝文彥評《黃帝內經》「造詞質奧，又類鬼谷」，所謂質奧，是指文字哲理深奧。此外，二書在文法修辭方面也有共通之處，例如：《鬼谷子》〈謀篇〉說：

> 摩而恐之、高而動之、微而正之、符而應之、擁而塞之、亂而惑之。[63]

《素問》〈離合真邪論〉說：

> 捫而循之，切而散之，推而按之，彈而怒之，抓而下之，通而取之。[64]

上引《鬼谷子》及《素問》的文句，在修辭學上同屬於排比句，二者在使用虛字如「之」、「而」都非常嫻熟，語氣明快，剛勁有力，句式同出一轍。茲再引另一種句式以供比較：
　　《鬼谷子》〈謀篇〉說：

> 故因其疑以變之，因其見以然之，因其說以要之，因其勢以成之，因其惡以權之，因其患以斥之。[65]

《素問》〈陰陽應象大論〉說：

63　《鬼谷子》，頁264。
64　〔明〕馬蒔：《黃帝內經素問注證發微》，頁200。
65　《鬼谷子》，頁264。

故因其輕而揚之，因其重而減之，因其衰而彰之。[66]

上述二段引文的句式近似，一為「因其……以……之」，另一為「因其……而……之」。《鬼谷子》〈摩篇〉又說：

> 平者靜也、正者直也、喜者悅也、怒者動也、名者發也、行者
> 成也、廉者潔也、信者明也、利者求也、卑者諂也。[67]

上引文句語氣明快有力，句式「……者……也」，《黃帝內經》也有近似句式，例如《素問》〈至真要大論〉說：

> 寒者熱之，熱者寒之，溫者清之，清者溫之，散者收之，抑者
> 散之，燥者潤之，急者緩之，堅者軟之，脆者堅之，衰者補
> 之，強者瀉之。[68]

上述句子文氣也同樣明快有力，其句式「……者……之」，近似與上引《鬼谷子》〈摩篇〉句子。

　　《鬼谷子》與《黃帝內經》二書，有很多文句的遣詞用字，句式與句法都有相似的地方，上引例子，僅是片鱗只爪。

　　《鬼谷子》一書雖以遊說理論為標榜，但其哲理可應用到醫學上的辨證論治，如《鬼谷子》〈反映篇〉強調的「見微知類」、「觀往」、「驗今」、「知彼」、「知己」，「動靜虛實之理」等論見[69]，亦見於《黃

66　《黃帝內經素問注證發微》，頁57。
67　《鬼谷子》，頁262。
68　《黃帝內經素問注證發微》，頁610。
69　《鬼谷子》，頁258。

帝內經》。於此可見，《鬼谷子》與《黃帝內經》的關係，尚有頗多探
討空間。

——本文原發表於「第九屆內經學術研會」（長春市：
中華中醫藥學會，2008年7月）

附錄四
《類經》〈攝生類〉之天人合一養生觀探析

提　要

　　張景岳學問淵博，嫻熟《內經》，通曉諸子百家思想，尤精於《易經》及宋明理學，《類經》一書，可充分反映其醫易同源的醫論特色。有關養生的論見，張景岳強調天人一理，本文理順《類經》卷首〈攝生類〉資料，從養生之道、精氣神、四時養生三方面，探析其天人合一的養生觀及其醫易同源的醫哲思想。養生之道，首在防病治未病，毋待渴而穿井，鬥而鑄兵。養生通則在「法於陰陽，和於術數，食飲有節，起居有常，不妄作勞，故能形與神俱」，並且不妄作慾念，顧全精氣神三寶。此外，養生要順陰陽四時，春夏宜養陽，秋冬宜養陰。四時有序，春生夏長秋收冬藏，各有其氣，宜順不宜逆，逆春氣則傷肝，逆夏氣則傷心，逆秋氣則傷肺，逆冬氣則傷腎。《內經》說：「人與天地相應，與四時相副，人參天地。」故此養生以天人合一為本，其理固宜。

關鍵詞：天人合一、養生、精氣神、四時養生

一　緒言

　　明張景岳重編《內經》，命曰《類經》，其自序云：「類之者，以靈樞啟素問之微，素問發靈樞之秘，相為表裏，通其義也。兩經既合，乃分為十二類。夫人之大事，莫若死生，能保其真，合乎天矣，故首曰〈攝生類〉。」[1] 書中開宗名義即以〈攝生類〉為卷首，可見其意義之深遠。《類經》卷一〈攝生類〉凡七節，內容取自《素問》〈上古天真論〉及《素問》〈四氣調神大論〉，前者佔三節，後者佔四節，每節訂有題目，依次如下：一、「上古之人春秋百歲，今時之人半百而衰」二、「上古聖人之教下」；三、「古有真人至人聖人賢人」；四、「四氣調神」；五、「天氣清靜，藏德不止，聖人從之，故無奇病」；六、「四時陰陽，從之則生，逆之則死」；七、「不治已病治未病」。《內經》記載養生的材料，當然不止上述七節，故此本文取材除以《類經》〈攝生類〉的文獻為主外，亦輔以《內經》其他資料，以探析張景岳之天人合一養生觀。

　　天人關係密切，《素問》〈寶命全形論〉說：「人生於地，懸命於天，天地合氣，命之曰人。」[2]「生」乃天人的大事，張景岳《類經圖翼》自序說：「夫生者，天地之大德也。醫者，贊天地之生者也。人參兩間，惟生而已，生而不有，他何計焉？故聖人體天地好生之心，闡明斯道，誠仁孝之大端，養生之首務，而達人之必不可廢者。」[3] 不過，養生之道，「理趣幽深，難於窮究，欲徹其蘊，須悉天

1　〔明〕張介賓：《類經》（北京市：學苑出版社，2005年9月），上冊，頁12-13。
2　虞舜、于莉英點校：《四庫全書·黃帝內經》（南京市：江蘇科學技術出版社，2008年1月），《素問》，頁143。
3　〔明〕張介賓：《類經》，下冊，頁1563。

人」[4]。天人關係緊密，故此《類經》葉氏序首句即有「合天地人，性命為重」[5]之語。在《類經》中，張景岳處處發揮其天人一理的論見，如《素問》〈四氣調神大論〉載：

> 天氣，清淨光明者也，藏德不止，故不下也。天明則日月不明，邪害孔竅。……雲霧不精，則上應白露不下。……唯聖人從之，故身無奇病，萬物不失，生氣不竭。[6]

上述引文，喻意隱晦，並無明言天人關係，張景岳予以闡釋，強調人配天，天人一理。文中的「天氣，清淨光明者也」句，是以「天氣」喻作人的本質，本屬「清淨光明」；「藏德不止，故不下也」句，其義是藏德乃天德，健運不息，修身之士，以此為法；「天明則日月不明，邪害孔竅」句，喻人之本元不固，發越於外而空竅疏，邪乘虛而入；「雲霧不精，則上應白露不下」句，雲霧喻人身膻中之氣，氣化則通調水道，下輸膀胱。若膻中氣化不利，則不能通調水道及下輸膀胱，而失降下之令，猶如白露不降；「唯聖人從之，故身無奇病，萬物不失，生氣不竭」句，張景岳更以《易經》八卦予以注釋說：「唯聖人者，順承乎天，故能存神保真以順其藏，純亦不已以順其健、知乾坤不用坎離代之之義，以順其不自明，察地天之交泰，水火之既濟，以順其陰陽之升降，是聖人之體藏乎天，故身無奇病，而於萬物之理既無所失，此所以生氣不竭也。」[7]張景岳以易解醫，益見醫易同源，天人一理。

4　同前註。

5　《類經》，上冊，頁6。

6　《素問》，頁11。

7　粹自《類經》，上冊，頁14-16。

二 養生有道與違道

養生首務，防病為先，張景岳《類經》〈攝生類〉編有專節題為「不治已病，治未病」，專論防病，其全節內容如下：

> 是故聖人不治已病治未病，不治已亂治未亂，此之謂也。夫病已成而後藥之，亂已成而後治之，譬猶渴而穿井，鬥而鑄兵，不亦晚乎![8]

上述全節內容，寥寥數語，只得八句，但警示作用大，具原則性指導作用，張景岳指出：「預防之道，治於未形，故用力少而成功多，以見其安不忘危也。」[9]又說：「渴而穿井，無及於飲，鬥而鑄兵，無濟於戰，誠哉晚矣，而病不早為之計者，亦猶是也。……故在聖人則常用意於未病未亂之先，所以災禍不侵，身命可保。今之人多見病勢已成，猶然隱諱，及至於不可為，則雖以扁鵲之神，亦云無奈之何，而醫非扁鵲，又將若之何哉？嗟夫！禍始於微，危因於易，能預此者，謂之治未病，不能預此者，謂之治已病，知命者其謹於微而已矣。」[10]「禍始於微」，星火可燎原，故此，防範未然，不可不慎，亦即防病勝於治病，所謂「上工治未病，不治已病，此之謂也」[11]。

養生有道，則可「春秋度百歲，而動作不衰」，否則，「年半百而動作皆衰」。養生之道，《素問》〈上古天真論〉說：「其知道者，法於

---

8 〔明〕張介賓：《類經》，上冊，頁19。

9 同前註。

10 同前註。

11 《靈樞》〈逆順〉文，見虞舜、于莉英點校：《四庫全書·黃帝內經》（南京市：江蘇科學技術出版社，2008年1月），《靈樞》，頁11。

陰陽，和於術數，食飲有節，起居有常，不妄作勞，故能形與神俱，
而盡終其天年，度百歲乃去。」[12]所謂「道」，張景岳解釋為「造化之
名」，並徵引老子《道德經》經文：「有物混成，先天地生，寂兮寥
兮，獨立而不改，周行而不殆，可以為天下母，吾不知其名，字之曰
道者是也。」[13]所謂「法於陰陽，和於術數」，張景岳闡釋其義說：
「法，取法也。和，調也。術數，修身養性之法也。天以陰陽而化生
萬物，人以陰陽而榮養一身，陰陽之道，順之則生，逆之則死，故知
道者，必法則於天地，和調於術數也。」[14]

養生之道，日常生活除懂得「虛邪賊風，避之有時」[15]外，簡樸
生活不可少，《素問》〈上古天真論〉說：

> 恬淡虛無，真氣從之，精神內守，病安從來？是以志閑而少
> 欲，心安而不懼，形勞而不倦，氣從以順，各從其欲，皆得所
> 願。故美其食，任其服，樂其俗，高下不相慕，其民故曰樸。
> 是以嗜欲不能勞其目，淫邪不能惑其心，愚智賢不肖不懼於
> 物，故合於道，所以能年皆度百歲而動作不衰者，以其德全不
> 危也。[16]

上述養生經文，躍現道家精神，如老子所說的「見素抱樸，少私寡
欲」（見《道德經》十九章》）、「致虛極，守靜篤」（見《道德經》十
六章》），尤其是「美其食，任其服，樂其俗」等語，乃出自老子《道

---

12 《素問》，頁2。
13 《類經》，上冊，頁2。
14 同前註。
15 《素問》〈上古天真論〉文，見《素問》，頁3。
16 《素問》，頁3。

德經》八十章，其文載：「甘其食，美其服，安其居，樂其俗。」《類經》雖未見注其出處，但注「樂其俗」一詞，則說：「與天和者，樂天之時；與人和者，樂人之俗也。」[17]可見張景岳其養生之見，以天人合一為依歸。

養生違道，尤其是縱欲，貽害最大，《素問》〈上古天真論〉說：「以酒為漿，以妄為常，醉以入房，以欲竭其精，以耗散其真，不知持滿，不時御神，務快其心，逆於生樂，起居無節，故半百而衰也。」[18]張景岳也認同「欲不可縱，縱則精竭。精不可竭，竭則真散」[19]，並指出「精」的價值說：「蓋精能生氣，氣能生神，營衛一身，莫大乎此。故善養生者，必寶其精，精盈則氣盛，氣盛則神全，神全則身健，身健則病少，神氣堅強，老而益壯，皆本乎精也。廣成子曰：必靜必清，無勞汝形，無搖汝精，乃可以長生。正此之謂。」[20]精氣神，乃人身三寶，宜固宜藏，不可濫耗。

此外，張景岳又指出世人誤解禁欲即可養生，他說：「殊不知心有妄動，氣隨心散，氣散不聚，精逐氣亡。釋氏有戒欲者曰：斷陰不如斷心，心為功曹，若止功曹，從者都息，邪心不止，斷陰何益？此言深得制欲之要，亦足為入門之一助也。」[21]欲從意生，心即意，斷心即斷意，意不妄動，欲自靜，張景岳徵引佛家偈言釋醫，一語中的，可見其學問之淵博。

---

17 〔明〕張介賓：《類經》，上冊，頁5。
18 同前註，頁3。
19 同前註。
20 同前註。
21 《類經》，上冊，頁8。

三　精氣神與天人合一

　　道家養生，著重調練精氣神，《素問》〈上古天真論〉說：「呼吸精氣，獨立守神，肌肉若一。」張景岳釋其義說：「呼接於天，故通乎氣。吸接於地，故通乎精。有道獨存，故能獨立。神不外馳，故曰守神。神守於中，形全於外，身心皆合於道，故云肌肉若一。」上述解說，饒有道家意味。道家養生，嚮往「精氣神」的修持，其義理素為修道者重視，張景岳徵引其言，並舒己見，《類經》云：

> 白樂天曰：「王喬、赤松，吸陰陽之氣，食天地之精，呼而出故，吸而入新。」方揚曰：「凡亡於中者，未有不取足於外者也。故善養物者守根，善養生者守息。」此言養氣當從呼吸也。（方案：王喬、赤松乃古神話中神仙，《淮南子》有載二人事蹟，《淮南子》〈泰族〉說：「吸陰陽之和，食天地之精，呼而出故，吸而入新。」方揚，明隆慶進士，著有《方初庵先生集》十六卷。）

> 曹真人曰：「神是性兮氣是命，神不外馳氣自定。張虛靜曰：神若出，便收來，神返身中氣自回。」此言守神以養氣也。

> 《淮南子》曰：「事其神者神去之，休其神者神居之。」此言靜可養神也。

> 《金丹大要》曰：「氣聚則精盈，精盈則氣盛。」此言精氣之互根也。

《契秘圖》曰：「坎為水為月，在人為腎，腎藏精，精中有正陽之氣，炎升於上；離為火為日，在人為心，心藏血，血中有真一之液，流降於下。」此言〈坎〉、〈離〉之交媾也。

呂純陽曰：「精養靈根氣養神，此真之外更無真。」此言修真之道，在於精氣神也。

《胎息經》曰：胎從伏氣中結，氣從有胎中息，氣入身來為之生，神去離形為之死，知神氣可以長生，固守虛無以養神氣，神行即氣行，神住即氣住，若欲長生，神氣須注，心不動念，無來無去，不出不入，自然常住，勤而行之，是真道路。」胎息銘曰：「三十六咽，一咽為先。吐唯細細，納唯綿綿。坐臥亦爾，行立坦然。戒於喧雜，忌以腥膻。假名胎息，實曰內丹。非只治病，決定延年。久久行之，名列上仙。」此言養生之道，在乎存神養氣也。

張紫陽曰：「心能役神，神亦役心，眼者神遊之宅，神游於眼而役於心，心欲求靜，必先制眼，抑之於眼，使歸於心，則心靜而神亦靜矣。此言存神在心，而靜心在目也。」又曰：「神有元神，氣有元氣，精得無元精乎？蓋精依氣生，精實而氣融，元精失則元氣不生，元陽不見，元神見則元氣生，元氣生則元精產。」此言元精元氣元神者，求精氣神於化生之初也。

李東垣省言箴曰：「氣乃神之祖，精乃氣之子，氣者精神之根蒂也，大矣哉！積氣以成精，積精以全神，必清必靜，御之以道，可以為天人矣，有道者能之。余何人哉，切宜省言而

已。」此言養身之道，以養氣為本也。[22]

上述諸家，其身份有儒士、道士和醫家，對於精氣神的修持，各有心得，諸論除見道家養生心法外，亦見醫論和易論。張景岳又另有補充說：

> 夫生化之道，以氣為本，天地萬物莫不由之。故氣在天地之外，則包羅天地，氣在天地之內，則營運天地，日月星辰得以明，雷雨風雲得以施，四時萬物得以生長收藏，何非氣之所為？人之有生，全賴此氣。故〈天元紀大論〉曰：「在天為氣，在地為形，形氣相感而化生萬物矣。」惟是氣義有二：曰先天氣，後天氣。先天者，真一之氣，氣化於虛，因氣化形，此氣自虛無中來；後天者，血氣之氣，氣化於穀，因形化氣，此氣自調攝中來。此一形字，即精字也。蓋精為天一所生，有形之祖。《龍虎經》曰：「水能生萬物，聖人獨知之。」〈經脈篇〉曰：「人始生，先成精，精成而腦髓生。」〈陰陽應象大論〉曰：「精化為氣。故先天之氣，氣化為精，後天之氣，精化為氣，精之與氣，本自互生，精氣既足，神自旺矣。雖神由精氣而生，然所以統馭精氣而為運用之主者，則又在吾心之神，三者合一，可言道矣。[23]

天有三寶日月星，人有三寶精氣神。氣有先天後天之分，先天之氣，來自虛無，後天之氣，來自調攝，二者源頭雖異，其「生化之道，以氣為本」，天人一理。張景岳引經據典發揮其義，可謂淋漓盡致。

---

22 〔明〕張介賓：《類經》，上冊，頁6-7。

23 同前註，頁7-8。

四 四時養生與天人合一

　　古哲無論是真人、至人、聖人和賢人，時空雖有上古、中古之分，但益壽之道則一。《素問》〈上古天真論〉指出上述四類人的養生心法，真人養生：「提挈天地，把握陰陽」；至人養生：「和於陰陽，調於四時」；聖人養生：「處天地之和，順八風之理」；賢人養生：「法則天地、逆順陰陽，分別四時」。《素問》〈四氣調神大論〉又說：「陰陽四時者，萬物之終始也，死生之本也。」張景岳申述其義說：

> 陰陽之理，陽為始，陰為終。四時之序，春為始，冬為終。死生之道，分言之，則得其陽者生，得其陰者死；合言之，則陰陽和者生，陰陽離者死。故為萬物之始終，死生之本也。[24]

　　萬物之生死，在於陰陽之「和」與「離」，「陰陽和者生，陰陽離者死」。人身生命，順陰陽者生，逆之則害，《素問》〈四氣調神大論〉說：「逆之則災害生，順之則苛疾不起……順陰陽則生，逆之則死，順之則治，逆之則亂。反順為逆，是謂內格。」[25]人身順陰陽則生，逆之則死。所謂「內格」，張景岳注釋說：「內格者，逆天者也，世有逆天者而能生者，吾未知見也。」[26]

　　天有陰陽四時，人也有陰陽四時，養生之道，以和順陰陽，分別四時為法，並以天人合一為務。《內經》多次提及天人與四時關係，如《靈樞》〈刺節真邪〉說：「與天地相應，與四時相副，人參天

24　〔明〕張介賓：《類經》，上冊，頁18。
25　《素問》，頁13。
26　《類經》，上冊，頁18。

地。」²⁷《素問》〈寶命全形論〉又說:「人以天地之氣生,四時之法成。」²⁸四時陰陽,萬物之根本,擅養生者,「春夏養陽,秋冬養陰,以順其根」²⁹,若果「逆其根則伐其本,壞其真……逆之則災害生,順之則苛疾不起」³⁰。

四時之令,春生夏長秋收冬藏,各有其氣,養生應其氣,即春養生氣,夏養長氣,秋養收氣,冬養藏氣,分述如下:

春令養生氣,《素問》〈四氣調神大論〉說:

> 春三月,此謂發陳,天地僅生,萬物以榮,夜臥早起,廣步於庭,被髮緩形,以使志生,生而勿殺,予而勿奪,賞而勿罰,此春氣之應,養生之道也。³¹

春養生氣,不可逆之,「逆之則傷肝,夏為寒變,奉長者少」。張景岳釋其義說:「肝屬木,旺於春。春失所養,故傷肝,肝傷則心火失其所生。故當夏令則火有不足,而寒水侮之,因為寒變。寒變者,變熱為寒也。春生既逆,承生氣而夏長者少矣。」³²「春失所養,故傷肝」,肝與膽相表裏,「逆春氣,則少陽不生,肝氣內變」(見《素問》〈四氣調神大論〉),少陽之令不能生發,肝氣被鬱,內變為病。

夏令養長氣,《素問》〈四氣調神大論〉說:

> 夏三月,此謂蕃秀,天地氣交,萬物華實,夜臥早起,無厭於

---

27 《靈樞》,頁154。
28 《素問》,頁142。
29 《素問》〈四氣調神大論〉文,見《素問》,頁13。
30 同前註。
31 《素問》,頁8。
32 《類經》,上冊,頁17-18。

日，使志無怒，使華英成秀，使氣得泄，若所愛在外，此夏氣
之應，養長之道也。[33]

夏養長氣，不可逆之，「逆之則傷心，秋為痎瘧，奉收者少，冬至重
病。」張景岳釋其義說：「心屬火，旺於夏。夏失所養，故傷心，心
傷則暑氣乘之，至秋而金氣收斂，暑邪內郁，於是陰欲入而陽拒之，
故為寒，火欲出而陰束之，故為熱，金火相爭，故寒熱往來而為痎
瘧。夏長既逆，承長氣而秋收者少矣。」[34]「夏失所養，故傷心」，心
與小腸相表裏，「逆夏氣，則太陽不長，心氣內洞」（見《素問》〈四
氣調神大論〉），太陽之令不長，而心虛內洞，諸陽之病生矣。

秋令養收氣，《素問》〈四氣調神大論〉說：

秋三月，此謂容平，天氣以急，地氣以明，早臥早起，與雞俱
興。使志安寧，以緩秋刑，收斂神氣，使秋氣平，無外其志，
使肺氣清，此秋氣之應，養收之道也。[35]

秋養收氣，不可逆之，「逆之則傷肺，冬為飧泄，奉藏者少」，張景岳
釋其義說：「肺屬金，旺於秋。秋失所養，故傷肺，肺傷則腎水失其
所生，故當冬令而為腎虛飧泄。飧泄者，水穀不分而為寒泄也。秋收
既逆，承收氣而冬藏者少矣。」[36]「秋失所養，故傷肺」，肺與大腸相
表裏，「逆秋氣，則太陰不收，肺氣焦滿」（見《素問》〈四氣調神大
論〉），太陰之令不收、而肺熱葉焦，為脹滿也。

---

33 《素問》，頁9。
34 〔明〕張介賓：《類經》，上冊，頁12。
35 《素問》，頁9-10。
36 《類經》，上冊，頁13。

冬令養藏氣，《素問》〈四氣調神大論〉說：

> 冬三月，此謂閉藏，水冰地坼，無擾乎陽，早臥晚起，必待日
> 光，使志若伏若匿，若有私意，若已有得，去寒就溫，無泄皮
> 膚，使氣亟奪，此冬氣之應，養藏之道也。[37]

冬養藏氣，不可逆之，「逆之則傷腎，春為痿厥，奉生者少」。張景岳
釋其義說：「腎屬水，旺於冬。冬失所養，故傷腎，腎傷則肝木失其
所生，肝主筋，故當春令而筋病為痿。陽欲藏，故冬不能藏，則陽虛
為厥。冬藏既逆，承藏氣而春生者少矣。」[38]「冬失所養，故傷腎」，
腎與膀胱相表裏，「逆冬氣，則少陰不藏，腎氣獨沉」（見《素問》
〈四氣調神大論〉），少陰之令不藏，而腎氣獨沉。藏者藏於中，沉者
沉於下。腎氣不蓄藏，則注泄沉寒等病生矣。

春生夏長秋收冬藏，各有各氣，宜順不宜逆，逆春之生氣則傷
肝，逆夏之長氣則傷心，逆秋之收氣則傷肺，逆冬之藏氣則傷腎，於
此可體會天人關係是密切的。所以，《靈樞》〈本神〉說：「智者之養
生也，必順四時而適寒暑，和喜怒而安居處，節陰陽而調剛柔，如是
則僻邪不至，長生久視。」[39]此數語深得養生要領。

五 結論

張景岳學問淵博，嫻熟《內經》，通曉諸子百家，尤精於易學及
宋明理學，其《類經》一書，融匯大量易學和理學思想，該書序言指

---

37 《素問》，頁10。
38 〔明〕張介賓：《類經》，上冊，頁13-14。
39 《靈樞》，頁26。

出：「此書一出，當使靈素與羲易並行，其有功於軒岐大矣。要之，此書不但有功於軒岐，而並有功於羲易。」序言又說：「其注內經而並著醫易。世之能注易者，不出於程、朱；能注內經者，不出於秦越人、王太僕。景岳一人，卻并程朱秦王之四人合為一人，而直接羲黃之脈於千古之上，恐非程朱秦王所能駕也。」[40]張景岳的醫論，以醫中見易，易中見醫，醫易一體見稱，並且兼集諸子百家思想在內，其養生思想亦如是，故此，在本文中可以察見他徵引易道釋儒文獻去申論其天人合一養生觀。

——本文原發表於「第十屆內經學術研討會」（上海市：中華中醫藥學會，2010年8月）

---

40 《類經》，上冊，頁9。

附錄五
張景岳《類經》引用《周易》語句疏釋

提 要

　　《黃帝內經》古奧難明，歷代注家雖多，但經文「難者仍未能明，精處仍不能發」。此外，《內經》同一內容主題，散見多篇，檢視不便，張景岳有見及此，把《素問》與《靈樞》的內容予以重整重編，命名為《類經》，並為經文作出解說，但其在釋義上，廣泛地引用《易經》哲理，有些《易經》條文，原文照錄，未作解釋，使讀者有難上加難之感。本文從《類經》一書中，摘錄二十五則《易經》條文，予以疏釋，以期有利於進一步明瞭《黃帝內經》的義理。

關鍵詞：類經、周易、素問、靈樞

　　明張景岳（1563-1640），又名張介賓，字會卿，景岳乃其號也，又號通一子，山陰（今浙江紹興）人，年十四，從游京師名醫金英（夢石），得其真傳，懸壺後，名噪京師，「時人比之仲景、東垣」。張景岳嘗推崇滋陰派朱丹溪（1281-1358）「陽有餘，陰不足」之說，用藥偏重苦寒，但證之臨床，成效不大，反傷脾胃，後私淑溫補派薛己（1486-1558），視野擴闊，反過來月旦朱丹溪，倡「陽非有余，真陰不足」之論，並且法仿金名醫李東垣（1180-1251）、明御醫薛立齋（1488-1558），成為溫補派要員。張景岳學問淵博，「自六經以及諸子百家無不考鏡」（葉秉敬〈類經序〉），著述豐富，其醫論對後世影響深遠，著有：《類經》三十二卷，《類經圖翼》十一卷，《附翼》四卷，《景岳全書》六十四卷，另有《質疑錄》一卷。

　　《類經》是一部醫易並重的鉅著，明進士葉秉敬（1562-1267）於該書序言指出：「景岳之妙旨，載在《類經》。」張景岳鑑於《黃帝內經》古奧難明，注釋遺漏不少，故有是書之作，其序指出：

> 經文奧衍，研閱誠難，其於至道未明，而期冀夫通神運微，印大聖上智於千古之邈，斷乎不能矣。自唐以來，雖賴有啟玄子（王冰）之注，其發明玄秘盡多，而遺漏亦復不少，蓋有遇難而默者，有於義未始合者，有互見深藏而不便檢閱者。凡其闡揚未盡，《靈樞》未注，皆不能無遺憾焉。及乎近代諸家，尤不過順文敷演，而難者仍未能明，精處仍不能發，其何裨之與有？[1]

張景岳鑑於唐代王冰（約710-804）註釋《黃帝內經》雖有發明，但

1　〔明〕張介賓著，孫國中、方向紅點校：《類經》（北京市：學苑出版社，2005年9月），上冊，頁12。

「遺漏亦復不少」及解說「闡揚未盡」，同時又「不便檢閱」，更主要的，是「難者仍未能明，精處仍不能發」。所以，張景岳大刀闊斧地對《黃帝內經》的內容進行重整重編，把《靈樞》及《素問》編次章目合而為一，重新編排，其序指出其凡例說：「合兩為一，命曰《類經》。類之者，以《靈樞》啟《素問》之微，《素問》發《靈樞》之秘，相為表裡，通其義也。兩經既合，乃分為十二類。……匯分三十二卷，此外復附著圖翼十五卷。」此書的編排特點是「條理分，綱目舉，晦者明，隱者見，巨細通融，歧貳畢徹，一展卷而重門洞開，秋毫在目」[2]。張景岳注釋《類經》，除摻入大量易理外，並糅合程朱學說，其友葉秉敬在序文說：

> 注《內經》而並著醫《易》。世之能注《易》者，不出於程（程頤）、朱（朱熹）；能注《內經》者，不出於秦越人（扁鵲）、王太僕（王冰）。景岳一人，卻并程、朱、秦、王、之四人合為一人，而直接羲黃之脈於千古之上，恐非程、朱、秦、王所能駕也。[3]

葉氏稱譽張景岳是注釋《黃帝內經》最佳人選，故有「恐非程、朱、秦、王所能駕也」之語。在《類經》一書，可以體會張景岳嫻熟《周易》，把《周易》及《內經》的理論融匯一起，使醫易一體化，證之於古人，實屬鮮見。不過，張景岳引用《周易》原句解說《內經》條文時，有些地方是原文照錄，不作解釋，使讀者有遇上難上加難之嘆！《周易》文辭古奧，難解難明，本文寫作的目的，就是針對《類經》引用《周易》的原句進行疏解，茲摘錄二十五則，疏釋如下：

2　〔明〕張介賓：《類經》，上冊，頁13。

3　同前註，頁9。

（1）句文：**變化之父母。**[4]（《素問》〈陰陽應象大論〉）

景岳解說：〈天元紀大論〉曰：物生謂之化，物極謂之變。《易》曰：在天成象，在地成形，變化見矣。朱子曰：變者化之漸，化者變之成。陰可變為陽，陽可化為陰。然而變化雖多，無非陰陽之所生，故為之父母。

易句疏釋：「在天成象，在地成形，變化見矣」，語出《周易》〈繫辭上〉，「在天成象」指日月星辰；「在地成形」指山澤動植，也有一說前者乃三辰日月星，後者是五行木火土金水；「見」，即現也；天之象，地之形，喻意陰陽持續變化。所謂「變化見矣」，是指萬物不斷展現化生，不斷展現變化。

按語：《易經》有「變經」之稱，天地萬物之變，離不出《易》，張景岳以《易》理解醫理之「變」，此為醫易同源之證也。

（2）句文：**是故天地之動靜，神明為之綱紀。**[5]（《素問》〈陰陽應象大論〉）

景岳解說：神明者，陰陽之情狀也。天地動靜，陰陽往來，即神明之綱紀也。《易》曰：神也者，妙萬物而為言者也。動萬物者莫疾乎雷，撓萬物者莫疾乎風，燥萬物者莫熯乎火，說萬物者莫說乎澤，潤萬物者莫潤乎水，終萬物者莫盛乎艮。故水火相逮，雷風不相悖，山澤通氣，然後能變化既成萬物者。是指神明綱紀之義，故能以生長收藏，終而復始。一陰一陽，互為進退，故消長無窮，終而復始。

易句疏釋：「神也者，妙萬物而為言者也。動萬物者莫疾乎雷，撓萬物者莫疾乎風，燥萬物者莫熯乎火，說萬物者莫乎澤，潤萬物者

4　同前註，頁20。
5　〔明〕張介賓：《類經》，上冊，頁36。

莫潤乎水，終萬物者莫盛乎艮。故水火相逮，雷風不相悖，山澤通氣，然後能變化既成萬物者。」此段文字，語出《周易》〈說卦〉。「神」，指乾坤或天地，具主宰大自然變化的神奇力量；「妙萬物」，即育萬物。在自然界中，雷動萬物，風撓萬物，火燥萬物，澤說（同悅）萬物，水潤萬物，艮終萬物，艮始萬物。「雷」、「風」、「火」、「澤」、「水」乃大自然現象，「艮」屬東北之卦，以方位而而言，東始北終，孔穎達《周易正義》曰：「動、撓、燥、潤之功，是雷風水火，至於終始萬物，於『山』義為微，故言艮而不言『山』也。」

　　「逮」，「及」也；「悖」，「違」也，整段文字，強調乾坤力量，即陰陽力量，主宰一切，喻作「神」的力量。這種力量，周而復始，無休無息，正如張景岳所說的「一陰一陽，互為進退，故消長無窮，終而復始」。

　　按語：張景岳引錄易經解說《內經》，以文字數量計，此則最多。《周易》所論之「神」，較《內經》所論之「神」，更為具體及詳細。

（3）句文：**其畜雞。**[6]（《素問》〈金匱真言論〉）

　　景岳解說：《易》曰：巽為雞。東方木畜也。

　　易句疏釋：「巽為雞」，語出《周易》〈說卦〉。〈說卦〉指出八種動物配八卦，依次為：「乾為馬，坤為牛，震為龍，巽為雞，坎為豕，離為雉，艮為狗，兌為羊。」巽為雞，雞乃德禽。有關「巽為雞」的解說，《周易正義》說：「巽主號令，雞能知時，故為雞也。」《周易集解》也說：「雞時至而鳴，與風相應。」在十二支時辰中，巽為風，風神有翼，象鳥，象雞。《禮記》〈月令〉注文：風為號令，雞之守時似之；巽又為木，雞為木畜。

6　同前註，頁50。

按語：正文所提及的「東方」、「青色」「肝」「目」「魂」「風」「木」「酸」，俱是五行體系中同一系列產物，但獨欠八卦的「巽」，張景岳引用《周易》予以補充，殊為卓識。

（4）句文：其畜牛。[7]（《素問》〈金匱真言論〉）

景岳解說：牛屬丑而色黃也。《易》曰坤為牛。

易句疏釋：「坤為牛」，語出《周易》〈說卦〉。「坤」，八卦之一，《周易正義》說：「坤象地，地任重而順，故為牛也。」象者，有象徵或形象之意，坤性順，相應牛也順。

按語：張景岳引《周易》「坤為牛」解說《內經》「其畜牛」一詞，顯見《內經》之五行論，跟《周易》之八卦論息息相關。

（5）句文：其畜馬。[8]（《素問》〈金匱真言論〉）

景岳解說：肺為乾象，《易》曰乾為馬。

易句疏釋：「乾為馬」，語出《周易》〈說卦〉。「乾」，八卦之一，「乾」者，健也，《周易正義》說：「乾象天，天行健，故為馬也。」

按語：張景岳解說《內經》「其畜馬」一詞，離不開五行配八卦，故有肺金乾馬之語。

（6）句文：其畜彘。[9]（《素問》〈金匱真言論〉）

景岳解說：其畜彘，（彘，豬也。《易》曰坎為豕。彘音治。）

易句疏釋：「坎為豕」，語出《周易》〈說卦〉。「坎」，為八卦之

7　〔明〕張介賓：《類經》，上冊，頁52。

8　同前註，頁53。

9　同前註，頁54。

一，〈序卦傳〉說：「坎者，陷也。」《小爾雅》又說：「彘，猪也。」《賈子》〈胎教〉又說：「彘者，北方之牲也」。彘或豕，皆豬的別稱，喜居低陷濕溺之地。《周易集解》又說：「坎主水瀆，豕處污溼！故如豕也。」故有坎為水，豕屬亥水之習稱。

按語：張景岳僅引用《易經》八卦中的「巽為雞」、「坤為牛」、「乾為馬」及「坎為豕」，其餘的「震為龍」、「離為雉」、「艮為狗」，及「兌為羊」均未見引用。

（7）句文：天之在我者德也，地之在我者氣也，德流氣薄而生者也。[10]（《靈樞》〈本神〉篇）

景岳解說：人稟天地之氣以生。天地者，陰陽之道也。自太極而生兩儀，則清陽為天，濁陰為地；自兩儀而生萬物，則乾知大始，坤作成物。故《易》曰：天地之大德曰生。〈寶命全形論〉曰：「人生於地，懸命於天。然則陽先陰後，陽施陰受，肇生之德本乎天，成形之氣本乎地，故天之在我者德也，地之在我者氣也。德流氣薄而生者，言理賦形全，而生成之道斯備矣。」

易句疏釋：「天地之大德曰生」，語出《周易》〈繫辭上〉。所謂生者，《莊子》〈庚桑楚〉說：「生者，德之光也。」賈誼《新書》〈道德說〉又說：「所得以生，謂之德。」《周易正義》也說：「言天地之盛德，在乎常生，故言曰生，若不常生，則德之不大；以其常生萬物，故云大德也。」「天地之大德曰生」，是指天地最偉大的功德是化生萬物。

按語：「天之在我者德也，地之在我者氣也，德流氣薄而生者也」諸句之釋義，張景岳引用《周易》〈繫辭〉「天地之大德曰生」之

---

10 〔明〕張介賓：《類經》，上冊，頁77。

句予以解說，可謂一語中的，充分表達了「兩儀生萬物」的奧旨要義。天地人謂之三才，人乃天地精氣所生，故能與天地並列，亦天人合一也。

（8）句文：**故生來謂之精。**[11]（《靈樞》〈本神〉篇）

景岳解說：太極動而生陽，靜而生陰，陰陽二氣，各有其精。所謂精者，天之一、地之六也。天以一生水，地以六成之，而為五行之最先。故萬物初生，其來皆水，如果核未實猶水也，胎卵未成猶水也，即凡人之有生，以及昆虫草木無不皆然。《易》曰：男女媾精，萬物化生。此之謂也。

易句疏釋：「男女媾精，萬物化生」，語出《周易》〈繫辭下〉，此二句之前有「天地氤氳，萬物化生」之語。所謂「男女媾精」，並非全指男女兩性的媾合，而是指天地間之陰陽兩氣，相互感通交融，共存共榮，育化萬物，故此，《呂氏春秋》〈貴公〉說：「陰陽之和，不長一類。」〈恆卦〉象傳又說：「天地感而萬物化生。」天地陰陽二氣感通交融，萬物化生。

按語：這裡所說的精氣，並非單指男女媾精，而是泛指天地萬物，各有其精氣，陰陽二精交合，衍生萬物。

（9）句文：**兩精相搏謂之神。**[12]（《靈樞》〈本神〉篇）

景岳解說：兩精者，陰陽之精也。搏，交結也。《易》曰：天數五，地數五。五位相得而各有合。周子曰：「二五之精，妙合而凝。」是皆兩精相「搏」之謂。凡萬物生成之道，莫不陰陽交而後神明見。故人之生也，必合陰陽之氣，媾父母之精，兩精相搏，形神乃

---

11 同前註。

12 〔明〕張介賓：《類經》，上冊，頁78。

成，所謂天地合氣，命之曰人也。又〈決氣篇〉曰：「兩神相搏，合而成形，常先身生，是謂精。」

　　愚按；神者，靈明之化也，無非理氣而已。理依氣行，氣從形見，凡理氣所至，即陰陽之所居，陰陽所居，即神明之所在，故曰陰陽者，神明之府也。〈天元紀大論〉曰：陰陽不測謂之神。〈氣交變大論〉曰：「善言化言變者，通神明之理。」《易》曰：「知變化之道者，其知神之所為乎！」是皆神之為義。然萬物之神，隨象而應，人身之神，惟心所主。故本經曰：「心藏神。」又曰：「心者君主之官，神明出焉。」此即吾身之元神也。外如魂魄、志意、五神、五志之類，孰非元神所化而統乎一心。是以心正則萬神俱正，心邪則萬神俱邪，迨其變態，莫可名狀。如〈八正神明論〉曰：「神乎神，耳不聞，目明心開而志先，慧然獨悟，口弗能言，俱視獨見，適若昏，昭然獨明，若風吹雲，故曰神。」《淮南子》曰：「或問神。」曰：「心。」「請聞之。」曰：「潛天而天，潛地而地，天地神明而不測者也。」《黃庭經》曰：「至道不煩訣存真，泥丸百節皆有神。」《金丹大要》曰：「心為一身君主，萬神為之聽命。以故虛靈知覺，作生作滅，隨機應境，千變萬化，瞬息千裡，夢寢百般；又能逆料未來，推測禍福，大而天下國家，小而僻陋罅隙，無所不至。然則神至心必至，心住神亦住。」〈邪客篇〉曰：「心者，五臟六腑之大主也，精神之所舍也。心傷則神去，神去則死矣。」故曰事其神者神去之，休其神者神居之。則凡治身者，太上養神，其次養形也。

　　易句疏釋：「天數五，地數五。五位相得而各有合」，語出《周易》〈繫辭上〉。「天數五」，是指天有五數，即天一、天三、天五、天七、天九；「地數五」，是指地二、地四、地六、地八、地十，天數一配地數二，天數三配地數四，如此類推，合共五配對，天數與地數各有所配，亦符合兩精相搏或陰陽二氣交融之義。上述的天地數字配對

法，據《周易集解》說：「天數五，謂一、三、五、七、九；地數五，謂二、四、六、八、十。」同時，這種配對法，又與五行結合，《周易正義》說：「若天一與地地六相得，合為水；地二與天七相得，合為火；天三與地八相得，合為木，地四與天九相得，合為金；天五與地十相得，合為土也」，能與五行結合，也能與五方位結合，可參考河圖洛書。清人李光地《御纂周易折中》具體地指出：「既謂之五行相得，則是指一六居北，二七居南，三八居東，四九居西，五十居中而言。」

「知變化之道者，其知神之所為乎」，語出《周易》〈繫辭上〉。此兩句乃孔子之語，〈繫辭〉原文在首句前有「子曰」二字。道，指規律，神，非指鬼神之神，乃指大自然的力量。魏王弼、晉韓康伯《周易注》云：「夫變化之道，不可為而自然，故知變化者，則知神之所為。」

按語： 在此節〈本神〉篇中，張景岳詳徵博引，滔滔不絕地引經據典解說「神」的奧義，指出「萬物之生成道，莫不陰陽交而後神明見」，並引用《周易》之語去支持其論述，充分展現其卓見特識。「神」可理解為天地相應，陰陽融和，育化萬物，此種力量，乃大自然力量，亦即「神不可測」。人身應自然，人身也有「神」，張景岳論人身之「神」，並非空泛之言，而是具體地結合「氣」與「精」一併論述，此三者為生命三寶。心藏神，為五臟六腑之大主，心傷則五臟皆搖，心傷則神也傷，神去則人亡。

（10）句文：不治，法三月若六月，若三日若六日，傳五臟而當死，是順傳所勝之次。[13]（《素問》〈玉機真藏論〉）

景岳解說： 病不早治，必至相傳，遠則三月六月，近則三日六

日，五臟傳遍，於法當死。所謂三六者，蓋天地之氣，以六為節。如三陰三陽，是為六氣，六陰六陽，是為十二月，故五臟相傳之數，亦以三六為盡。若三月而傳遍，一氣一臟也；六月而傳遍，一月一臟也。三日者，晝夜各一臟也；六日者，一日一臟也。臟惟五而傳遍以六者，假令病始於肺，一也；肺傳肝，二也；肝傳脾，三也；脾傳腎，四也；腎傳心，五也；心復傳肺，六也。是謂六傳。六傳已盡，不可再傳，故五十三難曰：一臟不再傷，七傳者死也。又如以三陰三陽言三六之數，則三者陰陽之合數，六者陰陽之拆數，合者奇偶交其氣，拆者牝牡異其象也。〈觀熱論〉云，傷寒一日巨陽受之，二日陽明，三日少陽，四日太陰，五日少陰，六日厥陰，亦六數也；至若日傳二經，病名兩感者，則三數也。啟玄子曰：三月者，謂一歲之遷移。六月者，謂至其所勝之位。三日者，三陽之數以合日也。六日者，謂兼三陰以數之爾。是亦三六之義也。故有七日而病退得生者，以真元未至大傷，故六傳畢而經盡氣復，乃得生也。《易》曰：七日來復，天行也。義無二焉。

易句疏釋：「七日來復，天行也」，語出《周易》〈復卦〉。所謂天行，即天道，天道運行，有時有序，按律而行，七日為一周期之始，魏王弼《周易注》也說：「以天之行，反復不過七日，復之不可遠也。」

按語：疾病之逆傳順傳，雖有理論根據，但證之於實踐，則又不盡然。

（11）句文：尊則謙謙。[14]（《靈樞》〈通天〉篇）

景岳解說：位尊而志謙也。狐丘丈人曰：人有三怨：爵高者人妒

14　〔明〕張介賓：《類經》，上冊，頁143-144。

之，官大者主惡之，祿厚者怨逮之。孫叔敖曰：吾爵益高，吾志益下；吾官益大，吾心益小；吾祿益厚，吾施益博。以是免於三怨可乎？《易》曰：天道虧盈而益謙，地道變盈而流謙，鬼神害盈而福謙，人道惡盈而好謙。謙尊而光，卑而不可逾，君子之終也。

易句疏釋：「天道虧盈而益謙，地道變盈而流謙，鬼神害盈而福謙，人道惡盈而好謙。謙尊而光，卑而不可逾，君子之終也」，此段引文，語出《周易》〈謙卦〉。所謂謙者，其爻象為下艮上坤，徵示謙虛。唐陸德明《周易釋文》解「謙」說：「卑退為義，屈己下物也。」《周易正義》云：「謙者，屈恭下物，先人後己。」宋程頤說：「有其德而不居謂之謙。」宋朱熹說：「謙者，有而不居之義。」諸家解「謙」之見，大致相同，以屈己不居為最終目的。

「天道虧盈而益謙」之句，「道」者，是規律，「虧」者，減損也，「盈」者，滿也，「益」者，補充也，「謙」者，虛損不足也，其義與「盈」相對。《周易集解》解此句謂：「若日中則昃，月滿則虧，損有餘以補不足，天之道也。」天道規律，滿則虧，損滿而補不足，所謂滿招損，謙受益之謂也。

「地道變盈而流謙」之句，「變」，含消或削之意，「流」，流布，使虛虧之處充實。《周易集解》說：「高岸為谷，深谷為陵，是為變盈而流謙，地之道也。」簡單而言，地之道，是削高升低，不容許偏高偏低。

「鬼神害盈而福謙」之句，「鬼神」，泛指造化萬物之自然規律；「害」，傷害，有不利之意，「福」，祈祐，《周易集解》說：「朱門之家，鬼闞其家，黍稷非馨，明德惟馨，是其義也。」害盈福謙，鬼神為之，此乃造化規律。

「人道惡盈而好謙」之句，「人道」、是指處世人情之道；「惡」，是討厭，「好」，是喜愛，《周易集解》說：「滿招損，謙受益，人之道

也。」是故君子處世，宜謹記「滿招損，謙受益」。

「謙尊而光，卑而不可逾」之句，「謙」，是指謙虛，「尊」，位處尊貴，「光」，是指光大，「卑」，位處低微，「逾」，有二解，一作凌辱，一作高不可越。《周易集解》說：「尊者有謙而更光明盛大，卑者有謙而不逾越。」此言居尊位者宜謙虛，以示其美德，處卑位者能謙虛則不受凌辱。

「君子之終也」之句，是指君子保持謙德至終至永遠。

按語：尊者謙虛，可「免於三怨」之辱及可受益，卑者謙虛，人敬之則不受辱。故《周易》有「滿招損，謙受益」之語。張氏引用〈謙卦〉易理去闡釋《內經》「尊則謙謙」一語，可謂淋漓盡致，此又醫易同源之例也。

（12）句文：切脈動靜，而視精明，察五色，觀五臟有餘不足，六腑強弱，形之盛衰，以此參伍，決死生之分。[15]（《素問》〈脈要精微論〉）

景岳解說：切者，以指按索之謂。切脈之動靜，診陰陽也。視目之精明，診神氣也。察五色之變見，診生剋邪正也。觀臟腑虛實以診其內，別形容盛衰以診其外。故凡診病者，必合脈色內外，參伍以求，則陰陽表裡、虛實寒熱之情無所遁，而先後緩急、真假逆從之治必無差，故可以決死生之分，而況於疾病乎？此最是醫家妙用，不可視為泛常。夫參伍之義，以三相較謂之參，以伍相類謂之伍。蓋彼此反觀，異同互證，而必欲搜其隱微之謂。如《易》曰：參伍以變，錯綜其數。通其變，遂成天地之文；極其數，遂定天下之象。非天下之至變，其孰能與於此？

15　〔明〕張介賓：《類經》，上冊，頁167。

易句疏釋：「參伍以變，錯綜其數。通其變，遂成天地之文；極其數，遂定天下之象。非天下之至變，其孰能與於此？」此段文字語出《周易》〈繫辭上〉。所謂「參伍以變，錯綜其數」，即三番五次，從不同角度反覆推研其「變」與「數」，《周易本義》說：「參者，三數之也；伍者，五數之也。既參以變，又伍以變，一先一後，更相考核，以審其多寡之實也。錯者，交而互之，一左一右之謂也，綜者，總而挈之，一低一昂之事也。此亦皆謂揲蓍求卦之事。」所謂「錯綜」，是顛倒反覆之意，「變」及「數」，是指「變卦」和「爻數」。清尚秉和《周易尚氏學》說：「爻數至三，內卦終矣，故曰變。」又說：「此從三才而言也。若從五行言，至五而盈，故過午必變。」

所謂「通其變，遂成天地之文」，即精通卦變之道，便可掌握天地萬物變化之理。「文」，是指六十四卦之各爻的性質，《周易集解》說：「變而通之，觀變陰陽始立卦，乾坤相親，故成天地之文。物相雜故曰「文」也。」

所謂「極其數，遂定天下之象」，「極」，指探究，意思說探究爻數，可判定萬物之象。

所謂「非天下之至變，其孰能與於此？」「至變」，即莫測之變，此兩句意是假若非天下莫測之變，又怎能達此境界。

按語：脈理高深，疑似之處甚多，故需要反覆辨明，非上工不能為。張景岳指出診斷疾病，一定要「脈色內外，參伍以求」，並引《內經》「參伍之變」的條文以作演繹，使其論點更為充實。

（13）**句文：陽予之正，陰為之主。**[16]（《素問》〈陰陽離合論〉）

景岳解說：陽正其氣，萬化乃生；陰主其質，萬形乃成。《易》

---

16 〔明〕張介賓：《類經》，上冊，頁407。

曰：乾知大始，坤作成物。大抵陽先陰後，陽施陰受，陽之輕清未形，陰之重濁有質，即此之謂。

易句疏釋：「乾知大始，坤作成物」，語出《周易》〈繫辭上〉。此言乾為萬物資始，坤為萬物資生。《周易正義》也說：「乾知大始者，以乾是天陽之氣，萬物皆始在於氣。」又說：「初始無形，未有營作，故但云知也，已成之物，事可營為，故云作也。」

按語：古人貴陽賤陰，萬物以陽為尊，張景岳引用《周易》「乾知大始，坤作成物」為佐證，並言「大抵陽先陰后，陽施陰受」。

（14）句文：**聖人南面而立，前曰廣明，後曰太沖。**[17]（《素問》〈陰陽離合論〉）

景岳解說：云聖人者，崇人道之大宗也。南面而立者，正陰陽之向背也。廣，大也。南方者，丙丁之位。天陽在南，故曰處之；人陽亦在南，故七竅處之。《易》曰：相見乎離。即廣明之謂。且人身前後經脈，任脈循腹裡，至咽喉，上頤循面入目；沖脈循背裡，出頏顙，其輸上在於大杼。分言之，則任行乎前而會於陽明，沖行乎后而為十二經脈之海，故前曰廣明，后曰太沖；合言之，則任沖名位雖異，而同出一源，通乎表裡，此腹背陰陽之離合也。

易句疏釋：「相見乎離」，語出《周易》〈說卦傳〉。「離」，是卦名，其方位在南，於時令在夏，又喻光明，《周易集解》說：「夏至則離王，而萬物皆相見也。」

按語：離卦位處南，應於夏，喻意光明，可作「聖人南面而立，前曰廣明，後曰太沖」諸句的註腳。所以《周易》與《內經》關係密切，這是一個很好的論證。

---

17 同前註，頁408。

（15）句文：岐伯曰：治之極於一。帝曰：何謂一？岐伯曰：一者因
得之。[18]（《素問》〈移精變氣論〉）

景岳解說：一之為道大矣，萬事萬物之原也。《易》曰：天一生
水。堯曰：惟精惟一，允執厥中。老子曰：道生一，一生二，二生
三，三生萬物。又曰：天得一以清，地得一以寧，神得一以靈，谷得
一以盈，萬物得一以生，侯王得一以為天下貞。孔子曰：吾道一以貫
之。釋氏曰：萬法歸一。莊子曰：通於一而萬事畢。邵子曰：天向一
中分造化。〈至真要〉等論曰：知其要者，一言而終，不知其要，流
散無窮。此曰治之極於一，其道皆同也。故人能得一，則宇宙在乎
手，人能知一，則萬化歸乎心。一者本也，因者所因也，得其所因，
又何所而不得哉。

易句疏釋：「天一生水」一語，《周易》正文未見，但見載於《周
易鄭康成注》，〈繫辭上〉文中有「大衍之數五十，其用四十有九」之
句，鄭氏注曰：「天一生水於北，地二生火於南，天三生木於東，地
四生金於西，天五生土於中。陽無耦，陰無配，未得相成。」[19]天有
五數（一、三、五、七、九），地有五數（二、四、六、八、十），天
數為陽，地數為陰，陰陽相配，其道在一，衍生五行、五方，五時，
進而生化萬物。

對於「天一生水」的理解，所謂「天」，萬物以天為大；所謂
「一」，至大無外，至小無內，為道所生，即道生一，一生二，三生
萬物；所謂「生」，可理解為生化，生成；所謂「水」，乃萬物生化之
源。對於「水」的釋義，《說文解字》說：「水，准也，北方之行，象

---

18 〔明〕張介賓：《類經》，上冊，頁504。

19 此註除見於《周易鄭康成注》一書外，也見於《禮記正義》。見《禮記正義》（李學
勤主編《十三經注疏》標點本，北京市：北京大學出版社，1999年12月），頁452。

眾水並流，中有微陽之氣也。」管子高度評價「水」，譽它為「萬物之本原」及為「地之血氣」。《管子》〈水地〉篇說：「水者何也？萬物之本源也，諸生之宗室也，美惡、賢不肖，愚俊之所生也。水者，地之血氣，如筋脈之通流者也。故曰：水，具材也。」《黃帝書》也說「地乘氣載水，氣無涯，水亦無涯。水，亦氣也。」[20]「氣」與「水」同為宇宙生命所需。

　　按語：張景岳申論「一」的含義，詳徵博引，考據甚詳，從《易經》、《尚書》、老子、孔子、釋家、莊子到邵雍，都收錄了他們與宇宙有關「一」的文獻資料。「天一」、「太一」，其義近道，漢鄭玄《易緯乾鑿度注》指出：「太一者，北辰之神名也。曰天一，或曰太一。」故此，「天一生水」亦即「太一生水」。

（16）句文：善為脈者，必以比類奇恆，從容知之，為工而不知道，此診之不足貴，此治之三過也。[21]（《素問》〈疏五過論〉）

　　景岳解說：比類，比別例類也。奇恆，異常也。〈從容〉，古經篇名，蓋法在安詳靜察也。凡善診者，必比類相求，故能因陰察陽，因表察裡，因正察邪，因此察彼，是以奇恆異常之脈證，皆自從容之法而知之矣。《易》曰：引而伸之，觸類而長之，天下之能事畢矣。其即比類之謂歟。工不知此，何診之有，此過誤之三也。又，〈示從容論〉曰：脾虛浮似肺，腎小浮似脾，肝急沉散似腎，此皆工之所時亂也，然從容得之。

　　易句疏釋：「引而伸之，觸類而長之，天下之能事畢矣」，語出《周易》〈繫辭上〉。所謂「引而伸之」，即由一事推衍他事，例如對六十四卦進行演繹。《周易正義》：「謂引長八卦而伸盡之，謂引之為

20　蕭萐父、李錦全：《中國哲學史》（北京市：人民出版社，1982年），頁386。
21　〔明〕張介賓：《類經》，上冊，頁508。

六十四卦也。」所謂「觸類而長之，天下之能事畢矣」，意謂觸類旁通，天下無不可明之事，《周易正義》：「謂觸逢事類而增長之。若觸剛之事類，以次增長於剛；若觸柔之事類，以次增長於柔。」又說：「天下萬事皆如此例，各以類壇長：則天下所能之事，法象皆盡。」

　　按語：「善診」者，須具「比類相求」能力，才能準確地辨證論治，尤其是脈診方面，除掌握脈訣外，更需觸類旁通，謹察病機，否則心中了了，指下難明，張景岳引用《周易》「引而伸之，觸類而長之，天下之能事畢矣。」予以解說脈診，可謂恰到好處。

（17）**句文：帝曰：妙乎哉論也！合人形於陰陽四時虛實之應，冥冥之期，其非夫子，孰能通之？然夫子數言形與神，何謂形？何謂神？願卒聞之。**[22]（《素問》〈八正神明論〉）

　　景岳解說：形可見，神不可見。《易》曰：形乃謂之器，利用出入，民咸用之謂之神。

　　易句疏釋：「形乃謂之器，利用出入，民咸用之謂之神」，語出《周易》〈繫辭上〉。所謂「形」，即形成；「器」，即物器；「利用出入」，指有利於反覆使用。《周易集解》說：「萬物生長，在地成形，可以為器用者也。」又說：「聖人制器以周民用，用之不遺，故曰利用出入也，民皆用之而不知所由來，故謂之神也。」大自然賦萬物育民，故謂之神。

　　按語：《內經》論形神，張景岳初舉形可見，神不可見應之，頗為空泛，續以《周易》「形乃謂之器，利用出入，民咸用之謂之神」之句，予以伸明，則見具體矣。

---

22 〔明〕張介賓：《類經》，中冊，頁919。

（18）句文：**雷公曰：此皆細子之所以通，未知其所約也。黃帝曰：夫約方者，猶約囊也，囊滿而弗約則輸泄，方成弗約則神與弗俱。**[23]（《靈樞》〈禁服〉篇）

景岳解說：約者，要也。約方約囊，其道同也。囊滿弗約則輸泄而傾，方成弗約則不切於用，蓋雜則不精也。《易》曰：精義入神，以致用也。不得其精，焉能入神？有方無約，即無神也，故曰神與弗俱。所謂約者，即前外揣篇渾束為一之義。

易句疏釋：「精義入神，以致用也」，語出《周易》〈繫辭下〉。「精義入神」，即精研到最高境界，可應用於世。《周易集解》說：「能精義理之微，以得未然之事，是以涉於神道而逆禍福也。」《周易本義》也說：「精研其義，正於入神，屈之至也，然乃所以為出而致用之本，利其施用，無適不安，信之極也。」

按語：此言學習態度，除要博外，還要專精，並入化境而生巧，才能致用於世。

（19）句文：**布氣真靈，總統坤元。**[24]（《素問》〈天元紀大論〉）

景岳解說：布者，布天元之氣，無所不至也。氣有真氣，化幾是也。物有靈明，良知是也。雖萬物形氣稟乎天地，然地亦天中之物，故《易》曰：大哉乾元，萬物資始，乃統天。至哉坤元，萬物資生，乃順承天。又曰：成象之謂乾，效法之為坤。然則坤之元，不外乎乾之元也，故曰總統坤元。

易句疏釋：「大哉乾元，萬物資始，乃統天」，語出《周易》〈乾卦〉，「大哉」，乃讚美詞；「乾元」，乃天德之大始，近人尚秉和

---

23 同前註，頁978。
24 〔明〕張介賓：《類經》，中冊，頁1120。

（1870-1950）《周易尚氏學》說：「乾元者，乾之元氣也，於時配春。」「資」，倚賴；「始」，開始之意；「統天」，意謂天主宰大自然，《周易正義》說：「至健而為物始，以此，乃能統領於天。」《列子》〈天瑞〉又說：「聖人因陰陽以統天地。」正是此意。

「至哉坤元，萬物資生，乃順承天」，語出《周易》〈坤卦〉，「至哉」，義與大哉同，指至美之德；「乃順承天」，是配合前句乾元統天而來，乾主宰大自然，坤予以順承配合，好比陰陽共榮共存，以育化萬物為目標。

「成象之謂乾，效法之為坤」，語出《周易》〈繫辭上〉，「象」，指卦象，「法」，指效法，乾有象，坤效法之。《周易正義》：「畫卦成乾之象，擬乾之健，故謂卦為乾也，畫卦效坤之法，擬坤之順，故謂之坤也。」

按語：乾坤一體，乾資始萬物，坤承天之行，負起資生萬物使命，互相配合，此所謂乾象坤法也。張景岳以乾坤易理去闡釋「布氣真靈，總統坤元」的奧義，可謂得其三昧。

（20）句文：曰陰曰陽，曰柔曰剛。[25]（《素問》〈天元紀大論〉）

景岳解說：陰陽者，天道也。柔剛者，地道也。《易》〈繫〉曰：立天之道，曰陰與陽；立地之道，曰柔與剛。邵子曰：天之大，陰陽盡之；地之大，剛柔盡之。故天道資始，陰陽而已；地道資生，剛柔而已。然剛即陽之道，柔即陰之道，故又曰動靜有常，剛柔斷矣。此又以陰陽剛柔，合天地而總言之也。

易句疏釋：「立天之道，曰陰與陽；立地之道，曰柔與剛」，語出《周易》〈說卦〉。天道有陰陽，如日與月，地道有柔與剛，如木與

---

25 同前註。

金。所謂「剛柔」,《周易集解》說:「在天雖剛,在地雖柔,亦有剛德。」此乃柔中有剛,剛中有柔之論。

　　按語:《易》〈繫辭〉並無見載「立天之道,曰陰與陽;立地之道,曰柔與剛」等語,但卻見載於《周易》〈說卦傳〉,張景岳恐有誤。

(21) 句文:**生生化化,品物咸章。**[26](《素問》〈天元紀大論〉)

　　景岳解說:《易》曰:雲行雨施,品物流形。又曰:天地絪縕,萬物化醇。此所以生生不息,化化無窮,而品物咸章矣。

　　易句疏釋:「雲行雨施,品物流形」,語出《周易》〈乾卦〉。「雲行」,指雲起飄動;「雨施」,雨降也;「品物」,眾物也;「流形」,即《莊子》〈天地〉說的「流動而生物」。《周易正義》解此兩句說:「言乾能用天之德,使雲氣流行,雨澤施布,故品類之物流布成形,各得亨通,無所壅蔽,是其亨也。」

　　「天地絪縕,萬物化醇」,語出《周易》〈繫辭下〉。「天地絪縕」,指陰陽二氣交融,萬物化育醇厚。《周易本義》說:「絪縕,交密之狀;醇,謂厚而凝也,言氣化者也。」

　　「醇」有另一義為「淳」,不偏化也。《呂覽》〈貴公〉說:「陰陽之和,不長一類,甘露時雨,不私一物。」陰陽調和,不長一類而長眾類,不私一物而私萬物,可作參考。

　　按語:在《類經》卷二十三運氣類〈天元紀〉一節中,張景岳除大談五運六氣,涉及乾坤、天地、剛柔、雲雨、流形、萬物化醇,內容多采多姿,可見其學養功深。

---

26 〔明〕張介賓:《類經》,中冊,頁1121。

（22）句文：**君火以明，相火以位。**[27]（《素問》〈天元紀大論〉）

　　景岳解說：此明天之六氣，惟火有二之義也。君者上也，相者下也。陽在上者，即君火也。陽在下者，即相火也。上者應〈離〉，陽在外也，故君火以明。下者應〈坎〉，陽在內也，故相火以位。……夫天人之用，神明而已，惟神則明，惟明乃神。天得之而明照萬方，人得之而明見萬里，皆此明字之用，誠天地萬物不可須臾離者。故〈氣交變大論〉曰：天地之動靜，神明為之紀。〈生氣通天論〉曰：陽氣者若天與日，失其所則折壽而不彰，故天運當以日光明。此皆君火以明之義也。又如《周易》〈說卦傳〉曰：「離也者，明也，萬物皆相見，南方之卦也。聖人南面而聽天下，向明而治，蓋取諸此也。」

　　易句疏釋：「離也者，明也，萬物皆相見，南方之卦也；聖人南面而聽天下，向明而治，蓋取諸此也。」語出《周易》〈說卦〉。離者，為日，為明，《周易正義》：「以離為象日之卦，故為明也，日出而萬物皆相見也，又位在南方；……」所以稱南方之卦。「南」，屬火，具光明之義，聖人坐北向南，面對光明聽政，取象意於此。

　　按語：張景岳論君相二火，議論滔滔，辨明君相上下內外，以〈離〉火應君，〈坎〉水應相，強調君火以明，相火以位，又以君喻神，神明則普照萬方，天下得治。《周易》〈離卦〉象曰：「離者，麗也，日月麗乎天，百穀草木麗乎土，重明以麗乎正，乃化成天下。柔麗乎中正，故亨。」又象曰：「明兩作，離。大人以繼明照予四方。」此卦文的「離」，其義近〈說卦〉所言的「離」。

（23）句文：**亢則害，承乃制。**[28]（《素問》〈六微旨大論〉）

　　景岳解說：亢者，盛之極也。制者，因其極而抑之也。蓋陰陽五

---

27 同前註，頁1125。
28 〔明〕張介賓：《類經》，中冊，頁1145。

行之道，亢極則乖，而強弱相殘矣。故凡有偏盛，則必有偏衰，使強無所制，則強者愈強，弱者愈弱，而乖亂日甚。所以亢而過甚，則害乎所勝，而承其下者，必從而制之。此天地自然之妙，真有莫之使然而不得不然者。天下無常勝之理，亦無常屈之理。《易》之〈乾〉象曰：亢之為言也，知進而不知退，知存而不知亡，知得而不知喪。復之象曰：復其見天地之心乎！即此亢承之義。

　　易句疏釋：「亢之為言也，知進而不知退，知存而不知亡，知得而不知喪。」語出《周易》〈乾卦〉。「亢」，過度也，指上九亢龍，過度進取，不知進退，不知存亡，不知得喪，屬自誤行為。

　　按語：生病起於過用，此乃《內經》病因名句，「亢」即太過，必須予以約制以防其「過」。張景岳論述「亢則害，承乃制」之語，論述精闢，解說透徹，並舉《周易》「亢之為言也，知進而不知退，知存而不知亡，知得而不知喪」等數言，為之佐證，使其論太過之弊更具說服力。

（24）句文：夫德化政令災變，不能相加也；勝復盛衰不能相多也；往來大小不能相過也，用之升降，不能相無也。各從其動而復之耳。[29]（《素問》〈氣交變大論〉）

　　景岳解說：五運之政，猶權衡也，故動有盛衰，則復有微甚，各隨其動而應之。〈六微旨大論〉曰：成敗倚伏生乎動，動而不已，則變作矣。《易》曰：吉凶悔吝者，生乎動者也。皆此之謂。然則天地和平之道，有必不可損益於其間者，於此章之義可見矣。

　　易句疏釋：「吉凶悔吝者，生乎動者也」，語出《周易》〈繫辭下〉。所謂「吉凶悔吝」，《周易》〈繫辭上〉說：「吉凶者，得失之象

29　〔明〕張介賓：《類經》，中冊，頁1192。

也；悔吝者，悔虞之象也。」吉者為得，凶者為失，悔吝為小疵，知悔則趨吉，吝之不改則向凶。宋朱熹補充說：「吉凶悔吝者易之辭也，得失憂虞者真之變也。得則吉，失則凶；憂虞雖未至凶，然已足以致悔而取羞矣。蓋吉凶相對而悔吝居其中間，悔自凶而趨吉，息吝自凶而向凶也。」又說：「悔是吉之漸，吝是凶之端。」所謂「生乎動者也」，是指卦爻剛柔相推所帶來的變動。

按語：張景岳依次分論動靜損益、勝復盛衰、升降氣化、動之變化，強調「不能相過」，太過或不及皆為病，以「平」為依歸。

（25）句文：蕭飉肅殺，則炎赫沸騰，眚於三，所謂復也，其主飛蠹蛆雉，乃為雷霆。[30]（《素問》〈五常政大論〉）

景岳解說：雷之迅者曰霆。木鬱極而火達之，其氣則為雷霆，故《易》曰：震為雷。

易句疏釋：「震為雷」，語出《周易》〈說卦傳〉。一年四季，夏季時見雷霆大雨。在勝復理論下，「蕭飉肅殺」乃金秋勝氣，其來復者為火氣，故見夏火「炎赫沸騰」；「眚於三」，言災害應於東方震位；金勝則火復，夏蟲「飛蠹（蚱蜢）、蛆（糞蟲）、雉（野山雞）」等應運而出，又氣溫暴熱，時下「雷霆」大雨。這些物候與氣候情況，乃金勝火復之象。

按語：大自然的天氣，有勝則有復，夏日見雷霆大雨，乃金勝火復之象，張氏引《易》「雷為震」注釋「乃為雷霆」一語，可謂恰當。

張景岳通曉《易》與醫，其《類經》就是一部以《易》解醫的學術代表鉅著，是習醫者不可不讀之書。唐孫思邈說：「不知《易》

---

30 同前註，頁1208。

者，不足以言大醫。」其理固然！本文所引的二十五則《易經》條文，僅是《類經》中的吉光片羽，還有很多《周易》理論融化在醫理中，只有靠讀者去咀嚼和領會。

——本文原發表於「第八屆內經學術研討會」（廣州市：

中華中醫藥學會，2006年12月）

哲學研究叢書・學術思想叢刊 0701006

黃帝內經中和思想研究

作　　者　方滿錦
責任編輯　蔡雅如
特約校稿　林秋芬

發 行 人　林慶彰
總 經 理　梁錦興
總 編 輯　張晏瑞
編 輯 所　萬卷樓圖書股份有限公司
排　　版　林曉敏
印　　刷　維中科技有限公司
封面設計　斐類設計工作室

發　　行　萬卷樓圖書股份有限公司
　　臺北市羅斯福路二段 41 號 6 樓之 3
　　電話 (02)23216565
　　傳真 (02)23218698
　　電郵 SERVICE@WANJUAN.COM.TW
香港經銷　香港聯合書刊物流有限公司
　　電話 (852)21502100
　　傳真 (852)23560735

ISBN 978-986-478-017-4
2024 年 9 月初版三刷
2016 年 7 月初版一刷
定價：新臺幣 460 元

如何購買本書：

1. 轉帳購書，請透過以下帳戶
　合作金庫銀行　古亭分行
　戶名：萬卷樓圖書股份有限公司
　帳號：0877717092596

2. 網路購書，請透過萬卷樓網站
　網址 WWW.WANJUAN.COM.TW

大量購書，請直接聯繫我們，將有專人為
您服務。客服：(02)23216565 分機 610

如有缺頁、破損或裝訂錯誤，請寄回更換
版權所有・翻印必究

Copyright©2024 by WanJuanLou Books CO., Ltd.
All Rights Reserved　　　**Printed in Taiwan**

國家圖書館出版品預行編目資料

黃帝內經中和思想研究 / 方滿錦著.-- 初版. --
臺北市：萬卷樓, 2016.07
面；公分.--（哲學研究叢書・學術思想叢刊）
ISBN 978-986-478-017-4（平裝）

1.內經　2.中醫典籍　3.研究考訂

413.11　　　　　　　　　　　　　　105012098